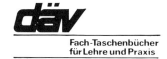

**Fach-Taschenbücher
für Lehre und Praxis**

Hautmann / Lutzeyer

Harnsteinfibel

Ft 29

D1730307

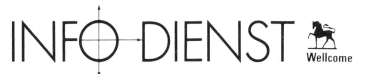

INF⊕-DIENST

Wellcome

Harnsäurestoffwechsel

Harnsteinfibel

Herausgegeben von

R. Hautmann und W. Lutzeyer

mit Beiträgen von

H.-P. Bastian · M. Gebhardt · R. Hautmann · F.-J. Hering
W. Lutzeyer · P. Rathert · H.-J. Schneider · B. Terhorst
W. Vahlensieck

Deutscher Ärzte-Verlag GmbH · 1980

Die Verfasser

Priv.-Doz. Dr. med. H.-P. Bastian, Leitender Arzt der Urologischen Abteilung des St.-Josef-Hospitals, Hospitalstraße 45, 5210 Troisdorf

Prof. Dr. med. M. Gebhardt, Mineralogisch-Petrologisches Institut und Museum der Universität Bonn, 5300 Bonn

Priv.-Doz. Dr. med. R. Hautmann, Oberarzt der Urologischen Universitätsklinik Aachen, Goethestraße 27-29, 5100 Aachen

Dr. med. F.-J. Hering, Urologische Universitätsklinik Aachen, Goethestraße 27-29, 5100 Aachen

Prof. Dr. med. W. Lutzeyer, Vorstand der Urologischen Universitätsklinik Aachen, Goethestraße 27-29, 5100 Aachen

Prof. Dr. med. P. Rathert, Leitender Arzt der Abteilung Urologie, Krankenanstalten Düren, 5160 Düren

Prof. Dr. med. H.-J. Schneider, Urologische Klinik der Friedrich-Schiller-Universität Jena, Camsdorfer Ufer 16b, DDR-69 Jena

Prof. Dr. med. B. Terhorst, Chefarzt der Urologischen Abteilung, Caritaskrankenhaus, 6990 Bad Mergentheim

Prof. Dr. med. W. Vahlensieck, Leiter der Urologischen Universitätsklinik Bonn, Venusberg, 5300 Bonn

ISBN 3-7691-1037-4

Gesamtherstellung: Deutscher Ärzte-Verlag GmbH, Köln-Lövenich

Inhaltsverzeichnis

1 Einleitung

von R. Hautmann und W. Lutzeyer

Die Morbiditätsrate beim Harnsteinleiden beträgt in Deutschland heute etwa 2% bis 3%. Das Harnsteinleiden ist damit fast so häufig wie der behandlungsbedürftige Diabetes mellitus. Unbehandelt beträgt die Rezidivrate 50% bis 60%, und die jährliche Neuerkrankungsquote der Bevölkerung beträgt 0,1%.

Trotz aller Fortschritte, die in den letzten 10 Jahren gemacht wurden, muß noch ein Drittel aller Harnsteine operativ entfernt werden. Unter geeigneter Therapie gehen bis zu 90% der Uretersteine spontan ab. Harnsäuresteine, Zystinsteine und ein Teil der Phosphatsteine lassen sich medikamentös auflösen, und die Rezidivrate kann unter günstigen Bedingungen bei kooperationsbereiten Patienten unter 10% gesenkt werden. Wesentlich sind die aktive Einbeziehung des Patienten sowie die enge Zusammenarbeit mit dem Hausarzt.

Ziele dieser Steinfibel sind die entscheidende Verminderung der Rezidivquote und die Erkennung von Gefährdungsfaktoren als Grundlage und Voraussetzung einer echten Prophylaxe.

Die Grundlagen der Diagnostik, der Therapie, der Metaphylaxe und der Prophylaxe sind damit Anliegen dieser Fibel. Daneben will sie die Aufklärung der Harnsteinpatienten und die Weiterbildung der verantwortlichen Ärzte erleichtern. Die Steinfibel soll das bindende Glied zwischen Forschung, Klinik, Metaphylaxe und allgemeiner Prophylaxe der Urolithiasis bilden und die Basis einer engen Zusammenarbeit mit den Hausärzten darstellen.

Die **Überweisung zu einer Steinsprechstunde** sollte erfolgen:

Nach Steinabgang (zur speziellen Diagnostik und Einleitung der Rezidivprophylaxe).

Zur Einleitung der oralen Litholysebehandlung (Harnsäurestein, Zystinstein, teilweise Phosphatstein).

Bei unsicherer Diagnostik, erfolgloser Abtreibungstherapie, nicht beherrschbaren Dauerkoliken.

Die Klinikeinweisung zur instrumentellen Behandlung (Schlingenextraktion, Lithotripsie) oder zur Operation bedarf ohnehin keiner gesonderten Erwähnung.

Eine **Dauerbehandlung** oder zumindest eine häufige Kontrolle **in einer Steinsprechstunde** sind immer notwendig:

In der ersten Zeit nach Ausgußsteinoperation

Bei mehr als zwei Steinrezidiven pro Jahr

Bei Zystinsteinen

Bei kindlichen Steinpatienten

Bei Infektsteinen mit florider Pyelonephritis

Der Hausarzt, der die beste Kenntnis über Lebensbedingungen und Umwelt des Patienten sowie seinen Beruf und seine Freizeit besitzt, kann entscheidende Anstöße zur Untersuchung der Steingenese und die Wirksamkeit metaphylaktischer Maßnahmen geben. Ein Großteil des Kontrollprogramms eines Steinpatienten kann vom **Hausarzt oder vom Patienten selbst** nach Anleitung und Beaufsichtigung durch den Hausarzt durchgeführt werden:

Messung des Volumens des 24-Stunden-Sammelurins (entscheidende Maßnahme!)

Kontinuierliche Kontrolle des Harn-pH

Bestimmung des spezifischen Gewichtes zu unterschiedlichen Tageszeiten (auch nachts!)

Überwachung der Infektfreiheit

Die **Rezidivfreudigkeit ist ein dominierendes Merkmal der Urolithiasis.** Darauf gründet sich die Notwendigkeit einer subtilen Rezidiv-Prophylaxe, derzeit der einzigen Maßnahme, um die Rezidivquote entscheidend senken zu können. Screeningmethoden zur Erkennung des relativen Steinbildungsrisikos beginnen sich abzuzeichnen; sie erst sind die Basis einer echten Steinprophylaxe.

1.1 Literatur

Hesse, A., G. A. Cumme, H. Hoppe, W. Achilles, W. Berg, P. Brundig, H.-J. Schneider: Untersuchungen zum Steinbildungsrisiko. V. Jenaer Harnsteinsymposium. Symposiumsbericht, Jena 1978, S. 83

Robertson, W. G., D. B. Morgan, D. H. Marshall, M. Peacock, B. E. C. Nordin: Risikofaktoren bei der Kalziumsteinbildung. V. Jenaer Harnsteinsymposium, Symposiumsbericht, Jena 1978, S. 45

H.-J. Schneider: Organisation, Aufgaben und Wirkung einer Harnsteinambulanz. Therapiewoche 29, 2188—2198 (1979)

2 Allgemeine Aspekte der Harnsteinbildung

von B. Terhorst

Das Harnsteinleiden ist keine Erkrankung der Niere, des Harn-leiters oder der Blase, sondern eine Systemerkrankung des gesamten menschlichen Organismus. Die Steinbildung ist so-mit Symptom einer übergeordneten Grund- oder Stoffwechsel-erkrankung *(Terhorst, Lutzeyer* und *Terhorst)*. Aus dieser heu-te gültigen Ansicht ergibt sich, daß Nierensteine in jedem Alter, bei Männern und bei Frauen, in jedem Land, bei jeder mensch-lichen Rasse, zu allen Zeiten und in jeder Region vorkommen können.

2.1 Rasse

Die weiße, die gelbe und die rote menschliche Rasse unter-scheidet sich hinsichtlich ihrer Harnsteinbildung kaum, wäh-rend die schwarze Rasse durch ihre geringe Disposition zur Steinbildung eine Sonderstellung einnimmt. Trotz des Lebens in heißen Regionen sind Nierensteine bei Negern selten. Auf 100 000 reinrassige Bantuneger in Südafrika rechnet man mit 1 Harnsteinbildung, während in der gleichen Region für die Weißen auf 460 Menschen 1 Steinbildung errechnet wurde *(Ver-mooten)*. Ursache dafür könnte der bei Negern fehlende Ei-weißanteil (Uromukoid) im Harn sein, der in den Steinen vor-kommt, oder das schwarze Hautpigment, das einen erhöhten Schutz vor übermäßiger Vitamin-D-Bildung und damit Steinbil-dung gewährt *(Winsbury-White)*.

2.2 Geschlechtsverteilung

Männer werden in Deutschland und Europa häufiger von der Harnsteinkrankheit befallen als Frauen, wobei das Verhältnis ca. 2:1 betragen dürfte (Abb. 1). Erwachsene werden in der 3.—5. Lebensdekade am häufigsten betroffen; bei Männern liegt der Häufigkeitsgipfel zwischen 25 und 40 Jahren. Die

Frauen zeigen zwei bevorzugte Altersgipfel zwischen 25 und 40 Jahren und zwischen 50 und 65 Jahren. Der 2. Gipfel der Frauen ist möglicherweise Folge der Menopause und Osteoporose, wo vermehrt Kalk im Urin ausgeschieden wird und somit sich Steine leichter bilden können. Allgemeine Angaben können nur relativ sein, da sie nach Ländern schwanken. Ägypten meldet ein Verhältnis Mann zu Frau wie 11:1, Indien 13:1, Japan 3,5:1 und Griechenland 1,5:1.

Steinhäufigkeit nach Alter und Geschlecht
(Urologische Klinik Aachen: 1963 – 1969, 1140 Patienten

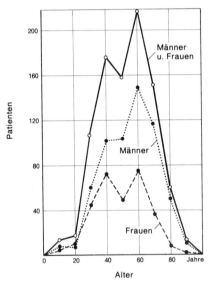

Abbildung 1: Steinhäufigkeit nach Alter und Geschlecht

2.3 Altersverteilung

Am häufigsten werden Erwachsene zwischen dem 3. und 5. Lebensjahrzehnt von der Nierensteinkrankheit befallen (Abb. 1), während Blasensteine in Europa und Amerika meistens Folgeerscheinung einer Blasenauslaßstörung sind und daher erst im höheren Lebensalter ab 60 Jahren gehäuft vorkommen.

Bei Kindern sind Harnsteine in Westeuropa relativ selten, nach Südosten steigt ihre Frequenz und gehört in einzelnen Gebieten des Balkans oder in Südostasien wie in Thailand und Vietnam zu den verbreitetsten Kinderkrankheiten.

2.4 Regionale und geologische Unterschiede

Sehr unterschiedlich ist die Steinhäufigkeit in den einzelnen Gebieten der Erde; seit Jahren kennen wir Landstriche mit regionaler Häufung des Steinleidens. Solche Steingebiete sind Ägypten, Mesopotamien, Südchina, Südostasien, Indien, Mitteleuropa, Dalmatien, der Wolgadistrikt in der UdSSR und die Ostküste der USA.

In Deutschland sind Häufungen von Nierensteinen im Rheinland, in Oberbayern und Schlesien bekannt. In Europa zeichnet sich Holland durch den höchsten Steinbefall aus.

Aus der Eigentümlichkeit der Steingebiete versuchte man, Rückschlüsse auf die Ursachen der Entstehung zu ziehen, wobei besonders gern geologische Faktoren herangezogen werden. In den Steinzonen soll der Kalkgehalt des Trinkwassers erhöht sein, während andere Untersucher einen Magnesiummangel dieser Gebiete fanden *(Prien, Hammerstein)*. Überzeugende ätiologische Beziehungen fehlen jedoch bis auf den heutigen Tag.

2.5 Harnsteinwellen und jahreszeitliche Schwankungen

In Europa beobachtet man eine deutliche Zunahme der Nierensteinerkrankungen nach dem 1. und nach dem 2. Weltkrieg. Ursächlich werden Ernährungsfaktoren für das Aufblühen der Steinwellen verantwortlich gemacht. Dafür spricht auch die Tatsache, daß während des 2. Weltkrieges und in den ersten Nachkriegsjahren ein starkes Absinken der Steinhäufigkeit konstatiert wurde. Die Steinwelle begann dann wieder nach 1948, als sich die Ernährungsbedingungen besserten. Die wasserreiche, fett- und kalorienarme Kriegsnahrung ließ wenig Steinbildungen aufkommen, während die heutige Wohlstandsernährung die Steinbildung förderte.

Interessant sind auch die **jahreszeitlichen Schwankungen von Koliken,** die bevorzugt im Frühjahr und Herbst zu trockenen und heißen Jahreszeiten auftreten. Mehrere Beobachter berichten über das gehäufte Vorkommen von Harnsteinen in den heißen Jahreszeiten, wobei die meisten Koliken im Frühherbst auftreten. Untersuchungen haben gezeigt, daß ein heißer Monat zu vermehrten Koliken im folgenden Monat führt; ein kalter Monat zeigt diese Wirkung nicht. Die Erklärung dafür ist, daß in der heißen Zeit vermehrt Steine gebildet werden, die dann bei einem Temperaturabfall durch die forcierte Diurese zu Koliken führen. Da die größten Temperaturschwankungen im September sind, findet man in dieser Zeit auch die meisten Koliken.

Analog ist die Beobachtung, daß Nierensteine sich besonders am Tage mit Frontendurchgängen in Bewegung setzen. Man muß daraus folgern, daß die atmosphärischen Einflüsse über das vegetative Nervensystem die Krampfbereitschaft fördern.

2.6 Klimatische Besonderheiten

Der Einfluß klimatischer Veränderungen auf die Harnsteinbildung wird heute nicht bestritten, wenngleich nur empirische Untersuchungen vorliegen. Heißes, trockenes Klima wird als steinbildungsförderndes Milieu angesehen, während vorwiegend kühle und feuchte Witterung eine Harnsteinbildung verhindern. Witterung und Klima stellen bei ungenügendem Ausgleich durch Wasserzufuhr begünstigende Faktoren dar, wie es die Häufung von Harnsteinen bei den deutschen Soldaten im Afrikafeldzug beweist.

Die Ursache der Steinbildung wird in dem starken Schweißverlust bei gleichzeitig ungenügender Flüssigkeitszufuhr und dadurch bewirkter Harnkonzentrierung gesehen. Diskutiert werden ferner noch Durchblutungsstörungen und Sekretionsstörungen der Nieren infolge der durch starkes Schwitzen verursachten Kochsalzverarmung, wodurch eine Steinbildung ausgelöst werden könnte.

2.7 Ernährung

Der Einfluß der Ernährung auf die Harnsteinbildung gilt als ziemlich sicher: Die eigenartige geographische Verbreitung der Steine und die nach den beiden Weltkriegen beobachteten Steinwellen lassen sich wohl am besten durch Änderung der Ernährung erklären.

Mit steigendem Lebensstandard nahm die Zahl der Harnsteinerkrankungen zu, da der Eiweißverbrauch angestiegen ist und der Fettkonsum sich verdoppelt hat. Dagegen hat der Verzehr von Kohlehydraten wie Brot, Kartoffeln und Teigwaren stark abgenommen. Hinzu kommt, daß durch die umfassende Mechanisierung und Automatisierung die schwere körperliche Arbeit zugunsten der geistigen Tätigkeit abgenommen hat. Es resultiert ein Mißverhältnis zwischen zu reichlicher, hochkalorischer Nahrung und einer nur mäßigen körperlichen Betätigung mit starkem Übergewicht.

Nach den heutigen Erkenntnissen scheint die Ernährung für das Steinleiden kein auslösender, jedoch ein stark begünstigender Faktor zu sein *(Dulce)*. Demnach ist eine gesunde Lebensweise mit ausreichender körperlicher Betätigung und flüssigkeits- und mineralstoffreicher, kalorisch eben ausreichender Kost allgemein anzuraten.

Wichtig ist eine gleichmäßige und reichliche **Flüssigkeits**zufuhr, die zu einem verdünnten Harn führt. Im dünnen Urin entstehen seltener Harnsteine. Je konzentrierter ein Harn ist, um so leichter fallen Salze aus und bilden sich Steine. Bei einem spezifischen Gewicht unter 1012 können keine Steine entstehen. Daher sollen Steinkranke darauf achten, über den Tag verteilt mindestens 2 l Flüssigkeit zu sich zu nehmen, wobei die tägliche Urinausscheidung um 1,5 l liegen soll. Damit die Harnkonzentration in der Nacht nicht ansteigt, empfiehlt sich das Trinken eines halben Liters vor dem Einschlafen. Bei starkem Flüssigkeitsverlust oder starker Hitze muß die Trinkmenge gesteigert werden, da durch Atemluft und Schwitzen viel Flüssigkeit verloren geht und weniger Urin ausgeschieden wird.

Die Art der Flüssigkeit ist von untergeordneter Bedeutung und je nach Steinart verschieden. Neben Mineralwassern eignen sich verdünnte Frucht- und Obstsäfte wegen ihres Mineral- und Vitamingehaltes. Auch Biere sind wegen der harntreibenden Wirkung möglich, besonders jedoch zu empfehlen zur Abtreibung von Harnleitersteinen.

Der Einfluß der **Vitamine** auf die Steinbildung wird nicht bestritten. Vitaminmangel und Vitaminüberschuß können eine Steinbildung induzieren.

Durch **Vitamin-A-Mangel** können Läsionen an der Schleimhautoberfläche der harnableitenden Wege entstehen, wie es in Tierversuchen experimentell nachgewiesen wurde. Diese Epithelabschilferungen werden dann zu Kristallisationskernen, um die sich Salze anlagern und Steine entstehen. *Higgins* fand, daß sich die großen Steingebiete der Welt mit den Landgebieten decken, wo die Bevölkerung unter einem relativen Vitamin-A-Mangel leidet. Exakte klinische neuere Analysen bei Steinkranken konnten jedoch nie einen Vitamin-A-Mangelzustand messen.

Der **Vitamin-B-Mangel** spielt besonders bei den Kalzium-Oxalatsteinen eine Rolle. Allein durch eine Vitamin-B6-Mangeldiät ließen sich im Tierexperiment Oxalatsteine erzeugen. Man nimmt an, daß der Oxalsäureabbau im Körper durch Vitamin B6 gefördert wird. Vitamin-B6-Mangel kann über eine Hyperoxalurie zur Steinbildung führen.

Vitamin C stellt eine Quelle der Oxalsäure im Körper dar, wird aber wegen seines geringen Anteils in der normalen, gemischten Nahrung kaum einen steinauslösenden Faktor darstellen. Über eine erhöhte Vitamin-C-Zufuhr ist jedoch eine Hyperoxalurie mit konsekutiver Steinbildung denkbar, so daß bei Kalzium-Oxalatsteinen Ascorbinsäure (Vit.-C)-Zufuhr in den beliebten Vitamintabletten unterbleiben soll.

Bei **Vitamin D** ist ein Überschuß gefährlich, während ein Mangelzustand nicht zu einer Steinbildung führt. Vitamin D mobilisiert Kalk aus den Knochen, so daß bei einem Überschuß vermehrt Kalzium im Urin in Form einer Hyperkalzurie ausgeschieden wird und kalkhaltige Steine entstehen können. Da Vitamin D auch durch ultraviolette Strahlen aus der Haut freigesetzt wird, sollten **steingefährdete Patienten eine intensive Sonnenbestrahlung vermeiden.**

Der Säure-Basen-Haushalt hat ebenfalls einen Einfluß auf die Steinbildung. Saures Harnmilieu fördert die Entstehung von Harnsäure- und Zystinsteinen, während ein alkalisches Harnmilieu die Bildung sämtlicher Phosphatsteine begünstigt. Säuernde Nahrungsmittel wie Brot, Fleisch, Reis, Eier und

Fette sowie säuernde Mineralwasser sind bei Harnsäure- und Zystinsteinkranken zu vermeiden und bei Phosphatsteinkranken anzuraten. Alkalisierende Nahrungsmittel wie Gemüse, Kartoffel, Obstsäfte und Milch sind bei Phosphatsteinträgern zu meiden, für Harnsäure- und Zystinsteinkranke zu empfehlen. Keinen Einfluß hat dagegen das Harnmilieu auf die Bildung der häufigen Kalzium-Oxalatsteine.

2.8 Vererbung

Eine familiäre Disposition zum Steinleiden kann aufgrund umfassender Einzelbeobachtungen nicht bestritten werden. So sind Familien bekannt, in denen alle Mitglieder an Steinen leiden, obwohl sie unter den verschiedensten klimatischen und geographischen Gegebenheiten und in den verschiedensten Ländern Europas leben. Eine exakte Aufklärung der Vererbung steht jedoch noch aus.

Die familiäre Häufung des Steinleidens wird heute zwischen 2—12% angegeben, wobei jedoch subtile Statistiken unter Berücksichtigung multilateraler Probleme noch fehlen.

2.9 Organ- und Steinverteilung

Harnsteine können im Nierengewebe, Nierenkelch, Nierenbecken, im oberen oder unteren Harnleiter, in der Blase oder in der Harnröhre lokalisiert werden. Sitz und Entstehungsort eines Steines ist in den meisten Fällen nicht identisch. Ein in dem Sammelrohrsystem der Niere entstandener kleinster Stein kann bei seinem Abgang Nierenbecken-, Harnleiter-, Blasen- oder Harnröhrenstein werden.

Die Steinverteilung auf die Organe der harnableitenden Wege differenziert außerdem sehr stark nach Ländern und Kontinenten sowie nach dem Alter der Patienten.

In **Deutschland und Europa** sind 97% aller Steine in der Niere und im Harnleiter lokalisiert und nur 3% in der Blase oder Harnröhre. Ursache für diese Verteilung ist, daß die Steine in der Niere entstehen und sich dort ablagern. Wandern diese Konkremente über den Harnleiter in die Blase, gehen sie auf natürlichem Wege ab. Blasensteine finden sich in unseren

Regionen nur, wenn ein Blasenauslaßhindernis wie Prostata-vergrößerung oder Harnröhrenstriktur die Blasenentleerung behindert und Restharn in der Blase verbleibt *(Terhorst).*

In **Südostasien** dagegen sind ca. 60% aller Steine in der Blase und nur 40% in der Niere lokalisiert. Ursache ist ein ungeklärtes endemisches Vorkommen der Steine (vergl. Kap. 10.1.1).

Die Angaben über eine Seitenverteilung der Nieren- und Harnleitersteine lassen keine Bevorzugung einer Seite erkennen, wenngleich in Einzelfällen oft eine Steinbildung nur auf der rechten oder linken Seite auftritt.

Multiple ein- oder doppelseitige Steinbildung wurde in unserem Krankengut bei 1140 Patienten in 9% beobachtet *(Lymberopoulos* und *Terhorst).*

Wichtigste Maßnahmen zur Beschreibung eines Steines sind demnach stets die Lokalisation des Konkrementes und die chemische Zusammensetzung, da sich aus diesen beiden Kriterien erst alle Therapiemöglichkeiten ableiten lassen.

2.10 Risiko der Harnsteinbildung (Abb. 1a)

Während beim Zystinstein, beim Harnsäurestein und beim Infektstein die Steinbildung durch eine biochemische Störung (Zystinurie, Hyperurikurie, Übersättigung des Harns an Phosphat bei alkalischem pH) determiniert ist, wird die Entstehung der häufigsten Steine (Kalziumoxalat) derzeit durch ein multifaktorielles Geschehen erklärt. Von *Robertson* wurden dabei **Risikofaktoren im steinbildenden Harn** selbst und solche, die in der **Person** des Patienten begründet liegen, unterschieden (Abb. 1a). **Sämtliche Risikofaktoren sind eine mögliche, aber keine nötige Voraussetzung der Entstehung eines Kalziumoxalatsteins.** Die Harnfaktoren sind: Hyperkalzurie, Hyperoxalurie, alkalisches Urin-pH, erniedrigte Diurese, Hyperurikurie, Verminderung der inhibitorischen Aktivität (Reduktion der sauren Mukopolysaccharide).

Von den allgemein prädisponierenden Faktoren fallen Geschlecht, Alter des Patienten, Beruf, Zugehörigkeit zu sozialen Klassen, Klima, Diät und Flüssigkeitsaufnahme, generelle Stoffwechselsituation und genetische Prädisposition ins Gewicht. Besondere **Bedeutung** wird von Laien allgemein der **Diät** entgegengebracht. Ihre Bedeutung wird hoch überschätzt. Einziger signifikanter Zusammenhang ist die Tatsache, daß in den wohlhabenden Ländern bzw. wohlhabenden Bevölkerungsschichten finanzschwacher Länder mehr Geld für die Zufuhr von tierischem Eiweiß aufgewendet wird. Als Folge kommt es zu einem phänomenologisch beschriebenen, jedoch ätiologisch nicht erklärbaren Anstieg der Kalziumausscheidung, Oxalatausscheidung und Harnsäureausscheidung (verständlich) im Harn. Über diese Konstellation, die zu einer Zunahme der Risikofaktoren im Harn führt, läßt sich indirekt die statistische Zunahme der Steinbildung bei wohlhabenderen Bevölkerungsschichten erklären. Andererseits gibt es aber auch exzellente Beispiele, wie gerade in armen Bevölkerungsschichten in Thailand (vgl. Kap. 10.1) eine proteinlose Ernährung zur gigantischen Kalziumoxalatsteinbildung führt (!).

Zusammenfassend muß wieder unterstrichen werden, daß alle Risikofaktoren einschließlich körperlicher Bewegung, Adipositas etc. einen (geringen) Einfluß auf die Harnsteinbildung haben, jedoch nicht als ätiologisch wirksame Faktoren im Sinne einer kausalen Genese verantwortlich gemacht werden können.

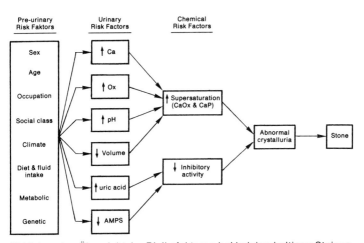

Abbildung 1 a : Übersicht der Risikofaktoren bei kalziumhaltigen Steinen (nach Robertson)

Weitere allgemeine Aspekte der Harnsteinbildung sind in folgenden Kapiteln zu finden:

Nierenstein und Trauma (Kapitel 12)
Nierenstein und Querschnittsläsionen sowie neurogene Leiden (Kapitel 12)
Nierenstein bei Nierentumoren (Kapitel 4.9.2.5)
Nierenstein und allgemeine Erkrankungen
(neurologische Erkrankungen — Diabetes — Adipositas — Hypertonie — Rheumatismus — Intoxikation) (Kapitel 4.9.3)

2.11 Literatur

Boshammer, K.: Die Steinerkrankungen in Alken etc.: Handbuch der Urologie, Springer-Verlag Berlin-Göttingen-Heidelberg 1961
Dulce, H. J.: Harnsteine und Ernährung: Urol. 1: 233/1962.
Higgins, C. C.: Renallithiasis. Springfield: Thomas (1944) Etiology and management of renal lithiasis, J. Urol. 62: 403 (1949)
Lutzeyer, W., und B. Terhorst: Steinbildungen in Chirurgie der Gegenwart, Bd. 6 — Urologie, Urban u. Schwarzenberg-Verlag 1977
Lymberopoulos, S., und B. Terhorst: Klinik der Nieren- und Harnleitersteine, II. Instrumentelle und operative Therapie, act. chirg. 6: 103 (1971)
Prien, E. L., und C. Frondel: Studies in urolithiasis I. J. Urol. 57: 949 (1947), II. J. Urol. 61: 820 (1949)
Robertson, W. G., Knowles, C. F., and Peacock, M.: 1976a: Urinary acid mucopolysaccharide inhibitors of calcium oxalate crystallisation. In, Urolithiasis Research, p. 331, Fleisch, H., Robertson, W. G., Smith, L. H., and Vahlensieck, W., eds. Plenum, New York and London.
Robertson, W. G., and Nordin, B. E. C. 1976: Physico-chemical factors governing stone-formation. In, Scientific Foundations of Urology, vol. 1, p. 254, Williams, D. I., and Chisholm, G. D., eds, Heinemann, London.
Robertson, W. G., and Peacock, M. 1978: Risk factors in calcium stoneformation. In, Proceedings of the VIIth International Congress of Nephrology, p. 363, Barcelo R. et al., eds. Karger, Basel.
Robertson, W. G., Peacock, M., Heyburn, P. J., Marshall, D. H., and Clark, P. B., 1979a: Risk factors in calcium stone disease of the urinary tract. Brit. J. Urol. (in press).
Robertson, W. G., Peacock, M., Heyburn, P. J., Speed, R., and Hanes, F., 1978: The role of affluence and diet in the genesis of calcium-containing stones. In, Pathogenese und Klinik der Harnsteine VI, Vahlensieck, W., and Gasser, G., eds. Dietrich Steinkopff Verlag, Darmstadt.
Terhorst, B.: Urologische Manifestationen beim primären Hyperparathyreoidismus. Therapiewoche 28: 3633, 1978

Terhorst, B.: Blasensteinbehandlung durch Ultraschall. Dtsch. Ärzteblatt: 71 Heft 8: 519 (1974)

Vermooten, V.: Occurence of renal calculi and their possible relation to diet as illustrated in the South African Negro. J. Amer. med. Ass. 109: 857 (1937)

Winsbury — White, H. P.: A general survey of the aetiology of urinary calculus. Urol. int. 1: 210 (1955)

3 Pathologische Anatomie

von B. Terhorst

Die Harnsteine lassen sich **nach ihrer Lage** in Nierenparen-
chym-, Nierenkelch-, Nierenbecken-, Ureter-, Blasen- und
Harnröhrensteine unterscheiden (Abb. 2). Weiter lassen sie

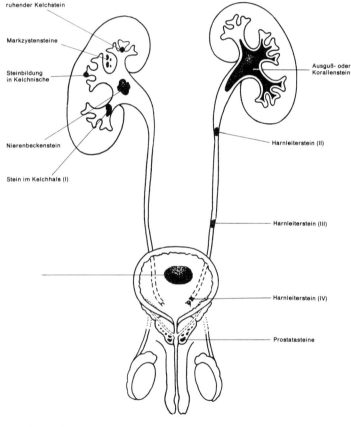

ruhender Kelchstein

Markzystensteine

Steinbildung
in Kelchnische

Nierenbeckenstein

Stein im Kelchhals (I)

Ausguß- oder
Korallenstein

Harnleiterstein (II)

Harnleiterstein (III)

Harnleiterstein (IV)

Prostatasteine

Abbildung 2:
Übersicht der Steinerkrankungen (aus ALKEN: Leitfaden der Urologie)

sich nach ihrer **chemischen Zusammensetzung und Entstehung** gliedern, wobei zwischen septischen und aseptischen Steinen unterschieden wird. *Primäre oder aseptische Konkremente* entstehen bei klarem, saurem, infektfreiem, aseptischem Urin, wozu die Kalzium-Oxalat-, Harnsäure-, Zystin- und die seltenen Xanthinsteine zu rechnen sind. *Sekundäre oder septische Konkremente* entstehen bei trübem, alkalischem, infiziertem, septischem Urin, wozu die Phosphatsteine, insbesondere die $Mg-NH_4$-Phosphat (Struvit)-Steine und die seltenen Matrixsteine zählen.

Die Nieren- oder Harnleitersteine stammen aus den Sammelrohren der Niere, Sitz und Entstehungsort sind in den seltensten Fällen identisch. Eine Ausnahme bilden die Nierenparenchymsteine, die in ausgeweiteten Tubuluslumina, Markzysten oder kleinen Nebenkelchen liegen. Alle anderen Konkremente können blasenwärts wandern. So können kleine Nierenkelchsteine unter der Tendenz des Wanderns zu Nierenschmerzen, zu Kelchstauungen und Blutungen führen. Blokkiert der Kelchstein den Hals des Kelches im Übergang zum Nierenbecken, resultiert eine isolierte Kelcherweiterung = Hydrokalix.

Meist tritt der Nierenkelchstein in das Nierenbecken, wo er zum größeren Nierenbeckenstein wachsen kann. Bei großen Nierenbeckensteinen kommt es zur Rückstauung in die Endkelche. Kleine Nierenbeckensteine können in den Harnleiter übertreten und blasenwärts wandern. Die Steinpassage durch den Ureter ist durch Steineinklemmung, besonders an den physiologischen Engen des Ureters, gefährdet wie am Ureterabgang, an der Kreuzung mit den Beckengefäßen, an der Kreuzung mit der Arteria uterina bei der Frau oder dem Samenleiter beim Mann, dem intramuralen Harnleiterabschnitt und dem Harnleiterostium. Eine Einklemmung im Harnleiter an diesen Stellen führt zu einer Störung des Harnabflusses und zu einer Erweiterung und Dilatation der oberen Harnwege. Hält die Stauung an und werden das Hohlsystem der Niere ausgeweitet und die Kelche abgeflacht, sprechen wir von einer im allgemeinen reversiblen Harnstauungsniere. Hält die Stauung über einen längeren Zeitraum (Wochen und Monate) an, vergrößert sich die Niere, das Parenchym verschmälert sich, und es entsteht eine irreversible Hydronephrose.

Die meisten Harnleitersteine wandern unter Koliken bis in die Blase, aus der sie sich mit dem Harnstrahl entleeren. Liegt eine Blasenentleerungsstörung vor (z. B. Prostata-Adenom oder Prostata-Karzinom, Harnröhrenstriktur), kann der Stein in der Blase verweilen und wachsen.

Durch die Steinwanderung entstehen mit der Zeit direkt oder indirekt Organschäden, die sich auf drei wichtige Komplikationen zusammenfassen lassen:

Mechanischer Reiz
Harnstauung
Infektion

3.1 Mechanischer Reiz

Kleine, bewegliche Steine mit glatter Oberfläche verursachen keine größeren Läsionen an der Schleimhaut im Nierenbecken oder Ureter. Steine mit unregelmäßiger Oberfläche und scharfen Kanten führen zum Ödem, zur Hyperämie, zur Epithelabschilferung, zu Erosionen oder kleinen Nekrosen. Eingeklemmte Harnleitersteine führen zu solchen Nekrosen, die in seltenen Fällen zu einer Perforation und Steinaustritt in die Umgebung führen können. Die Wandläsionen können auch zu einer Periureteritis mit Sklerose führen, aus der sich bei Vernarbung eine Harnleiterstenose entwickeln kann.

Scharfkantige Steine wie die aseptischen Kalzium-Oxalat-Steine führen über Schleimhautläsionen und Wandarrosionen zu kleinen Gefäßverletzungen, aus denen eine Hämaturie resultiert.

Auch ohne zusätzliche Infektion führt jeder Nierenstein im Nierenkelch oder Nierenbecken zu einer lokalen interstitiellen Nephritis mit lokaler Druckatrophie.

3.2 Harnstauung

Jede Blockade der harnableitenden Wege führt zu einer Harnrückstauung, die je nach Verschluß inkomplett oder komplett ist. Als Folgezustand staut sich der Harn, und die darübergelegenen Harnwege erweitern sich. Der dadurch entstehende

Druck setzt sich bis ins Nierenparenchym fort, kann jedoch zum Teil durch das Nierenbecken abgefangen werden.

Mit länger anhaltender Stauung vergrößert sich das Hohlsystem, die Papillen flachen ab, und die Kelche erweitern sich. Diese Veränderungen der **Harnstauungsniere** sind vorerst noch vollständig rückbildungsfähig. Dauert die Stauung aber länger an, kommt es auch zu einer Verschmälerung des Nierenparenchyms bei vollständiger Abflachung des Kelchsystems. Im Endzustand ist das Parenchym nur noch ein schmaler Saum um das maximal dilatierte Hohlsystem. Diese **Hydronephrose** ist ein irreversibler Zustand.

Das Ausmaß der Nierenschädigung wird neben der Länge der Steinblockade (Zeitfaktor) besonders vom Alter des Patienten bestimmt. Jugendliche reagieren auf die Druckerhöhung mit einem Wachstumsreiz von Nierenbecken und Parenchym, während beim Erwachsenen die Stauung zur Druckatrophie führt. Daher ist bei Kindern die Chance der Organerhaltung größer als bei Erwachsenen, so daß bei jungen Patienten eine Nephrektomie seltener erforderlich ist, weil die Erholungsfähigkeit der Niere größer ist.

Ein gewisser Druckausgleich ist bei extrarenalem Nierenbecken besser gegeben als bei intrarenalem Nierenbecken, das durch das umliegende Parenchym eingeengt und in seiner Dilatation behindert wird. Eine Erweiterung des proximalen Harnleiters bei tiefem Ureterstein ermöglicht ebenfalls einen Druckausgleich und zeigt auf, daß bei einem tiefen Stein ohne Infektion länger zugewartet werden kann als bei einem hohen, eingeklemmten Konkrement.

3.3 Infektion

Jeder Stein wirkt als Fremdkörper und begünstigt das Angehen einer Infektion. Mangels lokaler Abwehrkräfte, durch die Virulenz der Erreger und den gestörten Harnabfluß entstehen entzündliche Veränderungen in der Niere: Pyelitis, Pyelonephritis, Abszesse im Nierenparenchym bis hin zur Pyonephrose.

Kompliziert wird das Steinleiden durch die Infektion bei gleichzeitiger Harnstauungsniere. In dem gestauten Urin vermehren sich die Keime schnell und dringen in die Schleimhaut ein.

Der Fieberschub ist der erste Hinweis auf eine ernste Komplikation des Steinleidens.

Ein massiver Infekt in einem erweiterten Nierenbeckenkelchsystem führt zur Pyonephrose mit Eiteransammlung im Hohlsystem sowie zu einer massiven Destruktion und Abszeßbildung im Parenchym. Eine Nephrektomie läßt sich in diesen Fällen meist nicht umgehen.

Bei allen diesen drei Veränderungen (Mechanischer Reiz, Stau, Infekt) ist der Stein primär und die Komplikationen wie Stauung und Infekt sekundär. Es besteht jedoch auch die Möglichkeit, daß eine chronische Infektion mit Pyelonephritis primär vorhanden ist, aus der sich sekundär septische Steine entwickeln. Es kommt zu einer Verschiebung der Harnreaktion ins Alkalische, das Gleichgewicht des Harnmilieus verändert sich, und die entzündlich bedingten, abgeschilferten Schleimhautläsionen bilden den Kern zur Steinentstehung. Diese sekundären Steine sind meist locker und bröckelig und bestehen zum größten Teil aus $Mg-NH_4$-Phosphat (Struvit).

Ein typisches Beispiel ist die Blasensteinbildung. Oft ist die vergrößerte Prostata die Ursache einer Blasenentleerungsstörung, wobei Restharn in der Blase zurückbleibt. Nach einiger Zeit kommt es zu einer Blasenentzündung, das Harnmilieu wird alkalisch, und in diesem Milieu fallen Phosphate aus, und es bilden sich Steine.

Merke:

Harnstauung und Harninfektion sind ernste Komplikationen des Steinleidens, die zum Verlust der Niere führen können; mechanische Reize führen zur Hämaturie.

Merke:

Harnsteine sind auch eine Komplikation bei gestörtem Harnabfluß und bei Infektionen.

4 Ätiologie und Pathogenese der Harnsteinbildung

4.1 Physikalisch-chemische Aspekte

von W. Vahlensieck

Harnsteine sind Grenzfälle der Biomineralisation, d. h. jenes Vorganges, in dessen Verlauf lebende Organismen Hartteile ausscheiden. Alle Biomineralisate setzen sich aus winzigen Kristallen zusammen, deren Größe im ultramikroskopischen Bereich, d. h. bei Dimensionen von 10^{-8} cm bis 10^{-6} cm (1—100 Å) liegt. Da diese Kristalle von lebenden Organismen gebildet werden, nennt man sie Biokristalle, die sich aber ansonsten in physikochemischer und kristallographischer Hinsicht genauso verhalten wie Kristalle derselben Mineralart in der anorganischen Natur. Ein wesentlicher Unterschied liegt aber darin, daß Harnsteine neben den anorganischen Komponenten stets auch noch organische Substanz enthalten. Diese vorwiegend aus Proteinen bestehende organische Substanz findet sich zwischen den Kristallaggregaten.

Für die Harnsteinbildung sind eine Vielzahl von Kausalfaktoren und insbesondere bestimmte, disponierende Konstellationen dieser Faktoren primär verantwortlich, auf die in späteren Kapiteln im Detail eingegangen wird. Sie schaffen die Voraussetzungen zur Keimbildung, und die Variabilität der Bildungsfaktoren sowie der Fixierungsmechanismen entscheidet letztlich darüber, ob die Keime zu Kristallen, Kristallaggregaten sowie letztlich zu Harngries oder Steinen heranwachsen. Dieses Heranwachsen der Harnsteine ist jedoch auch bestimmten Gesetzen der **Formalgenese** unterworfen, wobei grundsätzlich zwischen der Matrixtheorie und Kristallisationstheorie unterschieden wird.

4.1.1 Die Matrixtheorie basiert auf der Beobachtung, daß praktisch in allen Harnsteinen zwischen den kristallinen Harnsteinkomponenten auch organische Substanz gefunden wurde. Es wird angenommen, daß die etwa 2—10% des Steines ausmachende Matrix eine steuernde Funktion für den Steinaufbau hat. Die Vorstellung geht dahin, daß die organische Matrix Kalzium und andere Ionen adsorbieren kann und sich auf diesen Ionen dann eine matrixorientierte, weitere Kristallisation schwer löslicher Salze abspielt. Insbesondere *Boyce* sah diese Auffassung durch die Tatsache bestätigt, daß die organische Substanz parallel zu der konzentrischen Schichtung in den Steinen eingeschlossen gefunden wurde. Er folgerte daraus, daß die Matrix eine architektonische Rolle bei der Harnsteinbildung spielt.

In Frage wurde diese These durch experimentelle Beobachtungen von *Vermeulen* gestellt, der harnsteinähnliche Verkrustungen auf einer Drahtschlinge erzeugen konnte, obwohl mit ultrafiltrierten Harnen, d. h. mit Urinen, die keine organische Substanz enthielten, gearbeitet worden war. Diese matrixfrei gewachsenen „Wire objects" galten als Beweis dafür, daß die Harnsteinbildung eher ein Kristallisationsprozeß sei und der Einlagerung von organischen Substanzen mehr eine zufällige Bedeutung zukomme. *Dosch* legte jedoch dar, daß diese Experimente eher als Beweis für die Matrixtheorie anzusehen seien, weil die Drahtschleife zahllose Zentren für eine heterogene Keimbildung bot (Definition siehe Abschnitt 4.1.4), die verwendeten Urinlösungen stark übersättigt waren sowie regelmäßig durch frische Lösungen ersetzt wurden und dadurch eine rhythmische Substanzabscheidung und Massenkristallisation ermöglicht würde.

Unter diesen Aspekten ist es durchaus denkbar, daß die in den Harnsteinen nachgewiesene organische Substanz als Fremdstoffpartikel eine heterogene Keimbildung auslösen kann. Dafür könnte auch sprechen, daß in den vorwiegend aus Proteinen gebildeten feinsten Membranen zwischen den einzelnen Kristallen bzw. im Kristallaggregat (vergl. Abschnitt 4.1.5) auch kalziumbindende Anteile (active sites) gefunden wurden.

Andererseits glaubt man im Moment nicht, daß die organische Substanz bei der Harnsteinbildung wie eine Matrize wirkt, d. h., daß aktive Punkte selektiv die Kristallkeimbildung induzieren. Es ist auch durchaus denkbar, daß sich zunächst eine homogene Keimbildung (Definition siehe Abschnitt 4.1.3) ereignet und der Organismus in einer Art Abwehrreaktion diese Keime durch organische Substanz zu umkleiden versucht, um dadurch einer Kristallaggregation und dem weiteren Wachstum zum Harnstein vorzubeugen. Dafür würde auch die Beobachtung von *Gebhardt* und *Bastian* sprechen, daß eine Kristallaggregation sich immer nur an Stellen abspielt, die nicht von organischer Substanz eingehüllt sind bzw. an denen Kristalle die organische Substanz durchbrochen haben. Diese Auffassung würde auch erklären, wieso es — unabhängig von der Frage der Inhibitoren und Komplexbildung — in vielen Fällen trotz deutlicher Kristallurie nicht zu Kristallaggregationen und Harnsteinbildungen kommt.

Unter Berücksichtigung der Morphologie der Harnsteine, ihr Gefüge und ihre Textur nahm *Dosch* an, daß die Bestandteile der Matrix einen Einfluß auf die Viskosität der Lösung haben und damit die Bildungsbedingungen beeinflussen. Dabei wird angenommen, daß etwa apatitreiche Steine in einem zäheren Medium entstehen als Steine, die sehr viel Weddellit enthalten. Um den wachsenden Stein bildet die Matrix eine für die verschiedenen Steinarten unterschiedlich visköse, gelartige Hülle, die als Diffusionsbarriere wirkt und die den Rhythmus der Steinbildung, die Textur der Steine sowie die konzentrische Schichtung um einen Kern oder die Zusammenlagerung mehrerer konzentrisch geschichteter Aggregate zu größeren, mehrkernigen Aggregaten mit einheitlicher oder unterschiedlicher Textur und schließlich gemeinsamen umgebenden Schichten erklärt.

4.1.2 Die Kristallisationstheorie wurde bereits 1860 von *Heller* inauguriert. Von *Philipsborn* wies 1958 aus der Sicht des Mineralogen darauf hin, daß es sich bei der Harnsteinbildung um eine gleichzeitige Ausscheidung von Kristallen und organischer Substanz handele und daß nicht anzunehmen sei, daß die organische Substanz Ursache einer sekundären Inkrustation sei. Im Vordergrund stehen bei der Kristallisationstheorie die physikalisch-chemischen und kristallographischen Grundlagen der Keimbildung und des Kristallwachstums, wie sie in den letzten Jahren insbesondere von *Dosch, Gebhardt, Nancollas* und *Preisinger* dargelegt wurden.

Voraussetzung für jedes Kristallwachstum ist zunächst die Bildung wachstumsfähiger **Kristallkeime,** die nur in einer übersättigten Lösung gebildet werden können.

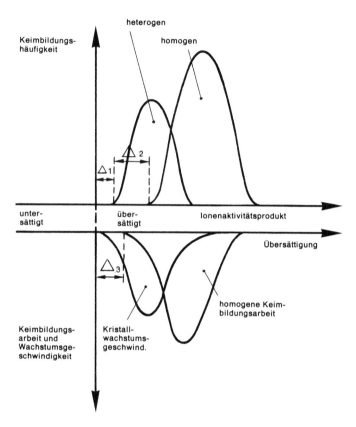

Abbildung 3: Keimbildungshäufigkeit bzw. Keimbildungsarbeit und Kristallwachstumsgeschwindigkeit in Abhängigkeit von der Übersättigung. Der Keim entsteht nicht sofort bei Erreichen der Übersättigung ("Schnittpunkt der Enthalpiekurven von Kristall und Lösung"), sondern erst wenn die, nach *Ostwald* und *Miers* benannte, Überschreitungszone überschritten wird. Dabei ist der Überschreitungsbetrag für den Beginn der heterogenen Keimbildung ($\triangle$ 1) geringer als der für die homogene Keimbildung ($\triangle$ 1 + $\triangle$ 2). Sind erst einmal Keime gebildet, genügt eine geringere Übersättigung zum Weiterwachstum. Das Maximum der Keimbildungshäufigkeit folgt erst nach einer metastabilen Übersättigungszone ($\triangle$ 3). Dies bedeutet: Hohe Übersättigungen initiieren viele Keime, die auf Grund ihrer gegenseitigen Behinderungen nur zu relativ kleinen Kristallen auswachsen können. Bei geringen Übersättigungsbeträgen, wenige Keime vorausgesetzt, wachsen dagegen große, derbe Kristalle (W. DOSCH: Med. Welt 29, 39 [1978])

Die steinbildenden Substanzen liegen im Urin partiell oder vollständig in Form von Ionen vor, wobei das Ausmaß ihrer Löslichkeit von verschiedenen Faktoren bestimmt wird. Hier spielen zunächst die Konzentrationen der verschiedenen Ionen und das Ionenaktivitätsprodukt eine entscheidende Rolle für das Löslichkeitsprodukt. Kommt zu einer mit bestimmten Ionen gerade gesättigten Lösung die eine oder andere Ionensorte in relevantem Umfang hinzu, kommt es zur Übersättigung und im Hinblick auf die Limitierung des Lösevermögens zu einer metastabilen Situation mit der Gefahr der Keimbildung. Eine entscheidende Rolle spielt dabei aber auch das Ionenaktivitätsprodukt, wobei ausnahmsweise sogar die Zufuhr eines gleichionigen Salzes eine Löslichkeitserhöhung bewirken kann. Es kommt nur dann zu einer Keimbildung, wenn das Ionenaktivitätsprodukt größer ist als das minimale thermodynamische Löslichkeitsprodukt. Eine solche erhöhte Löslichkeit im Urin ist z. B. für Struvit und Harnsäure bekannt, die also trotz Überhöhung der Gesamtkonzentration dann nicht aussalzen. Auch die Zugabe von Salzen ohne gemeinsames Ion erhöht die Löslichkeit ebenso wie eine eventuelle Komplexbildung, wobei die Ionen zugunsten der Bildung besser löslicher Komplexe der Bildung schwerlöslicher Komplexe entzogen werden.

4.1.3 Homogene Keimbildung

Mit der Übersättigung nimmt ansonsten die Keimbildungshäufigkeit sehr rasch zu. Das Weiterwachstum zu einem Kristall hängt dann davon ab, ob die Zahl der sich anlagernden Ionen, Ionengruppen oder Moleküle größer wird als die der abdissoziierenden. Dieser Vorgang kann sich bei wesentlich geringerer Übersättigung abspielen und wird bei gleichbleibender Ionensituation als **homogene Keimbildung** bezeichnet.

4.1.4 Heterogene Keimbildung

Durch die Anwesenheit von Fremdstoffpartikeln kann die Aussalzung auch im Sinne einer Keimbildung an fremden Oberflächen erfolgen, wobei die Keimbildungsarbeit herabgesetzt, der Aussalzvorgang beschleunigt ist und weitere Kristallisationsprozesse möglich werden. Man spricht dann von einer **heterogenen Keimbildung.** Als derartige spezifische Grenz-

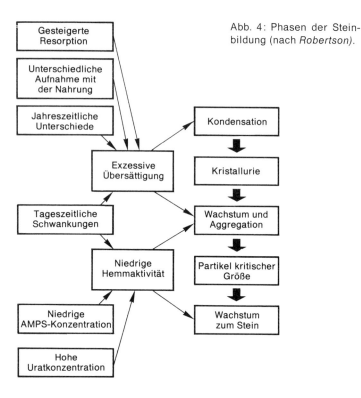

Abb. 4: Phasen der Steinbildung (nach *Robertson*).

flächen dürften bestimmte Proteine, Polyelektrolytaggregate, pathologisch veränderte Oberflächen der Harnwege sowie ausgeschiedene oder eingebrachte Fremdkörper in den Harnwegen anzusehen sein.

Nach der Bildung wachstumsfähiger Keime erfolgen bei anhaltender Übersättigung weitere Kristallisationen auf den Keimoberflächen bis hin zur Bildung von **Kristallen** (Abb. 4).

Die Epitaxie spielt dabei eine wesentliche Rolle zur Bildung von Kristallen mit unterschiedlichen Kristallkeimen sowie auf fremden Oberflächen, wobei sie zu einer orientierten Verwachsung führt. Während dieses Wachstumsprozesses kann der Kristall auch Fremdstoffe wie fremde Ionen und Proteine adsorbieren, wobei hier die Rolle der kalziumbindenden Proteine mehr darin gesehen wird, daß sie aufgrund ihrer Kalziumbindungsfähigkeit an Kristallkeime und Kristalle angelagert werden können und dieser Prozeß mehr zufällig und je nach Vorhandensein abläuft, als daß sie im Sinne einer Matrix für die Keim- und Kristallbildung entscheidend sind.

4.1.5 Kristallaggregation

Bei anhaltender oder rezidivierender Übersättigung mit den gleichen Ionen und aus irgendeinem Grund verhinderter Ausschwemmung der Keime bzw. Kristalle ist dann schließlich eine **Kristallaggregation** zu erwarten. Soweit der Urin mehrere Steinbildner in Übersättigung enthält, können sich auch Kristallaggregate aus verschiedenen Kristallarten bilden. Diese sogen. Mikrolithen wachsen bei entsprechender Fixation und unter gleichbleibenden oder wiederkehrenden Bildungsbedingungen dann schließlich zu makroskopischen Harnsteinen heran.

Tabelle 1 zeigt die typischen Komponenten menschlicher Harnsteine.

Von besonderer Bedeutung für die Morphologie des Harnsteines ist schließlich die Kenntnis der Möglichkeiten der Phasenumwandlung von Steinkomponenten, ihrer Kristallformen und Aggregationsarten.

Beim tetragonalen **Weddellit** ist eine Umwandlung in Whewellit möglich. Weddellitkristalle zeigen charakteristische flache, tetragonale Dipyramiden („Briefumschlagform"), die schließlich zu Steinen ausschließlich oder vorwiegend dieser Mineralart führen. Häufiger ist bei den Oxalatsteinen jedoch Weddellit und Whewellit kombiniert, wobei Weddellit in Form derber Kristalle die äußere Hülle von Whewellitsteinen bildet oder als lockeres Aggregat idiomorpher Kristalle Kerne in Oxalat- oder Mischsteinen bildet.

Der monokline **Whewellit** ist als häufigste Harnsteinkomponente anzusehen, wobei tafelförmige Kristalle im Vordergrund stehen. Diese können folienartig mit verschmolzenen Begrenzungen und dichter Textur übereinanderliegen, wobei sich die Kristalle mit der Ebene ihrer geringsten Wachstumsgeschwindigkeit parallel zur Oberfläche anordnen. Häufig findet sich aber auch ein dichtes Gefüge aufeinanderliegender, langge-

Tabelle 1: Harnsteinkomponenten (vgl. auch Kapitel 6).

Namen	chemische Formel	Absorptions-koeffizient cm^{-1}
KALZIUMOXALATE		
Whewellit	$Ca(COO)_2 \cdot H_2O$	6,696
Weddellit	$Ca(COO)_2 \cdot 2H_2O$	5,369
KALZIUMPHOSPHATE		
Hydroxylapatit	$Ca_{10}(PO_4)_6(OH)_2$	14,976
Karbonatapatit	$Ca_{10}(PO_4, CO_3)_6(OH, CO_3)_2$	15,015
Brushit	$CaHPO_4 \cdot 2H_2O$	7,463
Oktakalzium-phosphat	$Ca_8H_2(PO_4)_6 \cdot 5H_2O$	10,859
Whitlockit	$Ca_3(PO_4)_2$	14,437
MAGNESIUMPHOSPHATE		
Struvit	$MgNH_4PO_4 \cdot 6H_2O$	2,141
Newberyit	$MgHPO_4 \cdot 3H_2O$	
Bobierrit	$Mg_3(PO_4)_2 \cdot 8H_2O$	
HARNSÄURE UND IHRE SALZE		
Harnsäure	$C_5H_4N_4O_3$	1,008
Harnsäuredihydrat	$C_5H_4N_4O_3 \cdot 2H_2O$	0,946
Ammonium-hydrogenurat	$NH_4C_5H_3N_4O_3$	
Natriumhydrogen-urat-Monohydrat	$NaC_5H_3N_4O_3 \cdot H_2O$	
SELTENE BESTANDTEILE		
Zystin	$S[CH_2 \cdot CH(NH_2)COOH]_2$	2,827
Hopeit	$Zn_3(PO_4)_2 \cdot 4H_2O$	
Humboldtin	$Fe(COO)_2 \cdot 2H_2O$	

streckter Plättchen, die fächerförmig, unterbrochen durch radiale Störungen infolge von Schwankungen im Oxalatangebot, von mehreren Kristallisationszentren aus wachsen. Die raumfüllende Kristallisation erfolgt im Sinne eines Parallel-, seltener Radialwachstums, doch finden sich auch Steine ohne raumfüllende Bruchtextur, wobei Whewellitkristalle über Hohlräume hinweg locker miteinander verbunden sind. Dabei können auch die für Whewellit typischen herzförmigen Zwillinge, bzw. die Whewellit-Rosen, d. h. von einem Kristallisationszentrum ausstrahlende Zwillinge beobachtet werden. Möglich ist auch der Aufbau aus Einzelkristallen in Form von Zwillingen oder unverzwillingt sowie sehr derben Kristallen mit muscheligem Bruch.

Der hexagonale **Apatit** mit deutlich kristallinem Aufbau ist in Harnsteinen selten und schwer nachweisbar, da das kristalline Ordnungsgefüge jeweils nur kurzfristig anhält. Überwiegend kommt Apatit in feinkörniger Gelform vor, auf der dann folienartig Apatitschollen oder kugelig-schollige Apatitaggregate zu finden sind, aber auch Abdrucke von Bakterien und aufgewachsene andere Kristalle. Größere Brocken gealterten Apatitgels können bei der rasterelektronen-mikroskopischen Untersuchung aufgrund ihrer derben, meist scharfkantigen, hexagonalen Symmetrie Apatitkristalle vortäuschen.

Orthorhombischer **Struvit** kommt in Harnsteinen in Form des glatten, pockigen oder muschelig gebrochenen Gels mit Schrumpfrissen und zwischensitzenden Bakterien wie als Struvitnadeln und als Aggregat derber idiomorpher Struvitkristalle vor.

Der hexagonale **Whitlockit** besteht aus dünnen Täfelchen, die sich regellos durchkreuzen und z. T. an der Längsachse miteinander verwachsen sind. Es handelt sich hier um eine relativ seltene Harnsteinkomponente.

Monokliner **Brushit** ist strukturell mit Gips verwandt, zeigt aber eine stärker gerichtete Textur wie Gipsplaster. Es finden sich parallelstreifig miteinander verwachsene Kristallsäulen, deren Längsachsen parallel zur Richtung des Steinwachstums angeordnet sind.

Orthorhombischer **Newberyit** bildet nadelförmige Kristalle, die rasenförmig, u. U. mit dazwischen liegenden anderen Kristallen angeordnet sein können oder sternförmige, wie Igel aussehende Aggregate bilden, die klettenartig miteinander verfilzt sind.

Bei der monoklinen **Harnsäure** erfolgt die Kristallisation xenomorph, d. h. die Kristalle haben nur zufällige, unregelmäßige Berührungsflächen mit Nachbarkristallen. Es findet sich eine radialstrahlige, seltener parallelstreifige Textur mit Kristallsäulen, die sich lückenlos vom Aggregationskern bis zur Steinoberfläche erstrecken, wobei die Zwischenräume durch ungeregelt kristallisierte Harnsäure ausgefüllt werden.

Das monokline oder trikline **Natriumhydrogenurat-Monohydrat** bildet Nadeln, die gipsartig verfilzt werden und dadurch eine besondere Festigkeit erlangen.

Zystin kristallisiert in dünnen, hexagonalen Plättchen, auf denen orientiert kleinere Kristalle aufwachsen können.

Xanthin bildet ebenfalls Kristallsäulen mit zwischengelagerten ungeregelt auskristallisierten Xanthinkristallen.

4.1.6 Physikalisch-chemische Grundlagen von übersättigten Lösungen Anmerkung der Hrsg. R. H.

Für das Verständnis der physikalisch-chemischen Grundlagen der Harnsteinbildung ist die Kenntnis einiger Begriffe aus der Gleichgewichtslehre der Thermodynamik unerläßlich. Sie sollen hier am interessantesten Beispiel, dem des Kalziumoxalats, kurz dargestellt werden:

Kalziumoxalat ist das Salz einer relativ starken Base $Ca(OH)_2$ und einer relativ starken Säure (COOH-COOH) und ist als solches in Lösung nahezu vollständig in seine Ionen Ca^{++} und Oxalat $(C_2O_4)^{--}$ dissoziiert.

$$CaC_2O_4 \rightleftharpoons Ca^{++} + (C_2O_4)^{--}$$

Dieses Dissoziationsgleichgewicht ist durch eine Gleichgewichtskonstante **(Dissoziationskonstante)** K charakterisiert.

$$K = \frac{c_{Ca^{++}} \cdot c_{Ox^{--}}}{c_{CaOx}}$$

$c_{Ca^{++}}$ = Konzentration der Kalziumionen in mol/l

$c_{Ox^{--}}$ = Konzentration der Oxalationen in mol/l

c_{CaOx} = Konzentration an gelöstem, aber undissoziiertem Kalziumoxalat in mol/l

Die Gleichung gibt nur eine Näherung wieder. Thermodynamisch exakt müßte statt der Konzentration C die sogenannte praktische Aktivität eingesetzt werden, die sich durch Multiplikation der molaren Konzentrationen mit den „praktischen Aktivitätskoeffizienten" ergibt. Die praktischen **Aktivitätskoeffizienten** dürfen nicht mit den gewöhnlichen Aktivitätskoeffizienten verwechselt werden. Sie liegen für die Lösung eines schwerlöslichen Salzes wie Kalziumoxalat nahe bei 1, so daß hier die Benutzung des obigen Ausdruckes für K einen vernachlässigbaren Fehler ergibt. Die Konstante K ist unabhängig vom Absolutwert der molaren Konzentrationen. Sie gilt für jede Verdünnung. Das Produkt der Konzentration von Ca^{++} und $(C_2O_4)^{--}$ geteilt durch die Konzentration an undissoziiertem Kalziumoxalat ist stets konstant. Wird eine Lösung von Kalziumoxalat durch stete Zugabe von weiterem Kalziumoxalat bis zum Ausscheiden von festem Kalziumoxalat eingeengt, so bleibt von da ab auch bei weiterer Konzentrierung der Nenner des Quotienten konstant, denn die Lösung über dem Bodensatz ist gesättigt und enthält eine konstante Konzentration von undissoziiertem Kalziumoxalat. Dann muß das Produkt

$$C_{Ca^{++}} \cdot C_{Ox^{--}} = K \cdot C_{CaOx} = L_O$$

ebenfalls konstant bleiben. Man nennt das Produkt $C_{Ca^{++}} \cdot C_{Ox^{--}} = L_O$ das **Löslichkeitsprodukt.** Es hängt für eine wäßrige Lösung nur von der Temperatur ab, ist also für 37° C für jedes Salz, Säure oder Base eine Konstante. Für die nahezu vollständig dissoziierten, schwerlöslichen Salze, die sogenannten starken Elektrolyte, kann das Löslichkeitsprodukt direkt aus der analytisch ermittelten Sättigungslöslichkeit C_S berechnet werden.

Zur Ausfällung eines schwerlöslichen Salzes ist es nicht nötig, die Konzentrationen beider Komponenten des Salzes, also die Konzentration der Kalziumionen und der Oxalationen im stöchiometrischen Sinne zu vergrößern, sondern eine Komponente genügt, um das Löslichkeitsprodukt zu überschreiten.

4.1.7 Wachstum zum Stein (Abb. 4)

Beim Heranwachsen der Keime zu Gries oder Harnsteinen sind einige Besonderheiten zu beachten.

Hier ist zunächst das Heranwachsen von Kristallkeimen zu idiomorphen großen Kristallen zu nennen, die für sich allein oder miteinander verwachsen auftreten, zum Spontanabgang kommen oder bei weiterer Aggregation zur Bildung von Gries oder Harnsteinen führen können. Typisches Beispiel ist Weddellit, mit spontanem Abgang von idiomorphen, großen Kristallen oder Kristallaggregaten. Möglich ist aber auch ein lockeres, poröses Steingefüge, das, oft ohne erkennbaren Kern, aus radialstrahlig angeordneten Säulen aus derbem Weddellit besteht oder die Ausbildung einer Schale aus weitgehend idiomorphem Weddellit um einen Steinkern.

Ungeregelte Gefüge aus idiomorphen Kristallen, die insbesondere Zwischenräume in geregelten Steinformationen ausfüllen, bilden Whewellit, Struvit und Zystin.

Bei einer starken Übersättigung können sich auch zahlreiche Keime bilden, die im Rahmen einer Massenkristallisation zu locker aggregierten, ungeregelten Kristallhaufen führen, bei deren Aggregation dann poröse Steine entstehen, in denen sich je nach Steinbildungssituation dann weitere Kristallisationen abspielen können.

Von Bedeutung für die Steinbildung ist schließlich noch die Art der **Keimfixierung.** Bei freier Umspülung des Keimes ist eine radialstrahlige, kugelige Aggregation mit konzentrischer Schichtung entsprechend der variablen Steinbildungssituation im Urin zu erwarten, während es bei einseitiger Fixierung des Keimes eher zur Ausbildung eines Gefüges parallel zu den Kristallsäulen mit Wachstumsrichtung auf die vom Harn umspülte Seite hin kommt.

Offen ist die Frage des Fixationsmechanismus, d. h., warum Kristallkeime, Kristalle und Kristallaggregate bei den Harnsteinbildnern nicht ausgeschwemmt werden, zumal es auch bei Gesunden gelegentlich zu Urinübersättigung mit lithogenen Substanzen und bei entsprechender Konstellation der disponierenden Faktoren zur Bildung von Keimen, Kristallen und Kristallaggregaten kommt, diese aber ohne weiteres ausgeschwemmt werden und nicht zur Steinbildung führen. Insbesondere *Robertson* hat nachgewiesen, daß bei Harnsteinbildnern sowohl die Kristalle wie auch die Kristallaggregate größer waren als bei Gesunden. Dies wird auf einen Mangel oder eine Blockierung von Inhibitoren der Kristallisation bei Steinpatienten zurückgeführt. Dies kann aber nicht der alleinige Grund sein, da aus der Klinik bekannt ist, daß bis zu 80% der Harnleitersteine bis zu Bohnengröße spontan zum Abgang zu bringen sind, man also die Ausschwemmung von Kristallaggregaten und Mikrolithen ohne Schwierigkeiten erwarten sollte.

Ein wesentlicher Faktor dürfte die Geschwindigkeit des Steinbildungsprozesses sein. Ohne weiteres verständlich ist der „rapide" Steinbildungsprozeß, wenn es plötzlich, und aufgrund der drastischen Resorptions- und Sekretionsvorgänge wohl meist im Tubulusbereich, so schnell zu einer massiven Aussalzung kommt, daß die Diskussion weiterer spezieller Fixierungsmechanismen sich erübrigt. Typische Beispiele dafür sind die Manifestationen von harnsäure-, cystin- und infektbedingten Phosphatsteinen.

Bei einem massiven Anfall von Harnsäure mit dem Glomerulumfiltrat kann es aufgrund der limitierten tubulären Resorption wie einer gleichzeitig vermehrten Sekretion zu einer rapiden Kristallisation im Bereich der ohnehin engeren Henleschen Schleife kommen, und dem Kliniker ist eine solche Situation bei Abbruch einer Nulldiät durchaus vertraut. Disponierend wirkt hier außerdem eine Reduzierung des Harnvolumens und ein saurer Urin-pH.

Eine ähnliche Situation ergibt sich, wenn die Zystinausscheidung die Löslichkeitsgrenze bei dem angeborenen Resorptionsdefekt der Tubuli überschreitet. Ganz entscheidend ist auch hier die Frage des Urinvolumens und insbesondere des Urin-pH, da die Löslichkeit von Zystin im alkalischen Urin weitaus höher ist als im sauren Urin. Hinzu kommt eine hohe Wachstumsgeschwindigkeit von Zystinkristallen in saurem und geringvolumigem Urin, so daß hier sehr schnell überkritische Konkrementgrößen erreicht werden können.

Eine sehr rasche Bildung großer Harnsteine ist auch bei einer Infektion mit ureasebildenden, harnstoffspaltenden Bakterien (Proteus, Pseudomonas, Klebsiella, Aerobacter aerogenes, bestimmte Coli-Stämme) bekannt, wobei es sich dann um Struvit- oder Apatitsteine handelt. Jedem Kliniker ist die rasante Entwicklung von Ausgußsteinen und Korallensteinen durchaus geläufig. Wesentliche Voraussetzung ist die Alkalisierung des Urins durch das reichlich gebildete Ammoniak. Außerdem verbindet sich Ammoniak mit dem im Urin gelösten Magnesium und Phosphat zu schwerlöslichem Struvit (Ammonium-Magnesium-Phosphatstein). Verständlich dürfte sein, daß bei einem solchen rapiden Steinwachstum die Mikroorganismen selbst, aber auch zufällig anwesende organische Substanzen und sonstige Fremdpartikel mit eingeschlossen werden. Weist der Urin im Moment der Alkalisierung eine Übersättigung mit Kalzium auf, entstehen eher Apatitsteine.

Jede **Störung des Harnabtransportes** führt zu einer Kumulation mehrerer Faktoren des Steinbildungsprozesses. Primär auf Grund der o. g. Mechanismen gebildete Kristalle und Kristallaggregate wirken ihrerseits wieder als Fänger für andere Kristalle, Kristallaggregate oder Fremdkörper und daraus erklärt sich dann das Auftreten von Mischsteinen. Aus klinischer Sicht müssen hier die zahlreichen Ursachen einer Störung des Harnabtransportes in den Vordergrund gestellt werden, da urodynamische Untersuchungen ergeben haben, daß auch bei sehr diskreten und klinisch oft sehr schwer erfaßbaren Veränderungen der Harnwege bis in den Tubulusbereich zurückreichende Störungen des Harnabtransportes manifest werden können. In Frage kommen hier angeborene oder erworbene Engen der Harnwege vom Kelchhals bis zum Meatus urethrae, wie auch funktionell bedingte Störungen des Harnabtransportes bei Immobilisation, hormonellen oder neurologischen Störungen. Bei sorgfältiger Untersuchung der Patienten sind solche Störungen bei etwa 70 % der Harnsteinbildner festzustellen. Die Bildung von Kristallkeimen ist unter diesen Bedingungen begünstigt und ihre Ausschwemmung wird u. U. auch durch Turbulenzen verhindert. Schließlich werden die Aggregate so groß, daß sie die Engen nicht mehr passieren können oder bei anhaltender Abflußstörung durch lokale Gegebenheiten (untere Kelchgruppe) in einer das appositionelle Steinwachstum fördernden Position gehalten und schließlich durch ihre eigene Größe und ihre Oberflächenverhältnisse fixiert werden.

Als weitere Möglichkeit ist eine **elektrokinetische Fixierung** von Kristallkeimen im Tubulus- und Sammelrohrbereich zu diskutieren. Man denkt dabei an die Vorgänge bei der Elektroosmose, bei der Lösungen (Dispersionsmittel) durch das Anlegen von gegensinnigen Potentialen an den Enden von Kapillaren zur Bewegung gebracht werden können. Im Sinne einer Umkehrung der Elektroosmose kommt es bei der Strömung des Ultrafiltrates durch die Tubuli zu Strömungspotentialen, die eine Aufladung der Kapillarwandung gegenüber der Flüssigkeit zur Folge hat. Man kann erwarten, daß bei diesem Vorgang in der Tubuluswand Aufladungen mit beachtlicher Feldstärke erfolgen und diese Felder dann die Kristallkeime anziehen und auch in der Phase ihres Weiterwachstums fixieren können. Man nimmt an, daß solche Vorgänge auch eine entscheidende Rolle bei der Verkrustung von Fremdkörpern im Harntrakt spielen. Typisches Beispiel dafür dürfte die Inkrustation der Papillenspitze mit der Ausbildung sogen. Papillensteine sein, bei der als Ausgangspunkt eine Degeneration oder Nekrose der Papillenspitze infolge einer Durchblutungsstörung (bei Diabetes, extremer und langanhaltender Hypotonie) anzusehen ist.

Unter physikalisch-chemischen und kristallographischen Aspekten ist eine Kristallkeimbildung im Urin im Hinblick auf die Zusammensetzung des Urins stets möglich, wenn es zu einer Übersättigung des Urins mit lithogenen Substanzen kommt. Zweifellos sind solche Risikophasen bei den zahlreichen bekannten Kausalfaktoren häufig und dementsprechend Kristallurien auch bei Gesunden immer wieder nachzuweisen. Bei den Gries- und Harnsteinbildnern müssen jedoch bestimmte, zur Steinbildung disponierende Faktoren zusammentreffen und die Eruierung der Kausalfaktoren des Einzelfalles wie die generelle Kenntnis der Formalgenese bietet dann die Ansatzpunkte für den Versuch einer Chemolitholyse, insbesondere aber für eine effektive Rezidivprophylaxe (Metaphylaxe).

4.1.8 Literatur

Boshamer, K., H. K. Büscher, J. Cottet, A. Gaca, O. Hennig, J. H. J. Van der Vuurst de Vries: Die Steinerkrankungen in C. E. Alken, V. W. Dix, H. M. Weyrauch, E. Wildholz: Handbuch der Urologie, Bd. X Berlin-Göttingen-Heidelberg, Springer 1961
Cifuentes De Latte, L., A. Rapado, A. Hodgkinson: Urinary Calculi Basel, Karger 1973
W. Dosch: Med. Welt 29, 39, 1978, Mineralogische Grundlagen der Harnsteinbildung.
Fleisch, H., W. G. Robertson, L. H. Smith. W. Vahlensieck: Urolithiasis Research, New York-London, Plenum Press 1976
Hienzsch, E., H. J. Schneider: Jenaer Harnsteinsymposium II-V, Jena, Friedrich Schiller Univ. 1972—1978

Hienzsch, E., H. J. Schneider: Der Harnstein, Jena, Fischer 1973

Hodgkinson, A., B. E. C. Nordin: Renal stone research symposium, London, Churchill 1969

Nordin, B. E. C.: Calcium, Phosphate and Magnesium Metabolism, Edinburgh-London-New York, Churchill Living-stone 1976

Pak, C. Y. C.: Calcium Urolithiasis, New York-London, Plenum 1978

Vahlensieck, W., G. Gasser: Klinik und Pathogenese der Harnsteine II—VII, Darmstadt, Steinkopff 1974—1979

4.2 Physiologie und Pathophysiologie des Kalziumstoffwechsels

von F. J. Hering

4.2.1 Kalziumumsatz

Der Kalziumgehalt des menschlichen Körpers beträgt etwa 1,5% des Körpergewichtes, entsprechend 1100 g Kalzium. Davon sind 99% als kristallines Apatit im Skelettsystem gebunden und 1% im Blut gelöst. Bei einer normalen Serumkonzentration von 10 mg% sind davon 3,5 mg% nicht glomerulär filtrierbar, da sie an Serumeiweiß gebunden sind, und zwar 0,7 mg% an Globuline und 2,8 mg% an Albumin. 6,5 mg% sind in der Niere filtrierbar, wobei jedoch lediglich 5,3 mg% des Kalziums in ionisierter Form vorliegen, die restlichen 1,2 mg% sind komplexgebunden überwiegend an Bikarbonat oder Zitrat. Der tägliche Turn over des mobilen Kalziumpools beträgt etwa 15%, davon entfallen 10% auf Knochenumbauvorgänge, 3% werden

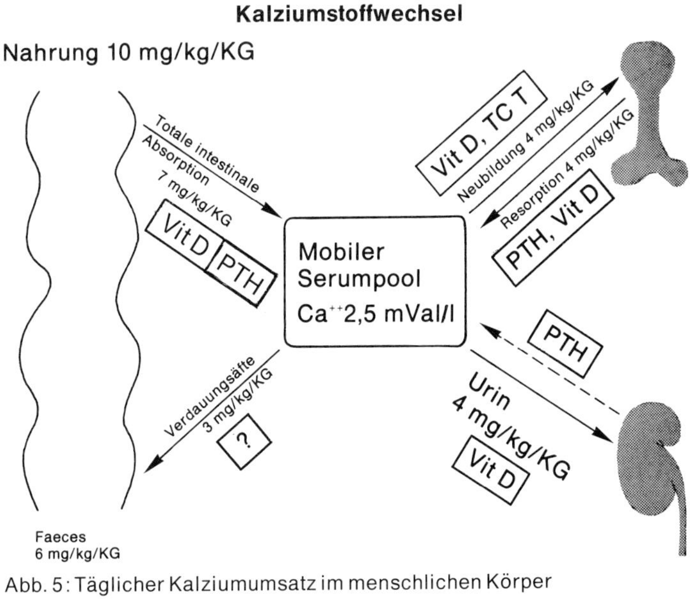

Kalziumstoffwechsel

Abb. 5: Täglicher Kalziumumsatz im menschlichen Körper

im Urin und 2% mit dem Faeces ausgeschieden (Abb. 5). Daraus errechnet sich ein täglicher Kalziumbedarf von etwa 10 mg/kg Körpergewicht, der natürlicherweise bei einer Osteomalazie, in der Schwangerschaft und in der Laktation erhöht ist.

4.2.2 Anteil des Kalziums an Körperfunktionen

Neben der Bedeutung für das Skelettsystem (Mineralisation des Osteoids) und für die Hämostase kommen dem Kalzium zwei wesentliche Aufgaben zu:

4.2.2.1 Verminderung der Membranpermeabilität für Natrium und Kaliumionen und dadurch eine Abnahme der Erregbarkeit von Muskulatur und Nervensystem, meßbar in der Anhebung der Membranpotentialschwelle,

4.2.2.2 Kopplung des Erregungs- mit dem Kontraktionsvorgang in der Muskelzelle, möglicherweise durch Übertragung der chemischen Energie des Adenosintriphosphats auf das Kontraktionselement Aktomyosin.

4.2.3 Regulation der Kalzium-Homöostase

Um einen ungestörten Ablauf dieser vitalen Funktionen zu gewährleisten, muß in der Extrazellulärflüssigkeit eine konstante Konzentration an ionisiertem Kalzium einreguliert werden. Beteiligt an dieser Homöostase sind **drei Hormone:**

das **Parathormon,**
Thyreo-Kalzitonin und
1,25-Dihydroxicholecalciferol, die Wirkform des Vitamin D 3.

Das Zusammenwirken sowie die Gegenregulation dieser drei Hormone kann an der Abb. 5 erläutert werden. Die Nahrungskalziumaufnahme aus dem Darm wird überwiegend von Vitamin D 3, in geringem Maße auch vom Parathormon reguliert. Auf Einzelheiten der enteralen Kalziumresorption wird in Punkt 4.2.5 dieses Kapitels eingegangen. Durch Vitamin D und Thyreo-Kalzitoninkooperation kommt es zur Kalziumablagerung und Mineralisation des Osteoids und damit zu einer Knochenneubildung. Gegensätzlich wirkt Parathormon in Kooperation mit Vitamin D. Während Vitamin D die renale Kalziumausscheidung fördert, kommt es unter Parathormonwirkung zur vermehrten Kalziumrückresorption im distalen Tubulus. Auf Einzelheiten der Mineralisation des Knochensystems (4.2.6) bzw. der renalen Elimination des Kalziums (4.2.7) wird in speziellen Abschnitten näher eingegangen.

Die relativ konstante Konzentration an ionisiertem Serumkalzium wird von zwei Proteohormonen reguliert. Zum einen das **Parathormon,** das aus 84 Aminosäuren besteht, wobei lediglich die Aminosäurensequenz des N-terminalen Anteils biologisch aktiv ist. Das zweite Proteohormon ist das **Thyreokalzitonin,** bestehend aus 32 Aminosäuren, das in den parafollikulären C-Zellen der Schilddrüse gebildet und sezerniert wird. Produktion und Abgabe beider Hormone wird durch die Konzentration des ionisierten Serum-Kalziums gesteuert. Sinkt im Serum die Konzentration des Kalziums unter einen Wert von 12 mg%, so erfolgt eine kontinuierliche Abgabe von Parathormon. Folge davon ist:

eine **Zunahme der Kalziumabsorption im Darm** in Kooperation mit Vitamin D 3 (1,25-Dihydroxycholecalciferol),
eine **Kalziumrückresorption in der Niere,**
eine **Mobilisierung des Kalziums aus dem Skelettsystem** durch Aktivierung der Osteoklasten.

Da Parathormon jedoch über Stunden wirksam ist, müßte es in der Folge zu einer Hyperkalzämie kommen. Physiologischerweise kommt es jedoch ab einem Serumwert von 9,5 mg% zu einer verstärkten Ausschüttung von Thyreokalzitonin. Dieses wirkt rascher und kürzer als das Parathormon, indem durch eine Ablagerung von Kalziumphosphat in das Osteoid ein rascher Abfall des Serumkalziums bewirkt wird. Da die Parathormonwirkung am Darm, im Skelettsystem oder in der Niere nur in Kooperation mit 1,25-Dihydroxycholecalciferol erfolgt, soll zunächst auf den Vitamin-D-Metabolismus eingegangen werden.

4.2.4 Vitamin-D-Metabolismus (Abb. 6)

Vitamin D ist der Sammelbegriff für 7-Dehydrocholesterin = Vitamin D 2 und Cholecalciferol = Vitamin D 3. Beides sind Vorstufen der eigentlichen Wirkform, des 1,25-Dihydroxycholecalciferol. Cholecalciferol wird als fettlösliches Vitamin mit der Nahrung aufgenommen oder unter UV-Wirkung des Sonnenlichtes in der Haut aus 7-Dehydrocholesterin gebildet. Cholecalciferol ist biologisch inaktiv. In der Leber wird Cholecalciferol durch Hydroxylierung in 25-Hydroxycholecalciferol umgewandelt, das ebenso noch biologisch inaktiv ist. Diese Hydroxylierung hängt reziprok von der Konzentration an 25-Hydroxycholecalciferol ab und unterliegt damit der Produkthemmung. Im Nierentubulus wird durch eine 1-Hydroxylase der Cholesterinring in Stellung 1 hydroxyliert, und dadurch entsteht die aktive Wirkform des Vitamin D 3, das 1,25-Dihydrocholecalciferol. Voraussetzungen hierfür sind:

4.2.4.1 eine ausreichende Parathormonkonzentration im Serum. Ist diese nicht gegeben, so entsteht das 24-, 25-Dihydroxycholecalciferol. Dieses fördert zwar die intestinale Kalziumresorption, ist jedoch nicht am Skelettsystem wirksam.

4.2.4.2 ein Mangel an ionisiertem Kalzium,

4.2.4.3 ein erniedrigter Serumphosphatspiegel.
Man nimmt heute an, daß durch einen erhöhten intrazellulären Phosphatspiegel die 1-Hydroxylase direkt gehemmt wird.

Vit-D-Stoffwechsel

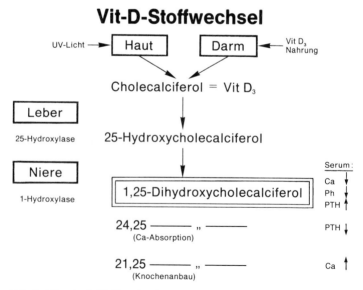

Abb. 6: Vitamin-D-Stoffwechsel

4.2.5 Aktive enterale Kalziumabsorption (Abb. 7)

Enterale Kalziumabsorption

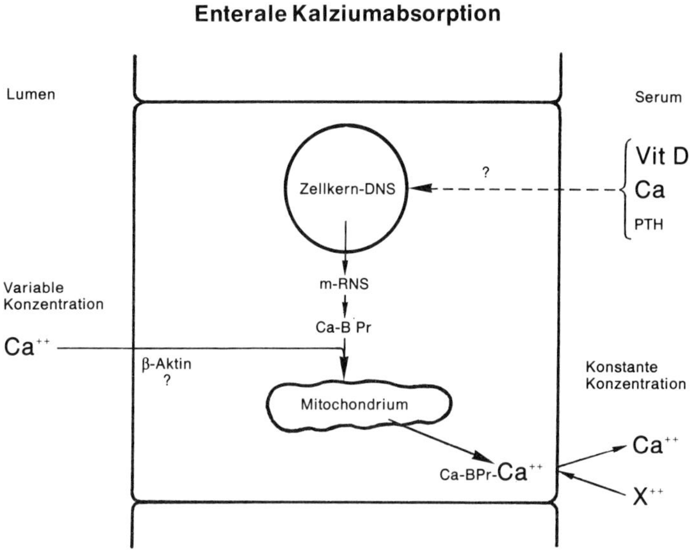

Abb. 7: Kalziumaufnahme im Intestinaltrakt

Lediglich 10—30% des Nahrungskalziums werden aktiv ente-
ral absorbiert, wobei jedoch starke geschlechts- und altersab-
hängige sowie individuelle Schwankungen bekannt sind. Die
aktive Kalziumabsorption findet im Duodenum und oberen Intestinaltrakt statt. Bei hohem Kalziumgehalt in der Nahrung wird
die aktive Absorption von der passiven Diffusion überspielt,
da dann ein Konzentrationsgefälle vom Darmlumen zur Darmzelle und dem begleitenden Blutgefäß besteht. Die aktive Absorption setzt ein bei (Tab. 2):

Tabelle 2: Steuerungsmechanismen der enteralen Kalziumabsorption

1	endogener Kalziumbedarf des Organismus,
2	Kalziumgehalt der Nahrung,
3	Konzentration an Vitamin D3,
4	Konzentration an Parathormon

Die aktive Wirkform von Vitamin D selbst reguliert über eine
Beeinflussung der intrazellulären Proteinsynthese die aktive

Kalziumabsorption. Vermutlich wird die enterale Absorption vom endogenen Bedarf gesteuert.die aktive Wirkform von Vitamin D 3, das 1,25-Dihydroxycholecalciferol, hat somit eine Schlüsselstellung im enteralen Kalziumtransport. Den Mechanismus der enteralen Kalziumabsorption stellt man sich heute folgendermaßen vor : das in ionisierter Form vorliegende Nahrungskalzium — komplexgebundenes Kalzium oder Kalziumsalze sind schwer löslich und können nicht absorbiert werden — kann als zweifach positiv geladenes Ion die Lipoproteid- und Mukopolysaccharidmembran der Darmzotten wegen des Potential- und Konzentrationsgefälles passiv nicht überwinden. Die aktive Absorption erfolgt durch Bindung des ionisierten Kalziums an einen sogenannten Kalzium-Carrier in der Zellwand. Wahrscheinlich kommen dem Beta-Aktin und einem sogenannten kalziumbindenden Protein diese Carrierfunktionen zu. Gebunden an das kalziumbindende Protein, wird Kalzium zu den Mitochondrien transportiert und dort in höherer Konzentration gelagert. Die aktive Ausschleusung aus den Mitochondrien der Darmzelle in das begleitende Blutgefäß wird wiederum unter intrazellulärer Bindung an ein kalziumbindendes Protein von einer Kalziumpumpe gesteuert im Austausch mit einem zweifach positiv geladenen Ion, das in die Zelle hineintransportiert wird.

4.2.6 Mineralisation und Demineralisation des Skelettsystems

Kalzium und Phosphat liegen im Knochensystem als unlösliches Hydroxylapatit vor. Der Verkalkungsprozeß des Osteoids, das als Knochengrundsubstanz die aktive Wachstums- und Turn-over-Zone des Skelettsystems darstellt, wird von zwei Hormonen reguliert :

Kalzitonin sowie
1,25-Dihydroxycholecalciferol

Je nach Wachstumsphase und Alter des Knochens zeigt das Osteoid eine verschiedene Breite. So umgibt es beim jugendlichen Patienten als breiter Saum jeden Röhrenknochen, während nach Abschluß der Wachstumsphase nur sehr schmale Säume zu erkennen sind. Die Serumkonzentrationen an Kalzium und Phosphat sind an sich untersättigt, so daß eine spontane Kristallbildung nicht stattfindet. In Anwesenheit von

Kristallisationszentren, die in Form von Kollagen und Mukopolysacchariden im Osteoid vorkommen, wird die Schwellenkonzentration überschritten, und Kalziumphosphat kann kristallin ausfallen. Dies wird zunächst verhindert durch die gleichzeitige Anwesenheit von Pyrophosphat. Unter Kalzitonin und 1,25-Dihydroxycholecalciferoleinfluß wird die Osteoblastentätigkeit gesteigert und das Enzym alkalische Phosphatase sezerniert. Diese wiederum spaltet Pyrophosphat, so daß die Präzipitation von Kalziumphosphat nun nicht mehr durch Pyrophosphat gehemmt wird.

Ein gegensätzlicher Prozeß läuft unter Parathormonwirkung in Kooperation mit 1,25-Dihydroxycholecalciferol ab. Beide Hormone steuern den osteoklastären Knochenabbau. Osteoklasten lagern sich an Osteoidlakunen ab und initiieren eine enzymatische Auflösung der sauren Mukopolysaccharide des Osteoids. Die dadurch gleichzeitig frei werdenden Kalziumapatitkristalle lösen sich im sauren Milieu entweder spontan auf oder werden von den Osteoklasten absorbiert, im Zellinneren aufgelöst und anschließend ins Blut sezerniert.

4.2.7 Filtration und Reabsorption von Kalzium in der Niere
(Abb. 8)

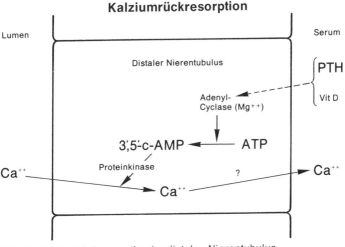

Abb. 8: Kalziumrückresorption im distalen Nierentubulus

Etwa 9 g Kalzium werden pro Tag primär glomerulär filtriert, wobei nur der ionisierte Anteil des Kalziums in einer serumidentischen Konzentration im Primärharn auftaucht. Da lediglich 0,3 g in 24 Stunden im definitiven Urin ausgeschieden werden, muß eine beträchtliche Reabsorption des Kalziums stattfinden. 96% dieser Reabsorption geschieht im proximalen Tubulus sowie im aufsteigenden Schenkel der Henleschen Schleife. Unter Energieverbrauch werden Kalzium und Natrium parallel reabsorbiert: für beide Ionen steht der gleiche Transportmechanismus zur Verfügung. Die Feinmodulation der Kalziumreabsorption erfolgt jedoch in der Pars convoluta des distalen Tubulus und in den Anfangsteilen der Sammelrohre (Abb. 8). Hier können unter der Wirkung von Parathormon und 1,25-Dihydroxycholecalciferol je nach endogenem Bedarf 2—4% reabsorbiert werden. Der intrazelluläre Messenger für Parathormon und 1,25-Dihydroxycholecalciferol scheint das zyklische Adenosinmonophosphat zu sein. Unter der Parathormonwirkung wird an der Tubulusmembran eine Adenylzyklase aktiviert, die Adenosintriphosphat in 3',5'-zyklisches Adenosinmonophosphat zyklisiert. Diese wiederum aktiviert eine ATP-abhängige Proteinkinase, die offenbar für den direkten aktiven transtubulären Transport des ionisierten Kalziums verantwortlich ist. Die Menge an rückresorbiertem Kalzium wirkt im Sinne eines Feedback-Mechanismus auf die Parathormonsekretion der Nebenschilddrüse ein. Parathormon und Kalzitonin entfalten an der Tubuluszelle eine zweite Wirkung: sie hemmen die Phosphat-, Natrium- und Kaliumrückresorption, während die Magnesiumrückresorption gefördert wird. Bezüglich der Kalziumrückresorption im distalen Tubulus wirkt Kalzitonin antagonistisch gegenüber dem Parathormon.

4.2.8 Beeinflussung des Kalziumstoffwechsels durch andere Hormone

Neben der Wirkung von Parathormon, Kalzitonin und der aktiven Wirkform von Vitamin D 3 wird die Homöostase des Kalziumstoffwechsels von fast allen derzeit bekannten Hormonen beeinflußt. Häufig ist diese hormonelle Beeinflussung different, je nach Alter und Geschlecht des Patienten. So wirken die **Östrogene** im juvenilen Organismus anabol, d. h. sie fördern die Knochenneubildung über die Mineralisation des Osteoids, während im adulten Organismus eine Bremsung des osteoklastären Knochenabbaues beschrieben ist. Östrogene und Testosteron haben keinen direkten Einfluß auf die Mineralisationsvorgänge, sondern wirken über eine Beeinflussung des Eiweiß- und Kollagenstoffwechsels. **Testosteron** bewirkt im juvenilen Skelettsystem eine Knochenneubildung, während **Glukokortikoide** eine Osteolyse und Osteoporose hervorrufen. Die Schilddrüsenhormone **Thyroxin** und **Trijodthyronin** wirken in Analogie zum Parathormon im Sinne einer Osteolyse. Das **somatotrope Hormon** fördert mittels seiner peripheren anabolen Wirkform — **Somatomedin** — sowohl im adulten und juvenilen Skelett eine Osteoblastenvermehrung, dadurch kommt es zu einer ungewöhnlich raschen Verkalkung des Osteoids.

4.2.9 Pathophysiologie des Kalziumstoffwechsels

Störungen des Kalziumstoffwechsels betreffen zwei klinische Erscheinungsformen, die alleine oder in Kombination vorkommen können.

die Hyperkalzämie und
die Hyperkalzurie.

1. Hyperkalzämie (Abb. 9)

Die Hyperkalzämie sieht man als Symptom zahlreicher Erkrankungen. Wichtig im Rahmen dieser Darstellung sind der Hyperparathyreoidismus, die Nephrolithiasis sowie die Vitamin-D-Intoxikation.

2. Hyperparathyreoidismus

Da der Hyperparathyreoidismus eine Sonderstellung im Rahmen rezidivierender Steinerkrankungen einnimmt, wird er in einem gesonderten Kapitel (4.3) besprochen, wir verweisen auf dieses Kapitel.

3. Hyperkalzämie und Nephrolithiasis

In 5—10% findet man bei Patienten mit Urolithiasis eine Hyperkalzämie, wobei trotz sorgfältiger Suche und laborchemischer Abklärung kein primärer oder sekundärer Hyperparathyreoidismus nachweisbar ist. Ein paraneoplastisches Syndrom mit erhöhter radioimmunologisch nachweisbarer Parathormonsekretion, wie es häufig beim kleinzellulären Bronchialkarzinom vorkommt, läßt sich in der Regel trotz genauer Suche ebenso-

Ursachen für eine Hyperkalzämie

1. Laborfehler
2. Primärer Hyperparathyreoidismus
3. Nephrolithiasis (gewisse Fälle mit Serumcalcium im oberen Grenzbereich)
4. Malignome
   a) mit Knochenmetastasierung: Mamma-, Bronchus-, Uterus-, Prostata-, Schiddrüsenkarzinome, Hypernephrom, Plasmozytom (normale alkalische Phosphatase!), andere Karzinome. Leukämien mit rascher Knochendestruktion,
   b) ohne Knochenbefall (»Pseudohyperparathyreoidismus«): Bronchusplattenepithelkarzinome, Nieren- und Nierenbeckenkarzinome, selten Adenokarzinome des Pankreas, des Kolon, der Gallenwege, des weiblichen Genitale
5. D-Hormon Intoxikation
6. Boecksche Sarkoidose mit und ohne Skelettbefall
7. Idiopathische Hyperkalzämie des Kleinkindes (D-Überempflindlichkeit? Hyperparathyreoidismus?)
8. Milch-Alkali-Syndrom Burnett
9. Akute Inaktivitätsosteoporose
10. Immobilisation bei Morbus Paget
11. Hyperthyreose
12. Hypothyreose
13. Nebennierenrindeninsuffizienz
14. Akromegalie
15. Hamman-Rich-Syndrom
16. Neurofibromatose

Abb. 9: Differentialdiagnose der Hyperkalzämie nach W. Siegenthaler, Klinische Pathophysiologie

wenig nachweisen. Obgleich eine ätiologische Zuordnung der Hyperkalzämie im Rahmen der Nephrolithiasis nicht möglich ist, bedarf es einer genauen Beobachtung der Kalziumausscheidung im 24-Stunden-Urin. Häufig kann trotz ätiologisch unklarer Hyperkalzämie eine Hyperkalzurie nachgewiesen werden, die im Rahmen der Steinbildung von Bedeutung ist.

4. Vitamin-D-Intoxikation

Im Rahmen der leider in zunehmendem Maße häufiger werdenden Verordnung von Multivitamin-Präparaten kann es vor allem bei Kindern zu einer nicht ungefährlichen Vitamin-D-Über-
dosierung kommen. Wie in den vorausgegangenen Kapiteln
schon dargelegt, bewirkt Vitamin D über eine intestinale Mehraufnahme an Kalzium sowie eine Kalziumresorption aus dem
Skelett eine Hyperkalzämie. Die gegenregulatorische Kalzito-
nin-Ausschüttung aus den parafollikulären Zellen der Schilddrüse führt zu einer Normalisierung des Kalziumspiegels über
eine temporär auftretende Hyperkalzurie.

4.2.9.2 Hyperkalzurie (Abb. 10)

Die Hyperkalzurie ist ein Symptom verschiedener Krankheitsbilder. **Definitionsgemäß** spricht man von einer Hyperkalzurie
bei einer Kalziumausscheidung im 24-Stunden-Urin bei der
Frau größer als 250 mg und beim Manne größer als 300 mg.
Der Begriff der **idiopathischen Hyperkalzurie** bleibt den Krankheitsbildern vorbehalten, in denen die Hyperkalzurie **nicht**
nach *Nordin* oder *Pak* klassifiziert werden kann. *Nordin* und
Pak beschreiben drei Formen der Hyperkalzurie:

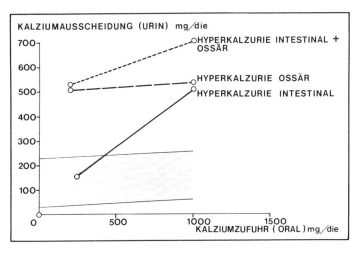

Abb. 10: Abhängigkeit der Hyperkalzurie von der oralen Kalziumaufnahme bei den versch. Hyperkalzurie-Typen (modifiz. nach *Nordin*)

53

die **absorptive Form,**
die **resorptive Form,**
die **renale Form.**

Unter der **absorptiven Form** versteht man eine intestinale Mehraufnahme an Nahrungskalzium im Vergleich zu einem gesunden Normalkollektiv.

Die **resorptive Form** wird definiert als eine vermehrte Kalziummobilisation aus dem Skelettsystem, z. B. beim Hyperparathyreoidismus, Osteoporose, Immobilisation und Skelettmetastasen. Die **renale Form** der Hyperkalzurie ist definiert als eine mangelnde Kalziumrückresorption im distalen Tubulus. Diese letztere Form ist jedoch umstritten.

Sowohl die intestinale Mehraufnahme des Nahrungskalziums bei der absorptiven Form der Hyperkalzurie als auch die Kalziummobilisation aus dem Skelettsystem bei der resorptiven Form der Kalzurie führen zu einer temporären Hyperkalzämie mit einer Erhöhung des ionisierten Serumkalziums. Dies bedingt eine gesteigerte glomeruläre Filtration des Kalziums.

Dieses Mehrangebot glomerulär filtrierten Kalziums hat folgende Auswirkung. Die Kalziumrückresorption im proximalen Tubulus wird von einem Transportmaximum reguliert. Nach Erreichen dieses Transportmaximums kann lediglich durch eine Steigerung der Kalziumrückresorption im distalen Tubulus eine Verminderung der Kalziumausscheidung erfolgen.

Im distalen Tubulus können jedoch lediglich 2—4% des glomerulär filtrierten Kalziums rückresorbiert werden. Kommt es zu einer Zunahme der glomerulären Filtrationsrate um 5% oder zu einer Erhöhung des ionisierten Serumkalziums um 0,25 mg% pro 24 Stunden, so führt diese Erhöhung ohne Veränderung der tubulären Rückresorption zu einer Erhöhung der täglichen Kalziumausscheidung von 200 auf 400 mg pro 24 Stunden.

Der **absorptiven, resorptiven** und **renalen Hyperkalzurie** liegt folgende **Pathogenese** zugrunde: Als Ursache der absorptiven Form der Hyperkalzurie werden 2 Mechanismen diskutiert; zum einen ein im Vergleich zu gesunden Personen erhöhtes Ansprechen der Darmzellen auf 1,25-Dihydroxycholecalciferol oder zum anderen ein erhöhter Serumspiegel des 1,25-Dihydroxycholecalciferol, der wiederum durch niedrige Serumphosphatspiegel bedingt ist. Vermutlich wird die 1-Hydroxylierung des 25-Hydroxycholecalciferols in der Niere reguliert durch die Höhe des Serumphosphatspiegels. Bei niedrigen Phosphatspiegeln wird diese Hydroxylierung gefördert. In Abhängigkeit von der Höhe der Serumspiegel von 1,25-Dihydroxycholecalciferol soll in der Darmzelle ein kalziumbindendes Protein synthetisiert werden, das für den intrazellulären Kalziumtransport vom Darmlumen zu den Mitochondrien der Darmzelle verantwortlich ist. Durch diese vermehrte Bereitstellung von kalziumbindendem Protein kommt es zu einer verstärkten aktiven Absorption des Kalziums.

Die **resorptive Form der Hyperkalzurie** ist bedingt durch eine Demineralisation des Skelettsystems, es findet sich also auch unter Nüchternbedingungen eine hohe Kalziumausscheidung. Die **renale Form** der Hyperkalzurie beruht wahrscheinlich auf einem verminderten Ansprechen der intratubulären Adenylzyklase auf Parathormon. Daraus resultiert ein niedrigerer Gehalt an zyklischem AMP, dem intrazellulären Vermittler der Kalziumrückresorption im distalen Tubulus.

4.2.10 Literatur

I. T. Boyle, R. W. Gray und H. F. de Luca: Proc. Nat. Acad. Sci USA 68, 2131, 1971

R. A. Kaplan, M. C. Haussler, L. J. Deffos, H. Bone und C. Y. C. Pak: J. Clin. Invest. 59, 756, 1977

H. F. de Luca: Fed. Proc. 33, 2211, 1974

B. E. C. Nordin, M. Peacock und D. H. Marshall: Urolithiasis Research, Plenum Press., New York und London, S. 101, 1976

B. E. C. Nordin: Calcium, Phosphate and Magnesium metabolism — Clinical Physiology and diagnostic procedures, Churchill Livingstone, Edinburgh, London and New York 1976

C. Y. C. Pak, M. Ohata, E. C. Lawrence und W. Snyder: Clin. Invest. 54, 387, 1974

C. Y. C. Pak: J. Clin. Pharmacol. 13, 15, 1973

M. Peacock: Clin. Endocrinology Vol 7, Supplementum, 1977, Blackwell Scientific Publications Oxford, London, Edinburgh, Melbourne

W. G. Robertson, B. E. C. Nordin und F. G. E. Pantard: Calcifild Tissue Research 22, 1977, Springer Verlag

Y. Tanaka und H. F. de Luca: Science 183, 1198, 1974

E. R. Yendt und M. Cohanim: Trans. Americ. Clin. Climat. Ass. 85, 63, 1973

4.3 Hyperparathyreoidismus

von F. J. Hering und W. Lutzeyer

4.3.1 Definition

Nach einer Sammelstatistik finden sich bei 5—7% der Patienten mit Urolithiasis ein primärer Hyperparathyreoidismus, während umgekehrt 65% der Patienten mit Hyperparathyreoidismus Harnsteine aufweisen (Tab. 3).

Tabelle 3: Formen des HPT

1. den primären — oder besser auch autonomen Hyperparathyreoidismus,
2. den sekundären oder regulativen Hyperparathyreoidismus,
3. den tertiären Hyperparathyreoidismus, ein autonomer HPT, der sich aus dem regulativen entwickelt hat (z. B. bei länger bestehender chronischer Niereninsuffizienz).

Die Ausdrücke autonom bzw. regulativ kennzeichnen nicht die Sekretionsdynamik der Nebenschilddrüse, sondern bezeichnen die Beziehung der Parathormonsekretion zum ionisierten Serumkalzium.

Bei der **regulativen Form** ist eine normale Beziehung erhalten, d. h. Änderungen der Serumkonzentration des ionisierten Kalziums bewirken eine Stimulation oder Suppression der Parathormonsekretion. Bei der **autonomen Form** besteht keine Koppelung zwischen der Serumkonzentration des ionisierten Kalziums und der Parathormonsekretion. Daher ist der ionisierte Serumkalziumanteil beim autonomen Hyperparathyreoidismus relativ zu hoch.

4.3.2 Autonomer (primärer) Hyperparathyreoidismus

Sekretionsdynamik und Kapazität der Nebenschilddrüse werden beim Gesunden durch die Zahl der hormonbildenden Zellen bestimmt. Beim autonomen Hyperparathyreoidismus kommt es dagegen zur ungesteuerten selbständigen Vermehrung der hormonbildenden Zellen. Diese Zellvermehrung und die gleichzeitig damit verbundene Hormonproduktion ist nicht an die Serumkonzentration des ionisierten Kalziums gekoppelt.

Die erhöhte PTH-Sekretion führt an den beiden Zielorganen Skelett und Nieren zu folgenden Veränderungen:

4.3.2.1 Skelettbeteiligung

Wie im Kapitel 4.2 dargelegt wird, entfaltet Parathormon in Zusammenarbeit mit 1,25-Dihydroxycholecalciferol eine katabole Wirkung am Skelettsystem. Regionale Osteoklastenanhäufungen, vor allem in den Phalangen der Finger, sieht man röntgenologisch in Form von sogen. subperiostalen Resorptionsherden. Diesen Knochenabbauvorgängen liegen auch die Knochenzysten oder die sogen. braunen Tumoren zugrunde. Die erhöhte alkalische Phosphatase ist der laborchemische Parameter des gesteigerten Knochenumbaues. Röntgenologisch sichtbare Knochenumbauvorgänge können jedoch nach einer Sammelstatistik lediglich bei 52% der Patienten mit gesichertem primären Hyperparathyreoidismus nachgewiesen werden. Außerdem findet man eine Skelettbeteiligung nur im fortgeschrittenen Stadium des p-HPT.

4.3.2.2 Nieren- und Harnsteinbildung

Die vermehrte Kalziummobilisation aus dem Skelettsystem führt zur Hyperkalzämie. Da trotz der kompensatorisch vermehrten Kalziumsekretion in den Darm eine erhebliche Menge an ionisiertem Kalzium verbleibt, das glomerulär filtriert wird, kommt es nach Erreichen des Kalziumrücktransportmaximums zur Hyperkalzurie, obleich PTH am distalen Tubulus eine kalziumsparende Wirkung entfaltet. Unter der Parathormonwirkung wird gleichzeitig die Phosphatrückresorption tubulär gehemmt mit dem Resultat einer Hypophosphatämie und Hyperphosphaturie. Hyperkalzurie und Hyperphosphaturie, beide für sich Stoffwechselstörungen, die eine Steinbildung bedingen, sind Hintergrund und Grundlage der Harnsteinbildung beim primären Hyperparathyreoidismus.

4.3.2.3 Regulativer (sekundärer) Hyperparathyreoidismus

Kennzeichen dieser Erkrankung ist der Versuch der Nebenschilddrüse, die Kalziumhomöostase wiederherzustellen. Ein regulativer Hyperparathyreoidismus wird immer dann ausgelöst, wenn es langfristig zum Abfall der ionisierten Kalziumfraktion im Serum kommt. Eine der Ursachen des regulativen Hyperparathyreoidismus ist z. B. ein Vitamin-D-Mangel, denn ohne Vitamin D (1,25 Dihydroxycholecalciferol) kann das Parathormon seine Wirkung am Skelettsystem nicht entfalten, und ohne Vitamin D (1,25 Dihydroxycholecalciferol) wird kein Kalzium aus der Nahrung absorbiert. Um die Kalziumhomöostase wiederherzustellen, wird entsprechend vermehrt Parathormon sezerniert.

Als weitere Ursache der Hypokalzämie gilt die chronische Niereninsuffizienz, die über zwei verschiedene Mechanismen wirkt. Zum einen kommt es nach *Pricker* durch den Ausfall ganzer Nephronen zum sogen. Phosphatstau, während Kalzium vermehrt glomerulär filtriert wird. Zum anderen wird wegen des erhöhten Serumphosphates und dem Ausfall von Tubulusepithelien — dem Sitz der 1-Hydroxylase — weniger 1,25-Dihydroxycholecalciferol gebildet. Beide Mechanismen führen zur Hypokalzämie, die die Nebenschilddrüse veranlaßt, vermehrt Parathormon zu sezernieren. Sind diese Kalziummangelzustände von längerer Dauer, entwickelt sich aus dem regulativen Hyperparathyreoidismus ein **tertiärer, autonomer Hyperparathyreoidismus,** dessen Parathormonsekretion nun unabhängig von der Kalziumkonzentration erfolgt.

4.3.3 Diagnose und Klinik des primären HPT

Ein rezidivierendes Steinleiden, Durst, Polydipsie und Polyurie sowie Oberbauchbeschwerden, bedingt durch rezidivierende Ulzera oder Pankreatitiden, sollten den Verdacht auf einen HPT lenken (Tab. 4).

Tabelle 4: Allgemeinsymptome primärer Hyperparathyreoidismus

1. Rezidivierende beidseitige Urolithiasis
2. Polydipsie, Polyurie mit Niereninsuffizienz
3. Oberbauchsymptomatik (Ulzera, Pankreatitiden)
4. Psychiatrische Symptome
5. Gewichtsabnahme
6. Muskel- und Knochenschmerzen
7. Allgemeines Krankheitsgefühl
8. Sehstörungen
9. Lockerung der Zähne
10. Haarausfall

Labor

Nicht immer sind alle Laborwerte in klassischem Sinne pathologisch verändert. Es sind auch normokalzämische Formen des primären Hyperparathyreoidismus beschrieben worden. Die Bestimmung der Nüchternphosphatclearance, des Verhältnisses Phosphat- zur Kreatininclearance sowie die tubuläre Phosphatrückresorption oder der Phosphatexkretionsindex sind in der Diagnostik wichtige Hilfen, jedoch an der Fülle der angegebenen Labormethoden sieht man, daß keine eine absolute Aussagekraft hat. Ebenso hat die vielfach propagierte Bestimmung des zyklischen Adenosinmonophosphats im Urin einen diagnostischen Hilfswert, jedoch auch diese Untersuchung ist störanfällig und bei verschiedenen anderen Erkrankungen pathologisch erhöht (Tab. 5 und Tab. 5a).

Tabelle 5: Prinzipien der HPT-Diagnostik:

Vier Laborwerte erhärten den Verdacht:

1. die mehrfach bestimmte Hyperkalzämie,
2. die Hypophosphatämie,
3. die Hyperkalzurie,
4. die Hyperphosphaturie.

Tabelle 5a: Autonomer Hyperparathyreoidismus

Diagnostische Parameter

Serum	**Skelett**
Gesamt Kalzium	Knochen-PE nach
ionisiertes Kalzium	Tetrazyklinmarkierung
Phosphat	Röntgen: subperiostale
Parathormon	Resorptionszonen
alk. Phosphatase	Ganzkörperkalzium

Urin

Kalzium
Kalzium-Kreatinin-Quotient
Phosphat
Phosphatclearance
tubuläre Phosphatrückresorption
      bzw. -exkretion
zykl. Adenosinmonophosphat
Hydroxyprolin

Die bis heute nur in einigen Speziallabors mögliche radioimmunologische Bestimmung des Parathormons und die Bestimmung des ionisierten Serumkalziums mittels kalziumsensitiver Elektroden sind bedeutende Fortschritte zur Diagnose des Hyperparathyreoidismus sowie zur Unterscheidung zwischen autonomem und regulativem Hyperparathyreoidismus.

Differentialdiagnose

Alle in der Tab. 6 aufgeführten Erkrankungen, die laborchemisch mit einer Hyperkalzämie einhergehen, müssen in der Differentialdiagnose des Hyperparathyreoidismus berücksichtigt werden. Aber auch die verschiedenen Formen der Hyperkalzurie oder Hyperphosphaturie lenken den Verdacht auf einen HPT. Die klinische Symptomatik und Differentialdiagnose reicht von Skeletterkrankungen über Nierenerkrankungen bis hin zu gastrointestinalen Beschwerden und psychotischen Krankheitsbildern.

Tabelle 6:

DD: p HPT-Hyperkalzämie

Hyperkalzämie: Malignome, Myelome, Knochen-Metastasen
(Hypernephrom, Bronchial-Ca)

seltener: Morb. Boeck
Hyperthyreose
Milch-Alkali-Syndrom
Vit. D-Intoxikation
Östrogen- o. Androgen-Th.
Laborfehler

Hyperkalzurie: Idiopath. Hyperkalzurie mit Hypo-Phosphataemie

---

Therapie

Eine medikamentöse Therapie ist nicht möglich. Da der autonome Hyperparathyreoidismus in rund 80% der Fälle durch ein Adenom, in nur 5% der Fälle durch ein Karzinom und die restlichen 15% durch eine Hyperplasie bedingt sind, ist eine chirurgische Nebenschilddrüsenexploration und Entfernung des Adenoms oder Karzinoms als kausale Therapie angezeigt.

Hyperkalzämische Krise

Eine jederzeit mögliche hyperkalzämische Krise bedarf jedoch der sofortigen Therapie:

1. Diuretika (Furosemid)
2. phosphat- und sulfathaltige Infusionslösungen
3. EDTA mit 5%iger Glukoselösung
4. evtl. eine Hämodialyse.
5. Glucocorticoide

4.3.4 Literatur

C. D. Arnaud, H. S. Tsao, T. Littledyke, J. Clin. Invest. 50, 20, 1971

M. Debacker, Th. Manderlier, N. Nigs-Dewolf, R. Six und J. Corvilain, Biomedicine 21, 338, 1974

J. W. Edmondson und T. K. Li, J. Lab. Clin. Med. 87, 624, 1974

F. Hering und W. Lutzeyer, Urologe A 17, 220, 1978

F. R. Keating, J. Am. Med. An. 178, 547, 1954

S. N. Madsen, I. Badawi, F. Schonan Jörgensen, C. Shovsted und I. Transböl, Acta Med. Scand. 200, 195, 1976

F. P. Muldowney, R. Feaney, I. P. Mullin, R. P. Tovers, A. Spillane, P. O 'Connor, P. O'Donohue und M. Moloney, Quart. J. Med. 177, 75, 1976

B. E. C. Nordin, Calcium, Phosphate and Magnesium metabolism — Clinical Physiology and diagnostic procedures, Churchill, Livingstone, Edinburgh, London and New York 1976

J. W. Shaw, S. B. Oldham, L. Rosoff, J. E. Bethune und M. P. Fishman, J. Clin. Invest. 59, 14, 1977

4.4 Oxalatstoffwechsel, Hyperoxalurie und Oxalose

von R. Hautmann

Aus dem schwierigen Komplex des Oxalatstoffwechsels sollen hier gemäß dem Charakter einer Fibel nur einige Teilaspekte deutlich herausgestellt werden.

4.4.1 Pharmakokinetik des Oxalats

Der Oxalatverteilungsraum beim Erwachsenen beträgt rund 33 Liter. Der Oxalatverteilungsraum ist damit etwa doppelt so groß wie der Extrazellulärraum. Bei diesem Verteilungsvolumen handelt es sich um einen fiktiven und um keinen anatomisch abgrenzbaren Raum. Oxalat verteilt sich in rund 70% bis 80% des Körperwassers. Die mittlere Eliminationshalbwertzeit des Oxalats beträgt rund 90 min. Die Größe des Oxalatpools beim Menschen beträgt nur rund 3,5 mg. Das heißt, im Steady State enthält der Oxalatverteilungsraum 3,5 mg Oxalat, eben das Pool. Aus diesen Daten errechnet sich beim Gesunden ein Plasmaoxalatspiegel von rund 10 μg/100 ml Plasma. Endogen in der Leber gebildetes Oxalat wie auch ionisiertes Oxalat im Darmlumen, welches durch einen passiven Diffusionsprozeß resorbiert wird, bilden die Quellen des Oxalatpools. Die Poolgröße ist klein, und wegen der außerordentlich kurzen Eliminationshalbwertzeit von 90 min ist die Turn-over-Rate des Oxalatpools sehr rasch. Die totale Wiederfindung von radioaktiv markiertem und intravenös appliziertem Oxalat im Urin beträgt 97%. Dies weist auf eine ausschließlich renale Elimination des Oxalats hin.

4.4.2 Intestinale Resorption (Abb. 11)

Täglich werden rund 100 – maximal 400 mg Oxalat mit der Nahrung aufgenommen. Aber nur ein kleiner Prozentsatz, rund 2% bis 10% der peroral aufgenommenen Oxalatmenge wird normalerweise resorbiert. Aufgenommen werden kann nur ionisiertes Oxalat. Eine Erhöhung der intraluminalen Kalziumionenkonzentration bedingt eine Erniedrigung der intraluminalen Oxalationenkonzentration und somit eine Reduktion der Oxalsäureresorption. Intraluminales Kalzium führt also zu einer drastischen Reduktion der Oxalsäureresorption. Als mögliche Ursache für die Hyperabsorption von Oxalat bei gastroenterologischen Erkrankungen muß daher primär an eine Erniedrigung der intraluminalen Kalziumkonzentration gedacht werden. Beim Vorliegen einer Fettmalabsorption oder Steatorrhoe kommt es zur Bildung von Kalkseifen und damit zu einer Verminderung der intraluminalen Kalziumionenkonzentration. Die nunmehr freiwerdenden Oxalationen diffundieren durch die Darmwand. Diese sogenannte sekundäre Hyperoxalurie unterscheidet sich prinzipiell und wesentlich von der primären Hyperoxalurie (Oxalose).

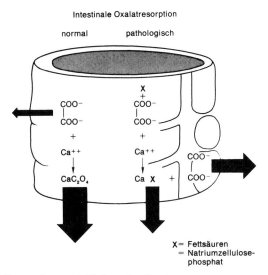

Abb. 11: Resorptionsverhältnisse des Oxalats:
Ionisiertes Oxalat bindet sich mit ionisiertem Kalzium zu unlöslichem Kalziumoxalat, das nicht resorbierbar ist. Nur 5% bis 10% des Nahrungsoxalats werden normalerweise resorbiert. Unter pathologischen Bedingungen konkurrieren Fettsäuren und Oxalationen im Darmlumen um die Kalziumionen. Steigt die Konzentration freier Fettsäuren bei der Fettmalabsorption an, so vereinigen sie sich mit Kalziumionen zu Kalziumfettseifen. Die dann freiwerdenden Oxalationen diffundieren durch die Darmwand und bedingen die Hyperresorption von Oxalat mit letztlicher Hyperoxalurie.

4.4.3 Renale Ausscheidung

Oxalat wird bei fehlender Eiweißbindung frei glomerulär filtriert. Die Höhe der Oxalatclearance von rund 150 ml/min zeigt jedoch, daß es neben der Filtration noch einen zweiten, von der Filtration unabhängigen Mechanismus geben muß, der zur Nettoaddition von Oxalat in den Endharn beiträgt. Trotz zahlreicher Untersuchungen einschließlich mehrerer Mikropunktionsstudien ist die Entscheidung zwischen Sekretion und passiver Einwärtsdiffusion im terminalen Nephron noch nicht gefallen. Die stärkeren Argumente deuten jedoch auf eine passive Einwärtsdiffusion in ionisierter Form hin.

Die Bedeutung der Ausscheidungsmechanismen für Oxalat wurde bisher hoch eingeschätzt. Dies ist verständlich, da bislang Hyperkalzurie und Hyperoxalurie und damit letztlich die Übersättigung des Harns an Kalzium und Oxalat als entscheidende Parameter der Kalzium-Oxalatsteinbildung angeschuldigt werden. Wir finden jedoch eine Hyperkalzurie in nur rund 30 % der Kalzium-Oxalatsteinbildner sowie in 4 % eines gesunden Kontrollkollektivs. Die Hyperoxalurie wurde ursprünglich in über 80 % der Kalzium-Oxalatsteinträger nachgewiesen. Heute wissen wir, daß eine Hyperoxalurie in weniger als 10 % der Kalzium-Oxalatsteinträger vorhanden ist.

Beim gegenwärtigen Kenntnisstand der Pathogenese des Kalzium-Oxalatsteins müssen wir zwar eine Hyperkalzurie und Hyperoxalurie diagnostizieren und letztlich therapieren; dies erscheint sinnvoll und vernünftig, es muß jedoch bezweifelt werden, daß es sich dabei um die letztliche Ursache eines Kalzium-Oxalatsteins handelt.

4.4.4 Biochemie (Abb. 12)

Oxalat ist ein nutzloses Stoffwechselendprodukt. Das gesamte resorbierte und das in der Leber synthetisierte Oxalat wird unverändert im Harn ausgeschieden. Es gibt keinen Anhalt, daß Oxalat im Organismus verstoffwechselt wird. Wie Abbildung 12 zeigt, entsteht Oxalat auf zwei unabhängigen Stoffwechselwegen:

Als Endprodukt der Ascorbinsäureoxydation. Die Aufnahme großer Mengen von Ascorbinsäure (bis 10 g) führt jedoch nicht zu einer Zunahme der Oxalatausscheidung im Urin.

Durch Oxydation der Glyoxylsäure.

Die Glyoxylsäure kann durch folgende vier Reaktionen metabolisiert werden:

Transaminierung zu Glyzin

Reduktion zu Glykolsäure

Oxydativer Abbau zu Formiat $+ CO_2$

Oxydation zur Oxalsäure

Die Hauptquelle des endogen gebildeten Oxalats ist die Glykolsäure bzw. der Glykolaldehyd, der seinerseits aus dem Äthanolamin und dem Serin stammt. Die Oxydation von Äthylenglykol zu Oxalat nimmt mit großer Wahrscheinlichkeit ebenfalls diesen Weg.

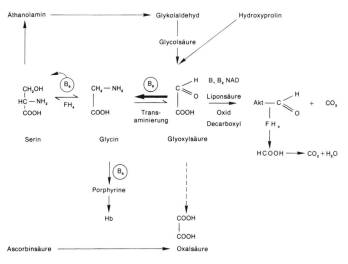

Abb. 12: Stoffwechsel der Glyoxylsäure und der Oxalsäure: Bei ausreichender Anwesenheit von Vitamin B_1, B_2, B_6, NAD^+, Liponsäure und Tetrahydrofolsäure wird die Glyoxylsäure über aktiven Formaldehyd zu Ameisensäure, CO_2 und H_2O umgewandelt.

4.4.5 Oxalatgehalt der Nahrungsmittel

In der nachstehenden Tabelle sind die Oxalatgehalte einiger besonders interessanter Nahrungsmittel aufgeführt. Detailkenntnisse können aus allen großen Übersichtswerken bezogen werden.

Tabelle 8: Oxalatgehalt der Nahrungsmittel

Nahrungsmittel	Oxalsäure (mg/100 g Frischgewicht)
Rhabarber	260—620
Spinat	400—800
Butter	00
Käse	00
Eier	00
Schokolade	60
Kaffee	60—250
Tee	400—1500
Petersilie	170
Äpfel	1,5

4.4.6 Analytik

Die schwierige Analytik ist eines der Hauptprobleme sowohl in der klinischen Bestimmung als auch der Erforschung des Oxalats. Es stehen uns heute weit mehr als 100 einzelne Verfahren der Oxalatbestimmung zur Verfügung. Unabhängig von der verwendeten Methode ist jedoch die Bestimmung der Oxalsäure stets schwierig und mit befriedigender bis ausreichender Sicherheit nur in einigen Speziallabors garantiert. Bei allen Methoden schwanken die Werte eines gegebenen Urins und sind selbst mit ein und derselben Methode nur schwer zu reproduzieren. Mit diesen Methoden ergibt sich ein **Normalbereich** der Oxalsäureausscheidung von 10—40 mg Oxalsäure/24 Stunden, wobei im wesentlichen die obere Grenze des Normalbereiches schwankt. Eine detaillierte Beschreibung der Analytik des Oxalats sprengt den Rahmen einer solchen Fibel, und es wird auf die hervorragende Monographie von *Hodgkinson* (1977) hingewiesen.

Wichtiger als die Einzeldarstellung dieser Bestimmungsmethoden ist der Hinweis auf den Unterschied zwischen den Analysenschritten, die erforderlich sind, um die Oxalsäurebestimmung vorzubereiten, und den Bestimmungsverfahren als solchen. Oxalsäure muß zunächst einmal zur Verfügung stehen und darf dann auf den weiteren Bestimmungswegen nicht verloren gehen. Es ist also zu unterscheiden zwischen direkten Bestimmungsmethoden und den üblichen, viel weiter verbreiteten Analysen, bei deren Durchführung man Fällungen, Extraktionen und Kombinationen zwischen Extraktion und Fällung anwendet und dabei notwendigerweise Oxalatverluste in Kauf nimmt.

4.4.7 Oxalose (primäre Hyperoxalurie)

Definition: Primäre Hyperoxalurie ist der Oberbegriff zweier seltener, genetisch determinierter Erkrankungen des Glyoxalatstoffwechsels. Das Krankheitsbild ist durch maligne, rezidivierende Kalzium-Oxalatsteinbildung, chronische Obstruktion und chronisches Nierenversagen sowie frühzeitigen Tod an Urämie gekennzeichnet. Die dabei auftretende Nephrokalzinose und auch die extrarenalen Kalzium-Oxalatniederschläge werden Oxalose genannt.

Beim **Typ I (Glykolurie)** werden im Urin exzessive Mengen von Oxalat, Glykolat und Glyoxalat ausgeschieden. Die biochemische Grundlage dieser Erkrankung ist ein Defekt im Glyoxalatstoffwechsel, der zu einer vermehrten Synthese und Ausscheidung von Oxalsäure führt.

Der **Typ II (Glyzinurie),** zeigt ein unterschiedliches Ausscheidungsmuster der entsprechenden organischen Säuren im Harn aufgrund eines prinzipiell andersartigen Stoffwechseldefekts. Klinisch unterscheiden sich die beiden Typen jedoch nicht voneinander. Beim Typ II werden Oxalat, Glyoxalat und Glyzin in hohem Überschuß im Harn ausgeschieden. Die Glykolsäureausscheidung ist jedoch normal.

Beide Oxalosetypen werden autosomal rezessiv vererbt.

Klinik:

Die klassische Oxalose ist eine Erkrankung der ersten Lebensjahre. Pathognomonisch ist die rezidivierende Kalzium-Oxalat-nephrolithiasis in allen klinischen Variationen. Frühzeitig treten die Zeichen einer sekundären tubulären Azidose hinzu.

Pathologie:

Neben den Zeichen der Obstruktion des Urogenitaltraktes finden sich vorwiegend tubuläre Kalzium-Oxalatniederschläge. Die Kristalle sind vorwiegend im proximalen Tubuluskonvolut abgelagert. Die Glomerula sind von den Veränderungen ausgenommen. Prädilektionsstellen der extrarenalen Kalziumoxalatniederschläge sind Skelettsystem, Herz und männliches Urogenitale. Prinzipiell können diese Veränderungen in allen Geweben auftreten.

Diagnose:

Die Oxalose ist ungewöhnlich **selten.** In klassischer Weise wird die Diagnose durch den Nachweis einer exzessiven Hyperoxalurie gestellt. Normalerweise beträgt die Oxalatausscheidung zwischen 10 mg und 40 mg/24 Stunden. Bei den Oxalosekindern kann sie auf Werte von 400 mg/24 Stunden ansteigen.

4.4.8 (Sekundäre) Hyperoxalurie

Definition:
Jede Oxalatausscheidung, die den Normalwert von 10 mg bis 40 mg/24 Stunden überschreitet, ist als **Hyperoxalurie** definiert. Nach oben hin ist eine sekundäre Hyperoxalurie stets von exzessiven Werten der primären Hyperoxalurie (siehe Punkt 7) abzugrenzen. Kinder scheiden bedeutend weniger Oxalat aus als Erwachsene. Die Unterschiede verschwinden aber, wenn die Ausscheidung auf die Körperoberfläche korrigiert wird. Mit 14 Jahren erreicht die Oxalatausscheidung den Erwachsenenwert.

Als Ursache einer Hyperoxalurie kommen prinzipiell eine gesteigerte endogene Oxalatproduktion, eine gesteigerte exogene Oxalatzufuhr sowie eine gesteigerte intestinale Resorption von Oxalat in Frage.

4.4.9 Enterale (absorptive) Hyperoxalurie

Definition: Eine Hyperoxalurie im Gefolge einer gastroenterologischen Erkrankung kann wesentliche Ursache einer Kalziumoxalatsteinbildung sein. Typische Krankheitsbilder hierfür sind der Morbus Crohn, sämtliche entzündlichen Erkrankungen des Pankreas und der Gallenwege, entzündliche Darmerkrankungen, Zustand nach Dünndarm-, speziell Ileumresektionen sowie die gesamte Bypass-Chirurgie zur Behandlung der massiven Adipositas.

Der **gemeinsame Pathomechanismus** aller dieser Erkrankungen, der zur Hyperoxalurie und Steinentstehung bei chronischen gastrointestinalen Erkrankungen sowie Darmresektionen führt, hat zu vielfältiger Spekulation und drei Theorien geführt, von denen jedoch nur die dritte als stichhaltig angesehen werden kann:

1. Theorie:
Gastrointestinale Erkrankungen führen zu einer Veränderung im Glyzin-Taurin-Verhältnis mit erhöhtem Glyzinangebot. Glyzin könnte nach bakterieller Dekonjugation wiederum durch Bakterien im Dünndarmlumen desaminiert und zu Glyoxalat oxydiert werden. Glyoxalat wird resorbiert und in der Leber zu Oxalat metabolisiert. Diese Theorie kann verworfen werden, da eine orale Gabe von markiertem C-14-Glyzin nicht zu C-14-Oxalat führt.

2. Theorie:
Beeinflussung der Metabolisierung von Glyoxalat der Leber im Gefolge von gastrointestinalen Erkrankungen. Nach vermehrter Glyoxalatresorption aus dem Darm (siehe 1. Theorie) müßte dieses vermehrt im Harn erscheinen. Dies ist jedoch nicht der Fall. Daraus schlossen verschiedene Autoren eine gesteigerte Metabolisierung von Glyoxalat zu Oxalat in der Leber und sahen dies als Ursache der resultierenden Hyperoxalurie an.

3. Theorie:
Intestinale Hyperabsorption von Oxalsäure (vgl. Abb. 11 und Absatz 4.4.2). Diese Theorie wird heute als richtig anerkannt. Sämtliche gastrointestinale Erkrankungen einschließlich der durch chirurgische Intervention geänderten Darmsituation führen zu einer gesteigerten Oxalsäureresorption, was sich durch perorale Applikation von C-14-Oxalat mit anschließender gesteigerter Resorption nachweisen läßt. Eine gleichzeitige erhöhte Fettzufuhr verstärkt die Hyperabsorption zusätzlich. Wie Abb. 11 darstellt, führt die allen gastroenterologischen Erkran-

kungen eigene **Fettresorptionsstörung** zu einem gesteigerten Angebot von Fettsäuren im Darmlumen mit anschließender Bildung von Kalkseifen. Die Bindung des Kalziums in den Kalkfettseifen führt zur Erniedrigung der intraluminalen Kalziumkonzentration. Dadurch liegt Oxalat vermehrt in ionisierter Form vor und kann mühelos entlang des bestehenden Konzentrationsgradienten resorbiert werden und die Hyperoxalurie verursachen. Diese enterale Hyperoxalurie ist somit wesentliche Folge der verminderten intraluminalen Kalziumionenkonzentration und einer Oxalsäureresorptionssteigerung (in ionisierter Form) in sämtlichen Darmabschnitten.

Tabelle 9: Ursachen der Hyperoxalurie

---

1. **Gesteigerte endogene Produktion von Oxalat**
   Pyridoxin-Mangel
   Primäre Hyperoxalurie, Typ I und II
   Aufnahme von Oxalat-Vorläufern:
   Äthylenglykol, Diäthylenglykol
   Methoxyfluran
   Ascorbinsäure (?)
   Xylit
   Glutaminsäure
   Glyzin
   Acetylsalizylsäure
   Hydroxyprolin (?)
   Aspergillose

2. **Gesteigerte exogene Oxalatzufuhr**
   Massive Oxalataufnahme mit der Nahrung (Oxalatvergiftung)
   Gesteigerte Oxalatresorption aus dem Darm

3. **Mangelernährung**
   Kalzium
   Pyridoxin
   Thiamin (?)

4.4.10 Literatur

Binder, H. J.: Intestinal oxalate absorption. Gastroenterology 67, 441—446 (1974)
Cattel, W. R., Spencer, A. G., Taylor, G. W., and Watts, R. W. E.: The mechanism of the renal excretion of oxalate in the dog. Clin. Sci. 22, 43—52 (1962)

Caspary, W. F.: Oxalaturolithiasis bei gastroenterologischen Erkrankungen: Pathogenese, Klinik und Therapie. Therapiewoche 29, 2158—2165 (1979) Verlag G. Braun, 7500 Karlsruhe 1

Hautmann, R., and Osswald, H.: Pharmacokinetic studies of oxalate in man. Invest. Urol. 16, 395—398 (1979)

Hautmann, R., Osswald, H., and Lutzeyer, W.: New aspects in urinary oxalate excretion in man. In: H. Fleisch (editor): Urolithiasis Research New York and London: Plenum Press (1976)

Hautmann, R., and Osswald, H.: Renal handling of oxalate. A micropuncture study in die rat. Naumyn-Schmiedeberg's Arch. Pharmacol. 304, 277—281 (1978)

Hodgkinson, A.: Oxalic acid in biology and medicine. Academic Press London, New York, San Francisco (1977)

Hofmann, A. F., and Poley, J. R.: Role of bile acid malabsorption in pathogenesis of diarrhea and steatorrhea in patients with ileal resection. I. Response to cholestyramine or replacement of dietary long chain triglyceride by medium chain triglyceride. Gastroenterology 62, 918 (1972)

Williams, H. E., Johnson, G. A., and Smith, L. H.: The renal clearance of oxalate in normal subjects and patients with primary hyperoxaluria. Clin. Sci. 41, 213—218 (1971)

Williams, H. E., and Smith, L. H.: Primary hyperoxaluria. In: J. B. Stanbury, J. B. Wyngaarden and D. S. Fredrickson (editors): The metabolic basis of inherited disease New-York: McGraw-Hill Book Company (1975)

Williams, H. E.: Oxalic acid: absorption, excretion and metabolism. In: H. Fleisch, W. G. Robertson, L. H. Smith and W. Vahlensieck (editors): Urolithiasis research New-York and London: Plenum Press (1976)

Williams, H. E.: Oxalic acid and the hyperoxaluric syndromes. Kidney International 13, 410—417 (1978)

4.5 Störung des Harnsäurestoffwechsels und Urolithiasis

von F. J. Hering und W. Lutzeyer

4.5.1 Definition

Eine Harnsäureerhöhung im Serum oder Urin kann theoretisch drei Ursachen haben (Tab. 10):

Tabelle 10: Ursachen der Hyperurikämie

---

1. ein verminderter Abbau,
2. eine endogene Überproduktion oder vermehrte exogene Zufuhr und
3. eine renale Ausscheidungsstörung.

Normalerweise schwankt der Serum-Harnsäurespiegel beim Mann zwischen 3,5 und 6,5 mg%, bei der Frau zwischen 3,3 und 5,7 mg%. Im Urin werden bei einer nicht zu purinreichen Mischkost maximal 800 mg in 24 Stunden ausgeschieden.

Die Harnsäure entstammt dem Purinstoffwechsel und ist ein Abbauprodukt der Nukleinsäuren (Abb. 13). Sie ist beim Menschen im Gegensatz zu vielen Tierspezies ein Stoffwechselendprodukt. Die Bedeutung der Harnsäure im Rahmen der Urolithiasis sieht man an folgenden Zahlen. Eine Untersuchung von *Berger* und *Yü* aus dem Jahre 1975 zeigte, daß 15,8% der Patienten mit primärer Gicht Harnsteine aufwiesen, umgekehrt findet man bei 27% der Patienten mit Oxalatsteinen eine Harnsäurestoffwechselstörung.

4.5.2 Ursachen der Harnsäurestoffwechselstörung

Da die Harnsäure beim Menschen als Stoffwechselendprodukt nicht weiter metabolisiert wird, können als Ursache einer Hyperurikämie nur eine vermehrte exogene Zufuhr von Nahrungsmitteln, die weiter zur Harnsäure metabolisiert werden, oder ein vermehrtes endogenes Angebot an Purinen und Purinabbauprodukten, die ebenfalls zu Harnsäure metabolisiert werden, angeführt werden. Durch eine hochkalorische (kohlenhydratreichere und purinreichere) Kost liegt bei vielen Patienten mit Hyperurikämie zumindest eine vermehrte exogene Zufuhr vor. Eine Nachuntersuchung von Zöllner zeigt, daß parallel mit der Zunahme des Kaloriengehaltes der Nahrung in den Nachkriegsjahren ein Anstieg der Harnsäurestoffwechselstörungen nachzuweisen war. Eine endogene Überproduktion oder Anfall an Purinen ist bei allen Patienten mit einer sogenannten sekundären Gicht anzunehmen. Alle Gesundheitsstörungen, die mit einem vermehrten Zelluntergang oder Zellmauserung einhergehen, bedingen einen vermehrten Anfall von Nukleinsäuren. Diese wiederum werden zu Harnsäure metabolisiert. Zu nennen sind alle hämatologischen Erkrankungen, maligne Erkrankungen des Lymphsystems, Psoriasis, schwere Vergiftungen, Herzinfarkt, längere Hungerperioden und maligne Systemerkrankungen. Bei der seltenen primären Gicht kommt es ebenfalls zu einer endogenen Überproduktion mit einer starken Zunahme des Harnsäurepools. Auf die Problematik bei der primären Gicht wird später eingegangen.

4.5.2.2 Renale Ausscheidungsstörung

Die zweite mögliche Ursache einer Hyperurikämie ist eine renale Ausscheidungsstörung. Nach *Sörensen* wird Harnsäure zu 100% glomerulär filtriert, dann werden 98% im proximalen Tubulus rückresorbiert, 50% im absteigenden Teil des proxi-

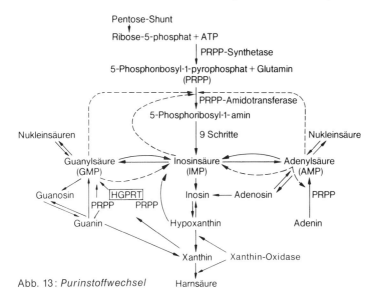

Abb. 13: *Purinstoffwechsel*

malen Tubulus sezerniert und im distalen Tubulus wiederum 40% resorbiert. Daraus resultiert eine Nettoausscheidung von 10—12% der glomerulär filtrierten Harnsäure. Bei der Hyperurikämie gestört ist der Sekretionsmechanismus der Harnsäure. Ursachen sind meist eine primäre Niereninsuffizienz oder sekundäre Schädigungen des Tubulussystems.

4.5.2.3 Primäre Gicht

Die primäre Gicht ist eine erbliche Stoffwechselanomalie, deren endogene Ursache nur teilweise geklärt ist. Das Wesen der Erkrankung besteht in einer Vermehrung des endogenen Harnsäurepools von normalerweise 1 g auf 30 g und mehr. Dabei kommt es beim Überschreiten der pH-abhängigen Löslichkeitsgrenze von 6—8 mg% zur Ausfällung der Uratkristalle. Dies geschieht vor allem in Geweben mit saurem pH, da die Löslichkeit der Harnsäurekristalle im sauren Milieu schlechter ist. Bevorzugt sind bradytrophe Gewebe, z. B. Knorpelgewebe (Chiragra, Gichttophi der Ohrmuschel) und die Niere, da häufig in Kombination mit einer Hyperurikurie eine Ausscheidungsstörung für NH_3 und NH_4^+ vorzufinden ist. Dies bedingt eine Hyperacidurie mit saurem Urinmilieu und dem Resultat einer Löslichkeitsverschlechterung der Harnsäurekristalle. Hinsichtlich der Pathophysiologie der endogenen Stoffwechselstörung, die eine primäre Gicht hervorruft, werden zwei Theorien diskutiert.

Die **renale Gichttheorie von Carrod** (1853), belebt von *Thannhauser und Zöllner*. Diese Autoren nehmen eine enzymatisch bedingte Sekretionshemmung für Harnsäure im Bereich des proximalen Tubulus an, dadurch sinkt die renale Clearance der Harnsäure und es kommt zur Hyperurikämie.

Die zweite Theorie ist die:

Überproduktionstheorie von Benedict u. Mitarbeitern. Diese Theorie geht von einer gesteigerten Purinsynthese aus. Ursache ist ein Mangel an Hypoxanthinguaninphosphoribosyltransferase = HGPRT. Dieses Enzym reguliert in Anwesenheit von Phosphoribosylpyrophosphat (PRPP) den Wiedereinbau des Guanins, Xanthins und Hypoxanthins in Purinnukleotide. Bei einem partiellen Enzymmangel der Hypoxanthinguaninphosphoribosyltransferase — ein vollkommener Mangel ist bis jetzt nicht bekannt — kommt es zu einem nur unvollständigen Wiedereinbau von Xanthin und Hypoxanthin in neu entstehende Purinnukleotide. Das dadurch vermehrt anfallende Xanthin und Hypoxanthin wird durch die Wirkung der Xanthinoxidase zu Harnsäure metabolisiert (Abbildung 13).

1964 konnte bei einem Kind mit sogenanntem Lesch — Nyhan — Syndrom (Uratsteine, Intelligenzdefekt, Selbstverstümmelung, Choreoathetose) nachgewiesen werden, daß die Purinstoffwechselstörung zurückzuführen war auf einen vollständigen Mangel an HGPRT. Dieser Enzymdefekt wird vermutlich rezessiv x-chromosomal vererbt.

4.5.2.4 Harnsäurestoffwechselstörung und Steinbildung

Voraussetzung zur Steinbildung sind grob vereinfacht zwei Bedingungen:

eine Mehrausscheidung der steinbildenden Ionen oder Faktoren,

eine Minderausscheidung von Lösungsvermittlern oder Stabilisatoren.

Harnsäure und Uratsteine

Bei einer Hyperurikurie ist zumindest einer der Faktoren, nämlich die **Mehrausscheidung,** erfüllt. Ein zweiter maßgeblicher Faktor, nicht nur hinsichtlich der Entstehung der Harnsäuresteine, sondern auch deren Therapie, ist die Löslichkeit der Harnsäurekristalle. Harnsäurekristalle sind als Salze einer schwachen Säure mit einem pk = 5,5 im sauren Urinmilieu schlecht löslich, während sie bei pH-Werten um den Neutralisationspunkt gut löslich sind. Die von *Fischer* 1929 beobachtete sogenannte Säurestarre bei Uratsteinen ist ein häufiger Befund. Jedoch ist die Ursache der Harnazidose nicht in allen Einzelheiten geklärt.

Melick und *Henneman* nehmen einen Defekt in der tubulären Ammoniakausscheidung an. Andere Autoren vermuten als Ursache der Harnazidose eine latente Niereninsuffizienz. So führt die Kombination Hyperurikurie und saurer Urin-pH zu einer Löslichkeitsverschlechterung der Harnsäurekristalle und damit zur Steinbildung.

Oxalat- und Phosphatstein

Eine andere Situation stellt die Oxalat- oder Phosphatsteinbildung bei gleichzeitiger Harnsäurestoffwechselstörung dar. So erkranken Gichtkranke zwar überwiegend an Harnsäuresteinen, sie leiden jedoch auch in 20% der Fälle an Oxalat- und in 3% an Phosphatsteinen.

Robertson erklärt die bei einer Harnsäurestoffwechselstörung gehäuft einsetzende Steinbildung mit einer Hemmung saurer Mukopolysaccharide, die ihrerseits als Inhibitoren der Kristallaggregation fungieren.

Meyer weist auf die ähnlichen Gitterstrukturen zwischen Oxalat und Harnsäure hin, wodurch ein epitaktisches Wachstum gefördert werden kann.

4.5.3 Literatur

J. S. Cameron: Proc. soc. med. 66, 900, 1973

F. L. Coe, L. Raisen: Lancet 129, 7795, 1973 I

F. L. Coe: N. Engl. 1. Med. 291, 1344, 1974

A. B. Carrod: Gout 2, Aufl. London 1853

R. Hartung: Münch. med. Wschr. 117, 387, 1975

F. Lang: Pfluegers Archiv 351, 323, 1974

M. Lesch und W. L. Nyhan: Americ. J. Med. 36, 561, 1964

M. J. V. Smith, L. D. Hunt, J. S. King and W. H. Boyce: J. Urol. 101, 637, 1969

B. Terhorst und H. Melchior: Urol. int. 27, 230, 1972

N. Zöllner: F. Verh. dtsch. Inn. Med. 72, Kongreß 1966

N. Zöllner, A. Griebich und W. Gröbner: Ernährungsumschau 19, 79, 1972

4.6 Steinbildung und Harnwegsinfekt

von H.-J. Schneider

4.6.1 Definition

Es ist üblich, die Harnsteine in primäre und sekundäre einzuteilen, wobei die letzteren vor allem in Beziehung zur Harnwegsinfektion gebracht werden. Da jedoch die Bildung jedes Harnsteines kausalgenetisch ein sekundärer Vorgang ist, der als Folge von Harnübersättigung, pH-Wert-Veränderung, Harnstauung, Harnwegsinfektion, Nierenfunktions- und Stoffwechselstörung, Streß u. a. entsteht, sollte auf diese Einteilung verzichtet und unter klinischen Aspekten besser zwischen **aseptischen** und **entzündlichen Steinen** unterschieden werden (Schneider u. Vahlensieck). Obwohl man die Harnwegsinfektion stets zu den kausalgenetischen Faktoren zählt, wird ihr Stellenwert unterschiedlich interpretiert. Zwei wichtige Beobachtungen sprechen gegen die Infektion als alleinige Ursache der Steinbildung:

— Viele Patienten haben einen chronischen Harnwegsinfekt und bilden niemals Steine.

— Die Mehrzahl der Konkremente entsteht im sterilen Harn, und der Harnwegsinfekt ist nur die Folge.

Andererseits gibt es typische Zusammenhänge zwischen Steinbildung und Infektion, die auf eine ursächliche Bedeutung letzterer schließen lassen und als Grundlage jeder Harnsteinprophylaxe beachtet werden:

— Im Zusammenhang mit einer Infektion entstehen bestimmte Steinarten.

— Es sind einzelne Erregerarten, die über ihre Fähigkeit, den Harn zu alkalisieren, zur Steinbildung führen.

— Neben der Entzündung werden noch andere Kausalfaktoren der Steinbildung wirksam.

4.6.2 Beziehung zwischen Urolithiasis und Pyelonephritis

Zwischen Harnwegsinfektion und Urolithiasis bestehen enge Wechselbeziehungen, und oft ist bei Patienten mit Harnsteinen und Bakteriurie nicht zu entscheiden, ob am Anfang die Infektion oder der Harnstein stand. Meist ist es nur eine Frage der Zeit, wenn nach der Steinbildung eine Pyelonephritis auftritt. Nephrolithiasis und Pyelonephritis beeinflussen sich gegenseitig im negativen Sinn und führen zu einem Circulus vitiosus, dessen Endstadium die chronische Niereninsuffizienz ist.

Jeder Nierenstein kann eine Pyelonephritis verursachen. Diese ist erst nach der Steinentfernung heilbar.

Nicht durch intensivste Antibiotikatherapie, sondern nur durch die Steinentfernung läßt sich dieser Circulus durchbrechen. *Schmücker* u. Mitarb. konnten trotz mehrerer resistenzentsprechender antibiotischer Behandlungskuren nur eine vorübergehende Keimsanierung vor der Operation erzielen. Das Rezidiv trat spätestens nach einem Monat auf. Erst nach der Steinentfernung fand sich bei der Mehrzahl der Patienten ein steriler Urin.

4.6.3 Infektsteine

Während jeder Harnstein eine sekundäre Pyelonephritis auslösen kann, das ist in der Regel auch bei den primär aseptischen Harnsäure- und Kalziumoxalatsteinen der Fall, sind es nur wenige Steinarten, die als Folge einer Harnwegsinfektion entstehen. Dazu gehört der **Struvit** (Magnesium-Ammoniumphosphat-Hexahydrat), der **Karbonatapatit** (karbonathaltiges basisches Kalziumphosphat) und das **Ammonlumurat** (Tab. 11). Diese Steine haben ihr Bildungsoptimum im alkalischen Milieu ($>$ pH 7,5) und treten bevorzugt bei schweren Harnwegsinfektionen auf. Ihre Häufigkeit ist in den verschiedenen Ländern sehr unterschiedlich. Sie kommen besonders in endemischen Steingebieten, und dort speziell bei Kindern, vor.

Armbruster fand unter 13 operativ entfernten Harnsteinen türkischer Kinder 8 x einen Ammoniumuratanteil zwischen 5 und 50 Gewichtsprozenten, konnte aber bei 11 im gleichen Zeitraum operativ entfernten Konkrementen deutscher Kinder diese Komponente nie nachweisen. Das NH_4-Urat befand sich immer im Zentrum der Steine, und häufig bestand eine Proteusinfektion.

Die Häufigkeit der Infektionssteine in der DDR ist in der Tabelle 11 ausgewiesen.

Tabelle 11: Anteil der Infektionssteine (nach dem Hauptbestandteil) unter 30321 Harnsteinen (Budevski)

Steinart	%	Geschlechtsverhältnis m/w
Ammoniumurat	0,5	1,87
Karbonatapatit	3,6	0,67
Struvit	6,5	1,18

Die Infektionssteine betragen nur 10,6% aller Harnwegskonkremente, und ihr Anteil ist ständig zurückgegangen. Während Struvit 1971 noch 8,4% ausmachte, betrug sein Anteil 1975 nur noch 5,8% *(Hesse* et al.). Häufigste Mischkomponente des Struvits ist der Karbonatapatit. Andererseits finden sich Struvit und Karbonatapatit oft als äußere Hülle von Harnsäure- und Kalziumoxalatsteinen. Diese Steine haben eine Infektion induziert und damit günstige Bildungsbedingungen für die Phosphate geschaffen. Nicht selten findet man sog. aseptische Steine als Kern von infektbedingten Blasensteinen.

Prostatasteine gehören nicht zu den Harnsteinen. Sie bestehen meist aus Ca-Phosphat und sind in ihrer Substanz dem Knochenaufbau sehr ähnlich. Nur als Zustand nach abszedierter Prostatitis, wobei Harn in die Hohlräume eindringt, werden auch Struvit- und Karbonatapatitkonkremente gefunden.

4.6.4 Faktoren der Steinbildung bei Harnwegsinfektion

Die Steinbildung wird mit mehreren bei der Harnwegsinfektion wirksamen Faktoren in Verbindung gebracht (Tab. 12, Abb. 14).

4.6.4.1 Harnkeime

Bei einer Auswertung der Befunde von 691 Harnsteinpatienten wurde nur in 16% ein Harnwegsinfekt bei den kristallographisch reinen Kalzium-Oxalatsteinen gefunden. Vor allem handelte es sich um E. Coli. Demgegenüber bestand eine Proteus-Infektion bei 92,5% der Struvitsteinpatienten *(Bastian* et al.).

Weselowski u. Mitarb. konnten bei 387 ihrer 500 Harnsteinpatienten einen Harnwegsinfekt nachweisen und fanden die in Tabelle 13 aufgeführten Keimarten.

Tabelle 12: Wirkungsmöglichkeiten der Harnwegsinfektion auf die Harnsteinbildung

1. Harnalkalisierung
2. Vermehrter Harn-Ammonium-Gehalt durch Harnstoffspaltung
3. Vermehrung von Kristallisationskernen im Harn und Fixationspunkten an der Nierenbeckenkelchwand
4. Veränderungen der Strömungsmechanik
5. Hyperkalzurie
6. Hypozitraturie
7. Proteinurie
8. Intrarenale Durchblutungsstörungen

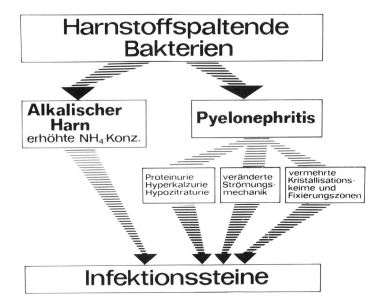

Abb. 14: Schematische Darstellung der Ursachen von Infektionssteinen

Tabelle 13: Häufigkeit verschiedener Keimarten bei Männern und Frauen mit Urolithiasis

Keimart	Zahl der		
	Männer	Frauen	Summe
Proteus	67	64	131
E. Coli	22	85	107
Pseudomonas aeruginosa	43	27	70
Enterobakterien	26	22	48
Staphylokokk. aureus	14	12	26
Streptokokk. faecalis	3	2	5

Die in dieser Tabelle erkennbare Häufigkeit von Bakterien der Proteusgruppe wird von vielen Autoren im Zusammenhang mit Nierenbeckenkelchausgußsteinen beschrieben, die vor allem aus Struvit und Karbonatapatit bestehen (Tab. 14).

Tabelle 14: Anteil der Proteusinfektion bei Nierenbeckenausgußsteinen

Autor	Jahr	Proteus-Infektion in %
Jennis u. Mitarb.	1970	40
Ghazali	1975	57
Gaches u. Mitarb.	1975	58
Moores	1976	58
Royle u. Smith	1976	82
Eigene Untersuchungen	1976	47
Koff u. Lapides	1977	76
Bastian u. Mitarb.	1977	92,5

Aboulker u. Bernard fanden bei 37 Frauen mit Phosphatausgußsteinen als einziges pathogenetisches Merkmal einen Proteusinfekt und vermuten einen direkten Zusammenhang zur Steinbildung. Nicht die Infektion an sich, sondern die Fähigkeit einzelner Bakterienarten zur Harnstoffspaltung mit resultierender Harnalkalisierung ist Voraussetzung der Phosphatsteinbildung. Die Möglichkeit der Ureasebildung und damit der Harnstoffspaltung haben vor allem die Keime der Proteusgruppe (P. vulgaris, P. rettgeri, P. mirabilis, P. morgagni), die auch einen alkalischen Urin zwischen pH 8 und 9 noch weiter alkalisieren können, aber auch Pseudomonas aeruginosa, Staphylokokkus aureus und Klebsiellen. Dagegen können E. Coli und Enterokokken den Harn nicht oder nur unbedeutend alkalisieren.

Bei den Proteuskeimen wird die Ureaseaktivität durch die entstehenden Ammoniumionen nicht gehemmt, sondern der gesamte verfügbare Harnstoff gespalten. Wegen der klinischen Bedeutung dieser Keimgruppe wird als Suchmethode für die Praxis ein Spezialnährboden empfohlen, der den Nachweis harnstoffspaltender Bakterien durch einen Farbumschlag anzeigt (Behrendt et al.).

Der Urinharnstoff wird durch ureasepositive Keime in Ammoniak und CO_2 gespalten:

$$H_2N - \overset{\overset{\displaystyle O}{\|}}{C} - NH_2 \xrightarrow[H_2O]{Urease} 2\,NH_3 + CO_2$$

$$NH_3 + H_2O \rightleftarrows NH_4^+ + OH^-$$

$$CO_2 + H_2O \rightleftarrows H_2CO_3 \rightleftarrows H^+ + HCO_3^-$$

Unter diesen Bedingungen steigt die Harnkonzentration von Ammonium und Bikarbonat an, der Urin reagiert alkalisch und ist für $MgNH_4$-Phosphat und Ca-Phosphat übersättigt. Damit sind günstige Bedingungen für die Bildung des schwer löslichen Struvit und bei kalziumreicherem alkalischen Harn des Karbonatapatits gegeben.

Die NH_4^+-Konzentration ist in der Nähe der harnstoffspaltenden Bakterien am höchsten. Dort fällt Struvit zuerst aus und kann die Keime als Gel umhüllen. Deshalb gelingt manchmal der Keimnachweis im Steininnern, obwohl die Harnkultur als Folge therapeutischer Maßnahmen steril bleibt. Der Struvit fällt in Form eines Gels aus, welches auch Mikroorganismen, Eiterpartikel und andere Harnbestandteile enthält (Dosch). Damit läßt sich das rasche Wachstum erklären, bei dem die Konkremente auch ohne Fixierung an der Wand eine kritische, nicht mehr abgangsfähige Größe erreichen.

Andererseits vermehren sich auch die Urinkeime in dem alkalischen Milieu schneller, die Proteus-Urease wirkt selbst nephrotoxisch, ermöglicht eine Persistenz der Infektion in der Niere und unterstützt die Chronizität und Resistenz der Proteusinfektion.

Das rasche Steinwachstum bei einem Proteusinfekt ist auch die Ursache der häufigen Rezidive. *Budevski* untersuchte 180 Patienten nach Harnsteinoperationen. Die Rezidivrate betrug bei Patienten ohne Harnwegsinfekt 14%, mit einer fortbestehenden Pyelonephritis aber 34%. Bestand eine Proteusinfektion beim Ersteingriff, so waren 44% aller Rezidive wiederum Ausgußsteine, dagegen wurde kein Ausgußstein bei den Rezidiven der Nichtproteusgruppe beobachtet.

Brühl u. Bastian geben eine Rezidivquote nach Steinsanierung im infizierten Milieu von 50% an und halten eine Rezidivprophylaxe für völlig unmöglich, wenn zusätzlich ein Restkonkrement zurückgeblieben ist. Die hohe Rezidivquote von 25% bei der Auswertung klinischer Verläufe von 850 kindlichen Steinträgern beruht vor allem auf dem hohen Anteil der Infektionssteine. 43% der operativ entfernten Infektionssteine waren Rezidivkonkremente.

Infektionssteine bilden sich im alkalischen Harn. Dieser wird durch harnstoffspaltende Bakterien verursacht. Solange die Infektion besteht, ist die Steinrezidivquote hoch.

4.6.4.2 Einfluß der Infektion auf Harnstromdynamik und Stoffwechsel

Neben der Harnalkalisierung mit Hyperammonurie haben durch den Infekt ausgelöste Veränderungen am ableitenden Harnsystem Bedeutung für die Steinbildung. Dazu gehören die verschiedenen Blut- und Epithelzellen, Nekrosepartikel und Bakterien, die als Kristallisationskerne dienen und die Oberflächenveränderungen der Pyelon-Kelchwand, die zur lokalisierten Kristallisation und Konkrementfixierung führen. Ein typisches Beispiel sind die Randallschen Plaques und die Papillenverkalkungen. Bakterientoxine können auch die Motilität von Nierenbecken, Harnleiter und Blase beeinflussen und damit zu Abflußstörungen führen. Dadurch und auch durch narbige, lokalisierte Wandstarren kann die Differenz der Strömungsgeschwindigkeiten benachbarter Teilströme so groß werden, daß stationäre Wirbel mit extrem langen Verweilzeiten entstehen. In diesen können Teilchen mit einer Dichte um 1 wachsen, und sekundär werden Harnsalze eingelagert *(Schneider u. Seyfarth)*. Dementsprechend finden sich im Zentralbereich der Steine häufig Gefüge, die durch intermizellare Kristallisation oder durch organisches Material selbst geprägt sind.

Interessant sind in diesem Zusammenhang auch die Beobachtungen von *Koff u. Lapides,* die bei 79% ihrer Patienten mit Ausgußsteinen und einer Proteusinfektion ausgeprägte Blasenfunktionsstörungen fanden. Es ist anzunehmen, daß sich der Harnwegsinfekt und die Steinbildung auf der Grundlage der Blasenfunktionsstörung ausbildeten und nur in geringerem Maße umgekehrt.

Widersprüchlich sind die Ansichten über den Einfluß der Harnproteine auf die Steinbildung. *Bichler* fand eine stark gesteigerte Proteinurie bei Patienten mit Struvitsteinen und begleitender Pyelonephritis gegenüber Vergleichspersonen (300 gegenüber 5 mg/100 ml). Ob daraus aber ein kausaler Zusammenhang zur Matrixbildung abgeleitet werden kann, läßt er offen, da z. B. Patienten mit nephrotischem Syndrom und hoher Eiweißausscheidung sehr selten Harnsteine haben. Er fand demgegenüber eine verminderte Ausscheidung von Uromukoid bei diesen Patienten. Eine andere Ansicht vertritt *Keutel.* Seiner Meinung nach entsteht durch Tubulusschädigung im Rahmen der Infektion ein lokaler Überschuß von Uromukoid, der in der Lösung bleibt oder als unlöslicher Ca-Chelatkomplex zur Uromukoidkristallisation führt.

Wir fanden bei Steinträgern eine gegenüber Gesunden signifikant erhöhte Mukopolysaccharidausscheidung im Harn, aber keine Unterschiede zwischen aseptischen und Infektionssteinen *(Hesse et al.).* Eine chronische Pyelonephritis ist oft von einer Hyperkalzurie begleitet, die Ursache der Nephrokalzinose und der Steinbildung sein kann. Zugleich findet man bei der Pyelonephritis eine verminderte Zitratausscheidung, und die Lösungsverhältnisse für Phosphat und Kalzium werden ungünstiger.

Welshman u. McGeown beobachteten die in Tabelle 15 angeführten Beziehungen.

Tabelle 15: Kalzium und Zitrat im Harn bei Steinträgern und Gesunden

Gruppe		n	Zitrat mg/24 Std.	Ca mg/24 Std.
Männer	Steinbildner	117	236	203
	Gesunde	59	370	213
Frauen	Steinbildner	47	221	149
	Gesunde	49	552	148

Die intrarenale Durchblutungsstörung als Folge der chronischen Pyelonephritis kann durch ein Mißverhältnis von steinbildenden Substanzen im Harn (Ca, Phosphat, Harnsäure) und Lösungsvermittlern bzw. Kristallisationshemmstoffen (Mg, Zitrat, Mukopolysaccharide) die Steinbildung begünstigen.

Die Harnwegsinfektion ist ein die Steinbildung begünstigender Faktor, der zusammen mit anderen kausalgenetischen Faktoren wirksam wird. Im Vordergrund steht dabei die Harnalkalisierung durch harnstoffspaltende Urinkeime, welche optimale Bildungsbedingungen für die typischen Infektionssteine Struvit, Karbonatapatit und Ammoniumurat schafft. Ansäuerung des Harns und eine gezielte antibiotische Ausschaltung der Ureasebildner sind spezifische Maßnahmen der Rezidivprophylaxe bei diesen Steinarten, neben der Steinsanierung, der Schaffung freier Abflußverhältnisse und einer Harndilution (siehe Kapitel 8.7).

4.6.5 Literatur

Aboulker, P., u. E. Bernard: Phosphathaltige Nierenbeckenausgußsteine mit gramnegativer Begleitinfektion bei Frauen. Bericht über den XV. Internat. Urologenkongreß, Tokio 1970, Urologe 10 46 (1971)
Armbruster, Th.: Vergleichende kristallographische Untersuchung der Harnkonkremente von 10 deutschen und 10 türkischen Kindern. In: W. Vahlensieck u. G. Gasser, Pathogenese und Klinik der Harnsteine VI. Steinkopff-Verlag, Darmstadt 1978, S. 98
Bastian, H. P., W. Vahlensieck u. P. Brühl: Die Bedeutung der Harnwegsinfektion für die Nephrolithiasis. 29. Kongreß der Deutschen Gesellschaft für Urologie. Thieme-Verlag, Stuttgart 1978, S. 317
Behrendt, W. A., K.-H. Bichler, H. S. Schulze u. V. Ideler: Ein verbessertes diagnostisches Schnellverfahren zur Erkennung von Infektionen mit harnstoffspaltenden Keimen im Urin. In: G. Gasser u. W. Vahlensieck, Pathogenese und Klinik der Urolithiasis V, Steinkopff-Verlag, Darmstadt 1977, S. 218
Bichler, K. H.: Proteinurie beim Harnsteinleiden mit Infekt. IV. Jenaer Harnsteinsymposium, Symposiumsbericht, Jena 1975, S. 60
Braude, A. J., u. J. Siemienski: Role of bacterial urease in experimental pyelonephritis. J. Bact. 80, 171 (1960)
Braude, A. I., u. J. Siemienski: Production of bladder stones by L-forms, Trans. Ass. Amer. Phys. 81, 323 (1968)
Brühl, P., u. H. P. Bastian: Nephrolithiasis und Harnwegsinfektion, Therapiewoche 26 5941 (1976)
Budevski, G.: Die Harnsteinbildung bei Harnwegsinfektion in unserem Krankengut. IV. Jenaer Harnsteinsymposium, Symposiumsbericht, Jena 1975, S. 65

Dosch, W.: Genese und Wachstum von Harnsteinen. In: W. Vahlensieck u. G. Gasser, Pathogenese und Klinik der Harnsteine III, Steinkopff-Verlag, Darmstadt, 1975, S. 67

Gaches, C. G. C., I. R. S. Gordon, D. F. Shore u. J. M. B. Roberts: Urinary lithiasis in childhood in the Bristol Clinical Area. Brit. J. Urol. 47 109 (1975)

Ghazali, S.: Childhood urolithiasis in the United Kingdom and Eire. Brit. J. Urol. 47 739 (1975)

Hesse, A., U. Hartmann, H.-J. Schneider u. G. Horn: Zur Bedeutung der Mukopolysaccharidausscheidung beim Harnsteinleiden. Zschr. Urol. Nephrol. 68 401 (1975)

Hesse, A., H.-J. Schneider, P. Schweder, W. Flach, G. Rebentisch, L. Suntheim, C. Webert, F. Taubert, H. Köhler u. D. Klemm: Das Harnsteinleiden in der DDR. Untersuchungen zur altersabhängigen und territorialen Verteilung. Dt. Gesundh.-Wesen 32 900 (1977)

Jennis, F., J. N. Lavan, F. C. Neale u. S. Posen: Staghorn calculi of the kidney: clinical, bacteriological and biochemical features. Brit. J. Urol. 42 511 (1970)

Kaufmann, J.: Diskussionsbemerkung. IV. Jenaer Harnsteinsymposium, Symposiumsbericht, Jena 1975, S. 137

Keutel, H.-J.: Uromucoid-Komplex als ein Faktor der Harnsteinbildung bei bakterieller Infektion. IV. Jenaer Harnsteinsymposium, Symposiumsbericht, Jena 1975, S. 38

Koff, St. A., u. J. Lapides: Altered bladder function in staghorn calculus disease. J. Urol. 117 577 (1977)

Moores, W. K.: The Surgical significance of proteus stone. Brit. J. Urol. 48 399 (1976)

Royle, G., u. J. C. Smith: Recurrence of infected calculi following postoperative renal irrigation with stone solvent. Brit. J. Urol. 48 531 (1976)

Schmücker, R., H. Klinkmann, M. Günther u. Th. Erdmann: Untersuchungen über den Zusammenhang zwischen Nephrolithiasis und Begleitpyelonephritis, IV. Jenaer Harnsteinsymposium, Symposiumsbericht, Jena 1975 S. 46

Schneider, H.-J., P. Schweder, W. Flach, G. Rebentisch, L. Suntheim, C. Webert, F. Taubert, H. Köhler u. D. Klemm: Das Harnsteinleiden in der DDR II. Untersuchungen zur Zusammensetzung und Rezidivrate von Harnsteinen bei Kindern. Dt. Gesundh.-Wesen 33 655 (1978)

Schneider, H.-J., u. W. Vahlensieck: Definition der Harnsteine. IV. Jenaer Harnsteinsymposium, Symposiumsbericht, Jena 1975, S. 266

Schneider, H.-J., u. H. H. Seyfarth: Investigations on flow dynamics and microstructure and their contribution to urolith genesis. Eur. Urol. 5 32 (1979)

Welshman, S. G., u. M. G. McGeown: Urinary citrat excretion in stone formers on in normal controls. Brit. J. Urol. 48 7 (1976)

Wesolowski, S., J. Wencel u. J. B. Milewski: Bakterielle Flora und Nephrolithiasis. IV. Jenaer Harnsteinsymposium, Symposiumsbericht, Jena 1975, S. 77

86

4.7 Renale tubuläre Azidose

von F. J. Hering u. W. Lutzeyer

Diese relativ seltene, und im Rahmen einer Steinerkrankung wenig beachtete Stoffwechselstörung findet sich nach Sommerkamp bei etwa 40 % aller Patienten mit sogenannten infektiösen Steinen. Eine Ausnahme bildet der Magnesium-Ammonium-Phosphatstein, bei dem die renal tubuläre Azidose selten nachweisbar ist.

4.7.1 Klinik

Röntgenologische Hinweise auf eine Nephrokalzinose oder Markschwammniere sollten immer Anlaß dazu sein, eine RTA abzuklären, die bei etwa 60—80% der Patienten die Ursache der Nephrokalzinose ist.

Obgleich eine familiäre Häufung beschrieben wurde, ist über die Heredität dieses Leidens nichts Sicheres bekannt. Eine dominante Vererbung wird diskutiert, bisher wurde kein sicherer Erbgang nachgewiesen. Unterscheiden muß man jedoch zwei verschiedenartige klinische Verlaufsformen:

eine **kindliche Verlaufsform,** die ausgeprägtere Stoffwechselstörungen aufweist, als
die **Erwachsenenform.**

Die **kindliche RTA** ist gekennzeichnet durch:

eine metabolische hyperchlorämische Azidose mit Kalium-, Bikarbonat- und Kalziummangel, der bis zur Osteomalazie führen kann. Diese Stoffwechselstörung führt zur Nephrokalzinose; die Kinder versterben meist in der Urämie.

Überleben die Kinder diese Stoffwechselstörung, so sind vereinzelt Fälle beschrieben, bei denen mit Erreichen des Erwachsenenalters die biochemischen Veränderungen nicht mehr nachweisbar sind, abgesehen von einer mehr oder minder stark ausgeprägten Nephrokalzinose.

Dagegen verläuft die **Erwachsenenform** insgesamt milder und protrahierter. Ungeklärt ist jedoch, ob die RTA des Erwachsenen nicht nur eine blande Verlaufsform der kindlichen Erkrankung ist, wobei jedoch auch im Erwachsenenalter dramatische und progrediente Verläufe je nach Stärke des Elektrolytverlustes bekannt sind. Eine **symptomatische oder sekundär renal tubuläre Azidose** entsteht bei folgenden Erkrankungen: Dysproteinämien, Hyperthyreoidismus, Vitamin D- und Amphotericin B-Intoxikationen, Überdosierung von Carbo-Anhydrase-Blockern, Uretersigmoidostomie und Ammoniumchlorid-Überdosierung.

Häufig führen Störungen des **Kaliummangels** über eine neurologische Symptomatik wie Adynamie, Müdigkeit, „Muskelkater", paralytischer Ileus, eine **rezidivierende Urolithiasis,** vor allem Kalziumphosphatsteine, schließlich eine zufällig entdeckte **Nephrokalzinose** oder **Osteomalazie** zur Verdachtsdiagnose der renal tubulären Azidose.

Heute sind **drei Formen** dieser Krankheit bekannt, die 1935 erstmals von *Lightwood* und *Butler* beschrieben und 1948 von *Albright* stoffwechselmäßig untersucht wurde.

Weniger bedeutend im Rahmen der Harnsteingenese ist die **proximale Form,** bei der es durch eine Störung der Bikarbonatrückresorption im proximalen Nierentubulus zur metabolischen Azidose kommt. Störungen des Knochenstoffwechsels oder eine Harnsteinbildung sind nicht bekannt.

Wichtig ist die **distale Form,** bei der wiederum eine komplette von einer inkompletten Form unterschieden wird. Kennzeichen der distalen Form sind eine **metabolische hyperchlorämische Azidose mit Hypokaliämie und Hypovolämie,** verbunden mit einer **Hyperkalzurie**, einer **Hyperphosphaturie,** einer Hyposthenurie und dem Unvermögen, den Harn trotz metabolischer Azidose anzusäuern.

4.7.2 Pathogenese (Abb. 22, Kap. 7)

Die Pathogenese dieser Störung des Säurebasenhaushaltes liegt in der ungenügenden H-Ionen-Sekretion des distalen Tubulus, so daß der Harn-pH der Patienten trotz metabolischer Azidose meist nicht unter pH 6 abfällt. Trotz ungestörter Ammoniakbildung kommt es zur verminderten Ammonium-Chloridausscheidung, da die renale Kompensation einer metabolischen Azidose über eine erhöhte Ammoniak- und Ammonium-ausscheidung erst ab einem pH von 5,5 einsetzen kann. Ein Grund dafür, daß der Struvitstein bei der RTA selten vorkommt. Die Ursache der gestörten Protonensekretion ist ungeklärt. Es scheint jedoch kein kompletter Ausfall zu bestehen, sondern lediglich eine Unfähigkeit, einen größeren Wasserstoffionen-gradienten zwischen Tubuluslumen und Zelle aufrechtzuer-halten. Bedingt durch die mangelnde Protonensekretion im distalen Tubulus kommt es zur verminderten Natriumrückre-sorption. Die dadurch einsetzende Natriumurese und Hypovol-ämie löst einen sekundären Hyperaldosteronismus aus. Dieser und das Unvermögen einer ausreichenden H-Ionen-Sekretion bedingen eine Abnahme der tubulären Kaliumrückresorption, laborchemisch faßbar als Hypokaliämie und Hyperkaliurie.

Normalerweise werden zur Gegenregulation **bei einer metabolischen Azidose vermehrt Bikarbonationen** im Austausch gegen Säure-Anionen rückresorbiert. Bei der renal tubulären Azidose ist dieses gegenregulatorische Prinzip gestört und es werden verstärkt Chlorid-Ionen als Anionen rückresorbiert. Dies bedingt und verstärkt die metabolische hyperchlorämische Azidose.

Jede metabolische Azidose bedingt durch eine Apatitspaltung eine vermehrte Kalziummobilisation aus dem Skelettsystem. Daraus resultiert eine temporäre Hyperkalzämie und Hyper-phosphatämie, wobei Kalzium aufgrund der Azidose einen hö-heren Ionisationsgrad aufweist. Das im Serum vermehrt anfal-lende Kalzium (ionisiertes Kalzium) und Phosphat werden glo-merulär filtriert und erscheinen auch in höherer Konzentration im distalen Tubulus, weil nach Erreichen des Transportmaxi-mums im proximalen Tubulus eine Steigerung der Rückresorp-tion nicht möglich ist. Da bei der renal tubulären Azidose die H-Ionensekretion in den distalen Tubulus gestört ist, liegt ein Urin-pH um den Neutralisationspunkt vor. Kalzium und Phos-phat sind in diesem Urinmilieu schlecht löslich und kristallisie-ren aus. Die Folgen sind neben der rezidivierenden Harnstein-bildung die häufig zu beobachtende Nephrokalzinose.

4.7.3 Diagnostik

Neben den typischen Laborbefunden und der klinischen Symp-tomatik kann ein einfach durchzuführender Ammonium-Chloridbelastungstest nach *Wrong* und *Davies* weiterführen (siehe Kapitel 7). Der Untersuchung sollte eine 6stündige Nüchternperiode vorausgehen. Während der Untersuchung muß der Patient ungesüßten Tee zur Gewährleistung einer ausreichenden Diurese trinken (1—2 l). Nach der Gabe von 0,1 g Ammoniumchlorid/kg Körpergewicht ist es einem Gesunden möglich, seinen Urin bis auf einen pH-Wert unter 5,4 max. bis 4,4 anzusäuern. Liegt jedoch eine renal tubuläre Azidose vor, so ist eine Ansäuerung nicht möglich, da es trotz vermehrter exogener Säurezufuhr nur zu einer geringgradigen Steigerung der Protonensekretion im distalen Tubulus kommt. Durch die exogene Säurezufuhr wird die metabolische Azidose weiterhin verstärkt meßbar im Abfall des Standard-Bikarbonat- sowie des aktuellen Bikarbonatspiegels. Diese Untersuchungsbefunde sind jedoch vor allem bei Vorliegen eines Proteusinfektes vorsichtig zu diskutieren, da Proteusbakterien die Fähigkeit besitzen, Harnstoff in Ammoniak zu spalten und den Urin dadurch alkalisieren.

4.7.4 Differentialdiagnose

Differentialdiagnostisch muß an ein **Fanconi- oder Lowe-Syndrom** gedacht werden, bei dem eine **proximal tubuläre Azidose mit tubulären Defekten der Glucose-, Phosphat- und Harnsäureresorption kombiniert ist.** Beim Fanconi- oder Lowe-Syndrom wird eine Urolithiasis oder eine Nephrokalzinose trotz Hyperphosphat- und Hyperkalzurie nicht beobachtet. Möglicherweise liegt die Ursache hierfür in der Hyperaminoazidurie, die bei der RTA nicht vorkommt, und der daraus resultierenden Komplexbildung zwischen Kalzium und Ammoniumsalzen.

4.7.5 Therapie

Die Therapie zielt nicht auf eine Ansäuerung des Urins, sondern auf eine Korrektur der Azidose und der dadurch ausgelösten Kalzium- und Phosphatmobilisation aus dem Skelettsystem und einer Vermeidung der deletären Osteomalazie.

Eine **kausale Therapie** des tubulären Defektes und der daraus resultierenden Nephrokalzinose ist z. Zt. nicht möglich. Eine symptomatische Therapie besteht:

in der **Korrektur der Azidose** und der laborchemisch faßbaren Störungen,
in der **Kaliumsubstitution bei Hypokaliämie,**
in der Gabe von Kalziumsalzen in Kombination mit Vitamin D 3 bei nachgewiesener ausgeprägter Osteomalazie.

Die Korrektur der Azidose kann mit der Shohlschen Lösung (50—100 ml/Tag — aufgeteilt in 3 Dosen) oder durch Kaliumbikarbonatsubstitution erfolgen. Eine Ansäuerungs-Therapie verbietet sich, da hierdurch die schon bestehende metabolische Azidose und deren Folgen verstärkt würden.

Schließlich ist ein Therapieversuch der Hyperkalzurie mit Thiaziden gerechtfertigt, da Thiazide im distalen Tubulus die Kalziumrückresorption steigern.

4.7.6 Literatur

W. R. Conrey und R. C. Pfister: Radiology 105, 497, 1972
R. M. Farrell, M. Horwith und E. C. Muecke: J. Urol. 111, 429, 1974
J. Hodler: Normale und pathologische Funktionen des Nierentubulus von *K. Ullrich* und *J. K. Hierholzer,* Verlag Huber, Bern, 1965
J. D. Young und L. G. Martin: J. Urol. 107, 170, 1972
M. A. Nash: J. Pediat. 80, 738, 1972
A. Sebastian: The Kidney, Herausgeber B. M. Brenner, F. C. Rector Philadelphia, Sounders 1976
D. W. Seldin: The metabolic basis of inherited disease 4. Ausgabe, Herausgeber J. B. Stanbury, New York, 1978

4.8 Zystinurie

von R. Hautmann

4.8.1 Definition:

Die **Zystinurie** ist eine angeborene Störung des tubulären Transportes der dibasischen Aminosäuren, der zur exzessiven Ausscheidung von Zystin, Lysin, Arginin und Ornithin führt. Bei einigen Patienten besteht ein ähnlicher Defekt auch bei der intestinalen Absorption der dibasischen Aminosäuren. Wegen der begrenzten Löslichkeit von Zystin resultieren sämtliche klinischen Manifestationen dieser Störung aus der schweren Löslichkeit des Zystins bzw. der Zystinsteinbildung (Abb. 15).

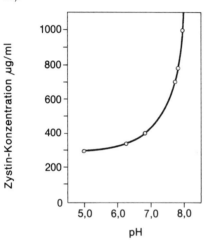

Abb. 15: Abhängigkeit der Löslichkeit des Zystins vom Urin-pH.

4.8.2 Das enterale Transportsystem

der dibasischen Aminosäuren ist einfach darzustellen. Zystin, Lysin, Arginin und Ornithin werden durch einen gemeinsamen Prozeß transportiert. Dieses System ist natrium- und energieabhängig und außerdem substratspezifisch.

4.8.3 Niere (Abb. 16)

Die Darstellung des renalen Transportsystems der dibasischen Aminosäuren ist weit schwieriger. Aber allein die Tatsache der Existenz der Zystinurie beweist, daß es ebenfalls bestehen muß. Genauso sicher ist jedoch, daß dieser gemeinsame Transportmechanismus nicht der einzige Prozeß ist, der den transtubulären Flux der dibasischen Aminosäuren steuert. Neben dem gemeinsamen Transportsystem (vgl. Abb. 16), das die dibasischen Aminosäuren und Zystin im Tubulus resorbiert, muß es mindestens noch zwei weitere Transportsysteme für Zystin alleine geben: eines, das die Resorption und Sekretion von Zystin (oder Zystein), ein zweites, das für die Resorption der dibasischen Aminosäuren, nicht jedoch für Zystin verantwortlich ist (vgl. Abb. 16). Ein isolierter genetischer Defekt lediglich im gemeinsamen Transportsystem erklärt die Clearance-Verhältnisse bei der Zysteinurie voll. Außerdem erklärt die Gegenwart zweier dibasischer Aminosäuren-Transportsysteme die Tatsache, daß in vitro keine kompetitive Hemmung zwischen Zystin und den übrigen dibasischen Aminosäuren besteht.

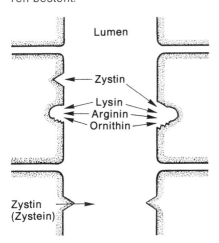

Abb. 16: Transportsystem der dibasischen Aminosäuren und des Zystins im Tubulus. Die Pfeile, die vom Lumen zum Zellinneren gerichtet sind, bedeuten Reabsorption, diejenigen vom Zellinneren zum Lumen dagegen Sekretion.

4.8.4 Erbgang

Die Untersuchung von Zystinuriker-Familien hat zu folgender genetischer Klassifizierung der Zystinurie geführt.

Komplett-rezessiv: Diese Kinder von zystinurischen Eltern scheiden sämtliche vier dibasischen Aminosäuren normal aus.

Inkomplett-rezessiv: In dieser Gruppe scheiden alle Patienten Zystin und Lysin im Exzeß aus. Diese Gruppe kann in drei verschiedene genetische Typen unterteilt werden, die in Tabelle 16 dargestellt sind. Die Folge dieses genetischen Defektes ist eine mangelhafte Synthese eines spezifischen Membranproteins oder Enzyms, welches den Transport der dibasischen Aminosäuren katalysiert oder durchführt.

Tabelle 16: Unterteilung der Zystinurie

		Homozygot			Heterozygot
Typ	Dibasische Aminosäuren im Harn	Aktiver intestinaler Transport			Ausscheidung der dibasischen Aminosäuren im Harn
		Zystin	Lysin	Arginin	
I	+ + +	—	—	—	normal
II	+ + +	+	—		(+)
III	+ + +	+	+	+	(+)

nach *Rosenberg,* L. E., et al. J. Clin. Invest **45**: 365, 1966

4.8.5 Häufigkeit

Ungefähr 1—3% aller Harnsteine bestehen aus Zystin. Die Häufigkeit der Zystinsteinbildung muß dann 1/100—200000 betragen. Andererseits beträgt die Häufigkeit der Zystinurie 1—2/40000. Dies bedeutet, daß nur rund 10—20% aller Zystinuriker jemals Steine bekommen und als solche diagnostiziert werden.

4.8.6 Klinik

In aller Regel ist die einzige klinische Manifestation der Zystinurie die Steinbildung. Dementsprechend stehen die Obstruktion und die Infektion an der Spitze der klinischen Zeichen der Zystinurie. Ein Großteil der Patienten stirbt bereits im Kindesalter an der Urämie, dennoch ist der Hauptgipfel des Auftretens in der dritten Lebensdekade. Die Zystinurie betrifft beide Geschlechter gleichermaßen, jedoch ist die Prognose bei den Männern schlechter. Im Durchschnitt sterben sie mit 37 Jahren, während die Frauen 54 Jahre alt werden.

Reine Zystinsteine sind einfach zu erkennen: sie sind honig- bis sandfarben. Ihre Strahlendichte hängt vom Schwefelgehalt ab, aber sie ist prinzipiell geringer als die für kalziumhaltige Steine. Die Zystinuriker können jedoch gemischte Steine bilden. Nur die Hälfte aller Zystinuriker scheidet reine Zystinsteine aus, die übrigen sind mehr oder weniger stark infektiöse Steine. Beinahe 10% der Zystinuriker scheiden Steine aus, die keine Zystinsteine sind. Aus diesem Grunde ist beim Zystinstein die Steinanalyse zwar wichtig, jedoch gestattet sie nicht in allen Fällen die korrekte Diagnose. Deshalb muß bei **allen** Patienten, bei denen der Verdacht auf einen Zystinstein besteht, der Cyanid-Nitroprussid-Test durchgeführt werden (s. 4.8.7.2).

4.8.7 Diagnose und Differentialdiagnose

Wenn man daran **denkt,** ist die Diagnose der Zystinurie einfach:

4.8.7.1 Der Nachweis der hexagonalen, flachen Kristalle im Urin ist pathognomonisch. Cave! Der Patient darf nicht unter Sulfonamiden stehen, dort erscheinen ähnliche Kristalle(!) Diese pathognomonischen Kristalle sollen in konzentrierten Urinproben untersucht werden. Wenn der Urin übersättigt ist, finden sie sich **immer.**

4.8.7.2 Der Cyanid-Nitroprussid-Test *(Lewis)* ist einfach und wertvoll. Der Zusatz von Natriumcyanid zu einem mit Ammoniumhydroxyd alkalisch gemachten Harn führt zur Reduktion von Zystin zu Zystein. Das Zystein bildet einen tiefroten Komplex, wenn Natrium-Nitroprussid zugefügt wird. Auch bei Patienten mit einer Homozystinurie wird die Reaktion positiv. Sie wird falsch positiv bei einer Azetonurie.

4.8.7.3 Der diagnostische Beweis steht und fällt mit dem chromatographischen Nachweis des Aminosäuremusters im Harn.

Die Zystinurie darf keinesfalls mit der **Zystinose** verwechselt werden. Auch dies ist eine Störung des Zystinstoffwechsels. Mit Ausnahme ihrer Namen unterscheiden sich die beiden

Störungen jedoch erheblich. Die Zystinose ist durch die Anhäufung von intrazellulärem Zystin in Cornea, Leukozyten, Knochenmark, Leber und Niere, jedoch **nicht** durch die Bildung von Zystinsteinen gekennzeichnet. Niereninsuffizienz und Urämie sind frühe Manifestationen bei den meisten Zystinosepatienten, vorwiegend wegen der intrazellulären Zystinablagerungen in den Tubuluszellen. Die Zystinausscheidung ist genau wie die der anderen dibasischen Aminosäuren erhöht.

Noch weniger Schwierigkeiten sollten bei der Unterscheidung der Zystinurie von der **Homozystinurie** bestehen. Beide Erkrankungen geben einen positiven Nitroprussid-Test im Harn. Sonst bestehen jedoch keinerlei Ähnlichkeiten. Klinisch bestehen bei der Homozystinurie Linsendislokationen, mentale Retardierung, aber keinesfalls Steine (Tab. 17).

Tabelle 17: Differentialdiagnose von Zystinurie, Zystinose und Homozystinurie

Parameter	Zystinurie	Zystinose	Homozystinurie
Klinisch			
Nierenstein	+	—	—
Zystinablagerung im Gewebe	—	+	—
Niereninsuffizienz	spät	früh	—
Linsendislokation	—	—	+
Fanconi-Syndrom	—	+	—
Labor			
Nitroprussid-Test	+ + + +	(±)	+ + + +
Kristallurie	+	—	—
Pathologische Aminoazidurie	Spezifisch: (Zystin, dibasische Aminosäuren, Zystein-, Homo Zystein-disulfid)	generell (Zystin keinen Peak)	spezifisch (Homozystin)

4.8.8 Literatur

Crawhall, J. C., Purkiss, P., Watts, R. W. E., and Young, E. P.: The excretion of amino acids by cystinuric patients and their relatives. Ann. Hum. Genet. 33: 149—169 (1969)

Frimpter, G. W., Horwith, M., Furth, E., Fellows, R. E., and Thompson, D. D.: Inulin and endogenous amino acid renal clearances in cystinuria: Evidence for tubular secretion. J. Clin. Invest. 41: 281—288 (1962)

Lewis, H. B.: The occurrence of cystinuria in healthy young men and women. Ann. Intern. Med. 6: 183—192 (1932)

Rosenberg, L. E., Durant, J. L., and Albrecht, I.: Genetic heterogeneity in cystinuria: Evidence for allelism. Trans. Ass. Amer. Physns. 79: 284—296 (1966)

Rosenberg, L. E., Downing, S. J., Durant, J. L., and Segal, S.: Cystinuria: Biochemical evidence for three genetically distinct diseases. J. Clin. Invest. 45: 365—371 (1966)

Rosenberg, L. E., Crawhall, J. C., and Segal, S.: Intestinal transport of cystine and cysteine in man: Evidence for separate mechanisms. J. Clin. Invest. 46: 30—34 (1967)

Thier, S., Fox, M., Segal, S., and Rosenberg, L. E.: Cystinuria: In vitro demonstration of an intestinal transport defect. Science 143: 482—484 (1964)

4.9 Steinbildung und Nierenerkrankungen sowie allgemeine Erkrankungen

von H.-J. Schneider

4.9.1 Einleitung

Harnsteine kommen bei verschiedenen Erkrankungen der Niere oder anderer Organe häufiger vor als bei Gesunden, so daß Zusammenhänge und Abhängigkeiten bestehen müssen. Diese sind im Einzelfall oft noch nicht bekannt. Sie zu ergründen ist dringend notwendig, um

— effektive prophylaktische Maßnahmen einleiten zu können,

— weitere Hinweise zur Harnsteingenese zu erhalten.

Im folgenden wird versucht, die Häufigkeit verschiedener Steinarten bei Krankheiten der Niere und des Organismus, die Ursachen ihrer Bildung und Möglichkeiten zur Prophylaxe zu erläutern.

4.9.2 Erkrankungen der Niere und Nephrolithiasis

4.9.2.1 Pyelonephritis — Nephrokalzinose — Markschwammniere

Pyelonephritis und Nephrolithiasis beeinflussen sich gegenseitig negativ. Während Harnsteine nur zu einem geringeren Teil durch die **Pyelonephritis** entstehen, verursachen Konkremente im Nierenhohlraumsystem fast regelmäßig einen Harnwegsinfekt. Der Pathomechanismus der Harnsteinbildung durch Harnwegsinfektion ist im Kapitel 4.6 ausführlich erläutert (Abb. 17).

Bei genetischer Anlage einer **renalen tubulären Azidose** (RTA) kann die klinische Manifestation durch eine Pyelonephritis ausgelöst werden und erscheint dann als rezidivierende Nephrolithiasis oder **Nephrokalzinose** (Kap. 4.7). Die Nephrokalzinose wird im Röntgenbild diagnostiziert (Abb. 18) und ist gerade im Kindesalter nicht selten. Von 78 Kindern mit Nierensteinen der Mayo Clinic wurde sie bei 11 (14%) nachgewiesen.

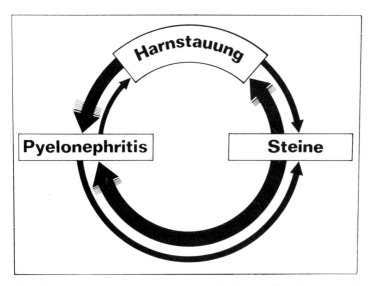

Abb. 17: Wechselbeziehungen zwischen Pyelonephritis, Stauung und Harnsteinen

Im Ursachenkomplex der Nephrokalzinose spielt die Hyperkalzurie eine besondere Rolle. Durch den hohen Ca-Gehalt des Primärharns und die gesteigerte tubuläre Rückresorption kommt es zur metastatischen Kalksalzablagerung in den Nieren. Bei elektronenoptischer Untersuchung der Nephrokalzinose nach Intoxikation mit Dihydrotachysterol fand sich eine intrazelluläre Kalkablagerung vor allem in den PAS-positiven Substanzen, aber auch in den geschwollenen Mitochondrien.

Tabelle 18: Ursachen der Nephrokalzinose

---

primärer Hyperparathyreoidismus
renale tubuläre Azidose
Milch-Alkali-Syndrom
Vitamin-D (DHT)-Intoxikation
Sarkoidose
Morbus Cushing
idiopathische Hyperkalzurie
Osteoporose und Osteolyse
Pyelonephritis

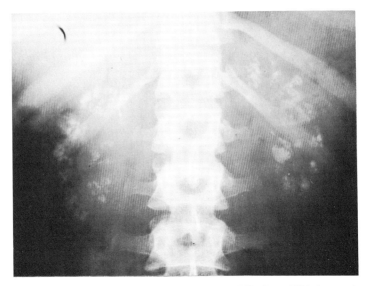

Abb. 18: Röntgenübersichtsaufnahme eines 16jährigen Mädchens mit ausgeprägter Nephrokalzinose

Die Ursachen der Nephrokalzinose sind in Tabelle 18 zusammengefaßt.

Bei 80% der Patienten mit RTA ist röntgenologisch eine Nephrokalzinose nachweisbar, beim Hyperparathyreoidismus ist diese seltener.

Die weiterbestehende Hyperkalzämie und fortschreitende Nephrokalzinose führt zur Funktionsminderung der Nieren, die durch die Harnwegsinfektion noch verstärkt wird.

Die Therapie der Nephrokalzinose besteht in einer Korrektur der Stoffwechselveränderungen und der Harnwegsinfektion.

McCredie u. Mitarb. gaben 4 Kindern mit Nephrokalzinose EHDP (Ethane 1-Hydroxy-1,1-diphosphonate) in einer Dosierung von 10 mg/kg Körpergewicht täglich über 13 Monate. Zwar bildeten sich keine neuen Verkalkungsherde, ein Rückgang wurde aber nicht registriert.

Die Prognose ist nur bei guter Nierenfunktion günstig, wobei eine Heilungsrate von über 50% erreicht werden kann.

Auch die Markschwamm- oder medulläre Markzystenniere ist häufig mit einer Hyperkalzurie kombiniert. Bei gezielter Untersuchung fanden *Yendt* u. *Cohanim* bei 25% ihrer Steinträger eine Markzystenniere und konnten außerdem eine familiäre Häufung feststellen. Es handelt sich um eine anlagebedingte Parenchymdysplasie mit zystischer Ektasie der Sammelröhren im Papillenbereich. Durch Harnstagnation fallen Harnsalze aus und führen zur Verkalkung dieser kleinen Zysten. Die Diagnose wird meist röntgenologisch gestellt, manchmal nach spontanem Steinabgang.

Rose behandelte 31 Patienten mit einer Markschwammniere. Es waren 21 Männer und 10 Frauen, von denen 13 eine Hyperkalzurie hatten. Die Behandlung ist in der Regel konservativ, wie bei der Nephrokalzinose, und nur bei lokalisiertem Befall ist eine Operation (Polresektion) indiziert.

4.9.2.2 Tuberkulose

Eine abnorme Häufung von Harnsteinen ist für die Tuberkulose zwar nicht charakteristisch, andererseits kommt die Kombination von **Urotuberkulose** und **Urolithiasis** häufiger vor, als es dem normalen Steinbefall entspricht. Die Angaben der einzelnen Autoren schwanken von < 1—10%. Meist handelt es sich um Röntgendiagnosen, und die Differenzierung zwischen verkalkter Nekrose, verkreidetem Kaverneninhalt und solidem Harnstein ist schwierig.

Nach *Wehrheim* und *Köhler* gibt es 4 Möglichkeiten der Steinbildung in tuberkulösen Nieren:

— Kalziumphosphateinlagerung in tuberkulöse Nekrosen. Nach Abstoßung ins Hohlraumsystem kann das zum Ausgangspunkt weiterer Steinbildung werden.

— Steinbildung bei Harnabflußstörung und Mischinfektion durch tuberkulöse Stenosen.

— Verkreidung tuberkulöser Einschmelzungsherde, z. B. Kittnieren.

— Zufällige Kombination primärer Steinbildung mit einer Nierentuberkulose.

Unter fast 3000 Patienten mit Nierentuberkulose fand *Tkatschuk* bei 6% eine Kombination mit Steinen. Dabei wurden verkalkte Tuberkuloseherde nicht beachtet. Bei $^2/_3$ der Patienten war die Tuberkulose der Steindiagnose vorausgegangen und nur bei 12% wurde die Tuberkulose nach der Urolithiasis entdeckt.

Als Steinbildungsursachen bei Tuberkulose werden verschiedene Faktoren angegeben:

— Hyperkalzurie, die *Tkatschuk* in 46% sah
— Läsionen der Papillen und der Nierenbeckenwand
— Harnabflußstörungen durch Stenosen
— vesikoureteraler Reflux
— sekundäre Infektion mit Harnalkalisierung.

Abflußstörung und Superinfektion spielen unter den Ursachen die Hauptrolle. 40—50% der Tuberkulosepatienten mit Steinen hatten eine Harnabflußstörung, meist als Folge von Kelchhals- oder Ureterstenosen. Eine chronische, nichtspezifische Pyelonephritis fand sich bei 80% der Patienten. Dementsprechend werden vor allem Struvit- und Karbonatapatitsteine beobachtet.

Harnabflußstörung und Superinfektion sind hauptsächlichste Ursachen der Steinbildung bei Tuberkulose. Ihre Beseitigung und die Steinentfernung sind Voraussetzung der Harnsteinmetaphylaxe, aber auch einer erfolgreichen spezifischen Tuberkulosetherapie.

Voraussetzung für die spezifische Therapie der Tuberkulose, die Behandlung der unspezifischen Pyelonephritis und die Steinrezidivprophylaxe ist die Steinentfernung und die Beseitigung von Harnabflußstörungen. Erst danach sollten die Prinzipien einer Infektsteinmetaphylaxe Beachtung finden.

Einen pathogenetischen Zusammenhang zwischen der PAS-Ca-Medikation, Hyperkalzurie und Nierensteinbildung vermuten *Schöne* u. Mitarb. Bei Knochentuberkulose mit langdauernder Immobilisation kann es durch Hyperkalzurie bei Osteoporose (42) und durch Harnstase zur Steinbildung kommen.

Alle pathogenetischen Faktoren müssen in der Harnsteinprophylaxe bei Tuberkulosepatienten beachtet und ausgeschaltet werden.

4.9.2.3 Bilharziose

Harnsteine treten auch im Zusammenhang mit einer Bilharziose auf. Blasensteine sind z. B. in Ägypten endemisch, wo etwa 70% des Volkes, vor allem der Landbevölkerung, von **Bilharziose** befallen sind. Als Ursachen der Steinbildung werden von *Büscher* angegeben:

— Ureterstenosen durch Bilharziome
— Veränderungen des Harnepithels
— Bilharziosebedingte Harnwegsinfektion.

Zwar finden sich im Zentrum von Steinschliffen gelegentlich Bilharziaeimassen, die Eier scheinen aber selbst nicht den Kristallisationskern darzustellen. Ursache der Steinbildung sind vor allem sekundäre Entzündungsprodukte infolge der Begleitzystitis. Die Therapie richtet sich gegen die Bilharziose und den Harnwegsinfekt und entspricht den Regeln der Harnsteinmetaphylaxe je nach der Steinart.

4.9.2.4 Glomerulonephritis und Nephrose

Harnsteine kommen bei Patienten mit **Glomerulonephritis** oder **Nephrose** selten vor. Wenn *Mates* u. *Krizek* unter 3300 Harnsteinpatienten keinen mit einer Nephrose oder chronischen Glomerulonephritis fanden, entspricht das den Angaben anderer Autoren. Die vermehrte Eiweißausscheidung ist zwar ein Risikofaktor der Steinbildung, der meist verdünnte, in der Regel sterile Urin wirkt aber einer Steinentstehung entgegen.

Eine interessante Beobachtung teilte *Ritz* kürzlich mit. Unter 120 Patienten im chronischen Dialyseprogramm fand er 6 mit Nierensteinen. Alle Konkremente waren spontan abgegangen. Auffällig war die relativ hohe Oxalsäurekonzentration im Harn und der große Anteil organischer Substanzen in den Steinen.

4.9.2.5 Harnstauungsniere und Steinbildung

Eine mäßige **Harnabflußstörung** spielt für die Steinentstehung in der Niere eine größere Rolle als die schwere. In ausgeprägten Hydronephrosen werden Konkremente selten beobachtet. Nierensteine finden sich häufig bei Ureterabgangsstenosen. *Alken* u. *Hermann* beobachteten Steine bei etwa $^1/_3$ ihrer

Patienten mit Nierenmißbildungen. Oft begünstigt die Harnstase die Infektion, und es resultieren Infektionssteine in alkalischem Urin. Das häufige Vorkommen von Struvit- oder Karbonatapatit im frühen Kindesalter wird ursächlich mit urogenitalen Mißbildungen vor allem bei Knaben in Zusammenhang gebracht. *Vahlensieck* fand bei 42% der kindlichen Steinpatienten Mißbildungen, *Minkov* bei 25%.

Welche zahlenmäßigen Beziehungen zwischen dem Grad der Harnstauung, der Stein- und Infekthäufigkeit bestehen, untersuchten *Vela-Navarrete* u. Mitarb. bei 100 Patienten mit einseitiger Hydronephrose (Tab. 19).

Tabelle 19: Beziehungen zwischen Harnstauung, Steinen und Infektion

Hydronephrosestadium	I	II	III	IV
Anzahl der Patienten	9	20	39	32
Steine	0	5	8	4
Infektion	2	3	9	9

Sie fanden eine höhere Ca-Ausscheidung in der Harnstauungsniere und auch *Boshamer* betont, daß die Hyperkalzurie häufig erst durch die Abflußbehinderung zur Steinbildung führt. Er bezieht sich dabei auch auf die *Selye*schen Experimente, bei denen sich Ca-Plaques auch nur während einer akuten Stauung bildeten.

Manchmal ist die Abflußstörung auf das untere Kelchgebiet beschränkt („Schlammfang") und erst die Nierenpolresektion kann das Steinrezidiv verhindern.

Über eine Ansammlung sog. **Kalziummilch** in Harnstauungsnieren, Nierenzysten oder Kelchdivertikeln berichteten *Eickenberg u. Mellin*. Aber auch feste Steine werden in pyelogenen oder solitären Nierenzysten und bei der polyzystischen Nierendegeneration gefunden. Durch die engen, langausgezogenen Kelchhälse wird die kritische, nicht mehr abgangsfähige Steingröße eher erreicht.

Harnsteine bilden sich im Rahmen einer Abflußbehinderung durch sekundäre Infektion und veränderte Strömungsmechanik.

Neben den organischen Ursachen der Harnabflußstörung, wie sie bei Mißbildungen typisch sind, gibt es funktionelle Veränderungen, welche eine Steinbildung fördern.

Frang u. Mitarb. stellten bei Harnsteinpatienten eine Hypomotilität des Nierenbeckenkelchsystems fest, die sich in zwei Formen äußert:

— Rhythmische, aber seltene Kontraktionen
— Kontraktionen mit geringer Wirkung.

Durch beide wird eine Sedimentation und Steinkernretention möglich. *Schneider* u. *Seyfarth* vermuten Totzonen zwischen den Teilströmungen besonders bei Harnabflußstörungen. In diesen halten sich organische Substanzen der Dichte um 1 auf, und durch intermizellare Harnsalzeinlagerung werden rasch kritische Steingrößen erreicht.

4.9.2.5 Nierentumoren und Steine

Für das Zusammentreffen von Nierensteinen und **-tumoren** gibt es drei Möglichkeiten:

— Rein zufälliges Auftreten.

— Der Tumor ist primär und verursacht durch Blutung, Inkrustation, Stauung und sekundäre Infektion die Steinbildung.

— Nierenbeckensteine erzeugen den Tumor durch eine chronische Wandirritation, meist über eine Pyelonleukoplakie.

Die letztere Möglichkeit trifft wohl am häufigsten zu und demzufolge werden vor allem Plattenepithelkarzinome bei Nierenbeckenausgußsteinen beschrieben. *Zielinski* u. Mitarb. geben eine bösartige Neubildung bei 2% der Nierenbeckenausgußsteine an. Aus diesem Grund wird auch ein frühzeitiges, aktives Vorgehen bei Ausgußsteinen befürwortet.

4.9.3 Allgemeine Erkrankungen und Harnsteine

4.9.3.1 Rückenmarkserkrankungen

Angaben über die Häufigkeit des Steinleidens bei Paraplegikern sind sehr unterschiedlich. Es muß mit 10—20% Harnsteinen bei **Querschnittsläsionen** gerechnet werden, wobei Blasensteine häufiger sind als Nierensteine. Nach der Infektion ist die Steinbildung die wesentlichste Komplikation bei der neurogenen Blasenentleerungsstörung.

Ursachen sind:

— Dauerkathetertherapie.
— Harnwegsinfektion, vor allem durch ureasepositive Erreger.
— Funktionelle Abflußstörungen und Harnstase.
— Immobilisation mit Knochenabbau und Hyperkalzurie.

Überwiegend ergibt die Steinanalyse die Infektionssteine Struvit, Karbonatapatit und NH_4-Urat. Die Steinprophylaxe ist schwierig, aber erfolgreich, wenn die Steinentstehungsursachen ausgeschaltet werden. So wird der ständige Rückgang der Harnsteine bei Paraplegiefällen im Liverpool Regional Centre in den letzten Jahren auf die prophylaktischen Maßnahmen, wie reichliche Flüssigkeitszufuhr, erzwungene Diurese, Frühmobilisation, Residualharnbekämpfung und erfolgreiche Infektbehandlung zurückgeführt.

Auf einen Dauerkatheter, vor allem auf Ballonkatheter, sollte zugunsten regelmäßiger Katheterung unter aseptischen Kautelen bis zur Erreichung einer Spontanmiktion verzichtet werden. Blasensteine werden durch elektrohydraulische oder Ultraschallithotripsie entfernt. Erst danach gelingt eine Infektsanierung. Wegen der oft auftretenden intra- und postoperativen Komplikationen ist bei der Indikationsstellung zur Operation von Nierensteinen Zurückhaltung geboten (Kowalczyk u. Mitarb.).

4.9.3.2 Diabetes mellitus — Adipositas — Hypertonie — Rheumatismus — Intoxikationen

Bei verschiedenen Erkrankungen kommen Harnsteine häufiger vor, die Kausalfaktoren sind aber nicht in jedem Fall bekannt. Eine Untersuchung psychosomatischer Parameter ließ interessante Zusammenhänge erkennen. Während der **Diabetes mellitus** in der DDR bei 1,5—2% der Bevölkerung vorkommt, fanden wir 5,1% Diabetiker unter den Harnsteinpatienten. Bei den männlichen Harnsäuresteinträgern machten die Diabetiker 6% und bei den weiblichen sogar 14% aus (Janitzky u. Schüler).

Eine seltene Stoffwechselstörung ist die **Alkaptonurie.** Durch einen erblichen Enzymdefekt wird die Homogentisinsäure nicht weiter abgebaut und mit dem Urin ausgeschieden. Treten bei Patienten mit Alkaptonurie Harn- oder Prostatasteine auf, sind es die üblichen Oxalat- oder Phosphatkonkremente, die nur durch die eingelagerte Homogentisinsäure braun bis schwarz gefärbt sind.

Im engen Zusammenhang mit dem Diabetes muß auch das **Übergewicht** der Steinträger gesehen werden. Schon *Krizek* stellte bei der Analyse einer großen Zahl von Steinträgern fest, daß ihr Durchschnittsgewicht deutlich höher war, als das der normalen Bevölkerung.

70% unserer Steinpatienten lagen über dem Broca-Index (Körpergewicht in kg = Körpergröße in cm minus 100), 25% darunter, und nur 5% entsprachen dem Normgewicht. Am eindrucksvollsten war das bei weiblichen Harnsäuresteinträgern, bei denen 83% ein Übergewicht haben. Der pyknomorphe Habitus machte bei den weiblichen Steinpatienten 51% aus, gegenüber 36% bei der Normalbevölkerung. Pyknische Patientinnen bekommen doppelt so häufig Harnsäuresteine wie Frauen mit athletischem oder leptosomem Habitus. Der mit Überernährung verbundene Bewegungsmangel fördert den Diabetes mellitus ebenso wie die Steinbildung, und so läßt sich auch das häufige Zusammentreffen erklären (Vergl. Kap. 4,5). *Maurer* u. *Vahlensieck* beschrieben ein häufiges Auftreten von **Hypertonie** bei Steinträgern und gaben als Ursache Harnstauung, Harnwegsinfekt und Arterienstenosen an. Nur die Hälfte unserer Steinpatienten hatten normotone Blutdruckwerte. Bei 18% der Männer und 29% der Frauen bestand eine Hypertonie.

Im Rahmen einer Fragebogenanalyse wurden von über 30% der 500 befragten Steinpatienten **rheumatische Beschwerden** angegeben. Bei den männlichen Harnsäuresteinträgern waren es sogar 50%. Bei einer Häufigkeit des Rheumatismus von 4% in der DDR ist das eine sehr auffällige anamnestische Angabe. Sicherlich ist auch darin der Grund zu suchen, daß 18% der Männer und 23% der Frauen unter den befragten Steinpatienten häufiger Schmerz- und Schlaftabletten einnehmen.

Diabetes mellitus, Rheumatismus, Adipositas und Hypertonie sind häufiger mit einer Urolithiasis kombiniert.

Zum Schluß sei noch darauf hingewiesen, daß chronische Intoxikationen zur Steinbildung führen können. Das wird nach Überdosierung von Vitamin D oder Dihydrotachysterol beschrieben. Weniger bekannt sind Wirkungen von Industrieemissionen. Das Umweltgift Cadmium wird z.B. vor allem in den Nieren angereichert und führt zur toxischen Gewebsschädigung. Folge davon sind Hyperkalzurie und Harnsteine. Beides beschrieb *Kazantzis* bei Arbeitern einer Buntmetallhütte nach langer Exposition.

4.9.3.3 Darmerkrankungen als Ursache der Nephrolithiasis

Zahlreiche Beobachtungen weisen auf einen Einfluß der Ernährung bei der Harnsteinbildung hin und führen zu Diätempfehlungen in Therapie und Prophylaxe (8.1 u.7). Jahreszeitliche Schwankungen der Steinhäufigkeit sind vor allem Folge unterschiedlicher Ernährung und finden ihren Ausdruck auch in der gesteigerten Ca- und Oxalsäureausscheidung. Verstärkte Purinzufuhr erhöht die Harnsäureausscheidung, und *Robertson* u. Mitarb. ermittelten eine gesicherte Beziehung zwischen dem Anteil des Nahrungsproteins und der Steinfrequenz bei der englischen Bevölkerung.

Für einen möglichen Zusammenhang zwischen Erkrankungen des Magen-Darm-Traktes und dem Harnsteinleiden sprechen folgende Beobachtungen:

— Häufiges Zusammentreffen von Gallen- und Nierensteinen.

— Häufiges Auftreten Ca-haltiger Nierensteine bei Morbus Crohn und anderen chronischen Darmerkrankungen mit Malabsorptionssyndrom.

— Hyperoxalurie und Nephrolithiasis bei Dünndarmresektion oder Bypass-Operation wegen Adipositas.

4.9.3.3.1 Bilithiasis — Gallen- und Harnsteine

In der Klinik war aufgefallen, daß **Gallensteinpatienten** öfter Nierensteine haben als die Normalbevölkerung. *Budevski* u. Mitarb. haben diese Beobachtung bei 250 Harnsteinpatienten ihrer Dispensairesprechstunde überprüft und fanden bei 14% eine Kombination mit Gallensteinen. Der Anteil der Ca-Oxalatsteine war bei diesen Patienten stark erhöht und ergibt Rückschlüsse auf die Pathogenese.

4.9.3.3.2 Chronische Darmerkrankungen mit Malabsorptionssyndrom

Eine **Hyperoxalurie** wird bei Darmerkrankungen häufig gefunden und scheint eine wesentliche Ursache der Steinbildung als Komplikation zu sein. Typisches Beispiel einer chronischen **Darmerkrankung,** die den gesamten Darmtrakt befallen kann, ist der Morbus Crohn. Häufigstes Symptom sind neben Abdominalschmerzen und Gewichtsabnahme die Diarrhoe. Der dadurch konzentrierte Urin und die häufig beobachtete hohe Oxalsäurekonzentration im Harn sind günstige Voraussetzungen der Steinbildung. *Bosseckert* u. *Günther* sahen eine Nephrolithiasis allerdings nur bei 4 ihrer 32 Patienten.

Zum Pathomechanismus der Hyperoxalurie und Steinentstehung bei chronischen Darmerkrankungen und nach Darmresektionen vergleiche Kapitel 4.4.

4.9.3.3.3 Dünndarmresektion

Nach dem geschilderten Pathomechanismus (Absatz 4.4) entstehen Nierensteine bei Dünndarm-, speziell bei Ileumresektionen. Diese werden nach Unfällen, entzündlichen Darmerkrankungen oder Volvulus erforderlich und wurden in den letzten Jahren vor allem als **Bypass-Operation** zur Behandlung der massiven Adipositas eingesetzt. Eine wesentliche Komplikation nach solchen Operationen ist die Nephrolithiasis, wobei die Steine fast ausschließlich aus Ca-Oxalat bestehen. 24% der Männer und 10% der Frauen hatten Nierensteine nach Bypass-Operationen.

Da die supravesikale Harnableitung unter Verwendung von Dünndarm einen zunehmend breiteren Raum im urologischen Operationsprogramm einnimmt, müssen Komplikationen einkalkuliert und verhindert werden. *Zingg* und Mitarb. fanden bei 27% ihrer 162 Patienten mit **Ilealconduit** nach zweijähriger Beobachtungszeit Harnsteine. Bei den Nierenkonkrementen handelt es sich meist um Ca-Oxalat, während die Schlingensteine durch den meist bestehenden Proteusinfekt aus Struvit oder Karbonatapatit sind. Eigene Untersuchungen zeigten bei 23 Brickerblasenpatienten in 14 Fällen Oxalsäurewerte über 50 mg/l. Im Vergleich von Conduit- und Nierenbekkenurin derselben Patienten fand sich im Conduitsammelurin eine verminderte Ca-, Na-, Mg- und Zitratkonzentration, demgegenüber war die Ausscheidung von K, Phosphat, Sulfat, Zystin und Oxalsäure erhöht. In der Prophylaxe müssen bei solchen Patienten die Stoffwechselbedingungen für die Oxalatsteine und der Proteusinfekt für die Struvitsteine beachtet werden.

Durch Störung des Elektrolyt- und Wasserstoffwechsels führt auch ein längerdauernder **Laxantienabusus** zur Steinbildung. Das wird besonders bei jüngeren Frauen beobachtet. Enterale Wasserverluste und Stimulation des Renin-Angiotensin-Aldosteron-Systems bedingen eine Abnahme des Harnzeitvolumens und der Ausscheidung von Natrium und Wasser. Zumeist bilden sich in dem sterilen sauren Harn Oxalatkonkremente oder Harnsäuresteine.

Darmerkrankungen sind ein wichtiger Faktor in der Harnsteingenese und müssen bei der Steinprophylaxe beachtet werden.

4.9.4 Literatur

Alken, C. E., u. G. Hermann: Untersuchungen über die Urolithiasis unter besonderer Berücksichtigung der Bevölkerungsstatistik, Urol. int. 4 335, 1957

Boshamer, K.: Morphologie und Genese der Harnsteine. Handbuch der Urologie, Bd. 10, Springer-Verlag, Berlin-Göttingen-Heidelberg, 1961, S. 58

Bosseckert, H.: Gastroenterologische Erkrankungen in Beziehung zum Urogenitalsystem, Zschr. Urol. Nephrol. 71 657, 1978

Bosseckert, H., u. E. Günther: Der Morbus Crohn — Beobachtungen am eigenen Krankengut, Z. Ges. inn. Med. 33 73, 1978

Budevski, G., P. Pomakov, K. Kolev, T. Tabanska u. E. Stojanova: Bilithiasis — Besonderheiten im klinischen Verlauf und im Röntgenbild. Erster Bulgarischer Urologenkongreß, Sofia, 1974

Büscher, H. K.: Therapie der Nieren- und Harnleitersteine, Handbuch der Urologie Bd. 10, Springer-Verlag, Berlin-Göttingen-Heidelberg, 1961, S. 236

Burr, R. G., u. J. J. Walsh: Urinary calcium and kidney stones in paraplegia. Report of an attempted prospective study. Paraplegia 12 38, 1974

Caspary, W. F.: Erworbene Hyperoxalurie und Nephrolithiasis bei gastroenterologischen Erkrankungen („enterale" Hyperoxalurie). Dsch. med. Wschr. 100 1509, 1975

De Wind, L. T., u. J. H. Payne: Intestinal bypass surgery for morbid obesity — long term results. J. Amer. Med. Ass. 15, 2298, 1976

Eickenberg, H.-U., u. P. Mellin: Kalziummilchniere und Hydronephrose. In: G. Gasser u. W. Vahlensieck, Pathogenese und Klinik der Harnsteine V, Steinkopff-Verlag Darmstadt, 1977 S. 173

Frang, D., E. Hajos u. B. Ruzinkó: Harnabflußstörung und Nierensteinbildung, IV. Jenaer Harnsteinsymposium, Symposiumsbericht, Jena 1975, S. 142

Gasser, G., G. Lunglmayer u. W. Waldhäusl: Zur Elektronenmikroskopie der Nephrocalcinose. Urologe 7 64, 1968

Hallson, P. C., G. P. Kasidas u. G. A. Rose: Urinary oxalate in summer and winter in normal subjects and in stone-forming patients with idiopathic hypercalciuria, both untreated and treated with thiazide and/or cellulose phosphate, Urol. Res. 4 169, 1976

Hallson, P. C., G. P. Kasidas u. G. A. Rose: Seasonal variations in urinary excretion of calcium and oxalate in normal subjects in patients with idiopathic hypercalciuria, Brit. J. Urol. 49 1, 1977

Heidbreder, E., H. Hennemann u. A. Heidland: Hypercalciurie — Nephrocalcinose — Kalklithiasis der Niere, Dsch. med. Wschr. 99 586, 1974

Hennig, O.: Steine der Harnblase, der Harnröhre und Vorsteherdrüse, Handbuch der Urologie, Bd. 10, Springer-Verlag, Berlin-Göttingen-Heidelberg, 1961, S. 304

Hesse, A., H.-J. Schneider u. E. Hienzsch: Zu einigen Fragen der Harnsteinerkrankung, Z. Ges. inn. Med. 32 222, 1977

Horn, H.-D.: Morphologische, biochemische und therapeutische Grundlagen des Harnsteinleidens. In: Alken-Staehler: Klinische Urologie, Georg Thieme Verlag, Stuttgart, 1973, S. 164

Janitzky, H., u. G. Schüler: Untersuchungen psychosomatischer Parameter an Nephrolithiasispatienten, Med. Diss., Jena, 1978

Kazantzis, G.: The effect of cadmium on the human kidney, Internationales Harnsteinsymposium, Symposiumsbericht, Jena, 1978, S. 117

Kowalczyk, J., K. Klecz, J. Zielinski u. J. Czopik: Die Harnsteinkrankheit bei Paraplegie. Zschr. Urol. 68 799, 1975

Krizek, V.: Urolithiasis and prostatolithiasis in alcaptonuria with ochronosis, Int. Urol. Nephrol. 3 245, 1971

Krizek, V.: Körpergewicht und Übergewicht bei Urolithiasis mit verschiedener Zusammensetzung der Konkremente. Zschr. Ges. inn. Med. 23 86, 1968

Lenk, S., G. Brien u. C. Bick: Harnsteinbildung durch Dihydrotachysterolüberdosierung, Zschr. ärztl. Fortb. 70 470, 1976

Malek, R. S., u. P. P. Kelalis: Nephrocalcinosis in infancy and childhood, J. Urol. 114 441, 1975

Marquardt, H.: Inkomplette renale tubuläre Acidose bei rezidivierender Nephrolithiasis und Nephrocalcinose, Urologe A 12 162, 1973

Mates, J., u. V. Krizek: Die Steinkrankheit im Licht von 3340 beobachteten Fällen. Zschr. Urol. 48 478, 1955

Maurer, H.-J., u. W. Vahlensieck: Blut-Hochdruck bei Nierensteinkranken. Med. Welt 18 632, 1967

McCredie, D. A., H. R. Powell u. E. Rotenberg: Diphosphonate therapy in nephrocalcinosis. Brit. J. Urol. 48 93, 1976

Minkov, N.: Zur Frage der Ätiopathogenese der Urolithiasis im Kindesalter. V. Jenaer Harnsteinsymposium, Symposiumsbericht, Jena, 1978, S. 148

Moores, W. K., u. P. J. O'Boyle: Staghorn calculi of the kidney, Eur. Urol. 2 216, 1976

Bommer, J., E. Ritz, W. Tschöpe, u.U. Gebhardt: Nephrolithiasis in patients on manifenace kemodialysis. In: W. Vahlensieck u. G. Gasser, Pathogenese und Klinik der Urolithiasis VI. Steinkopff-Verlag, Darmstadt, 1978, S. 307

Robertson, W. G., M. Peacock u. A. Hodgkinson: Dietary factors in the genesis of calcium-containing stones. In: W. Vahlensieck u. G. Gasser. Pathogenese und Klinik der Harnsteine VI. Steinkopff-Verlag, Darmstadt, 1978, S. 5

Rose, G. A.: Nierensteinbildung bei Markschwammnieren. IV. Jenaer Harnsteinsymposium, Symposiumsbericht, Jena 1975, S. 149

Ruge, W., J. Köhler u. H. Fromm: Hyperoxalurie als Komplikation bei Darmerkrankungen, Med. Klin. 71 2028, 1976

Rugendorff, E. W., H.-J. Schneider, G. Gundlach, W. A. Behrendt, D. Kuhn u. Dagmar Gundlach: Ergebnisse klinischer Prüfungen des Kationenaustauscherpräparates Campanyl in der Therapie und Metaphylaxe calciumhaltiger Harnsteine. Urologe A 16 197, 1977

Schneider, H.-J.: Die Bedeutung der Oxalsäure für das Harnsteinleiden. Zschr. Urol. Nephrol. 70 757, 1977

Schneider, H.-J., V. Bockhorn, B. Gutsche u. F. Schäfer: Stoffwechseluntersuchungen bei extravesikaler Harnableitung unter Verwendung von Dünndarm und nach Ileumresektion mit besonderer Beachtung der Oxalsäure, In: W. Vahlensieck u. G. Gasser, Pathogenese und Klinik der Harnsteine VI, Steinkopff-Verlag, Darmstadt, 1978, S. 45

Schneider, H.-J., u. H.-H. Seyfarth: Investigations on flow dynamics and microstructure and their contribution to urolith genesis. Eur. Urol. 5 32, 1979

Schöne, D., G. Hausschild u. St. Wässer: Hypercalciurie unter PAS-Calcium-Medikation als pathogenetischer Faktor der Urolithiasis. Dsch. med. Wschr. 94 1491, 1969

Smith, L. H., A. F. Hofmann, M. M. Tacker, H. Fromm u. P. J. Thomas: Acquired hyperoxaluria, nephrolithiasis, and intestinal disease. In: Cifuentes Delatte, Rapado u. Hodgkinson, Urinary Calculi, Karger, Basel 1973, S. 31

Sommerkamp, H., u. W. B. Schwerk: Inkomplette tubuläre Acidose bei rezidivierender Phosphatsteinurolithiasis, Urologe A 12 167, 1973

Sutor, D. J., S. E. Wooley u. V. Krizek: The composition of calculi from patients with alcaptonuria, Brit. J. Urol. 42 386, 1970

Tari, K., K. So u. K. Nosaka: A case of squamous cell carcinoma of the renal pelvis associated with staghorn calculus, Jap. J. Urol. 63 283, 1972

Tkatschuk, V. N.: Sekundäre Steinbildung bei Kranken mit Nierentuberkulose, IV. Jenaer Harnsteinsymposium, Symposiumsbericht, Jena 1975, S. 84

Vahlensieck, W.: Therapie und Rezidivprophylaxe des kindlichen Harnsteinträgers, V. Jenaer Harnsteinsymposium, Symposiumsbericht, Jena 1978, S. 136

Vela-Navarrete, R., A. Rapado, E. Garcia de la Peña u. M. L. Traba: Analysis of lithogenetic factors in unilateral hydronephrosis, In: Cifuentes Delatte, Rapado u. Hodgkinson, Urinary Calculi, Karger, Basel 1973, S. 145

Wagenknecht, L. V.: Assoziation von Hypernephrom und Nierenstein, Zschr. Urol. 66 121, 1974

Wehrheim, W., u. H. Köhler: Harnsteinbildung bei Nierentuberkulose, IV. Jenaer Harnsteinsymposium, Symposiumsbericht, Jena 1975, S. 90

Woersdoerfer, O., u. F. Schreiter: Laxantienabusus und Urolithiasis, actuelle urol. 4 265, 1973

Yendt, E. R., u. M. Cohanim: The management of the patient with calcium stones, Brit. J. Urol. 48 507, 1976

Zielinski, J., L. Luciak u. J. Czopik: Plattenepithelkrebs des Nierenbeckens infolge von Ausgußsteinen, Zschr. Urol. 63 863, 1970

Zingg, E., G. Mayor, U. Keller u. O. Schmucki: Die Steinbildung bei definitiver Harnableitung, IV. Jenaer Harnsteinsymposium, Symposiumsbericht, Jena 1975, S. 215

5 Symptomatologie, Diagnose und Differential-diagnose des Harnsteinleidens

von B. Terhorst

5.1 Symptomatologie der Harnsteinkolik

Das auffälligste Symptom der Harnsteinerkrankung ist subjektiv die Nierenkolik, während zu den objektiven Erscheinungen die Hämaturie, der Steinabgang und die Pyurie zählt.

Eine Kolik tritt dann auf, wenn sich der in der Niere gebildete Stein in Bewegung setzt und in den Harnleiter gelangt. Das klinische Bild des Steinleidens ist nicht zwangsläufig mit Koliken verbunden. Viele Parenchymsteine, kleine Nieren-kelchsteine und die großen Nierenbeckenausgußsteine können sich ohne subjektive Beschwerden des Steinträgers entwickeln.

Die typische Nierenkolik beginnt plötzlich, überraschend in Form von krampfartigen, anfallsweisen, wellenartigen Schmerzen im Nierenlager, ausstrahlend entlang des Harnleiters in die Region der Blase, des Genitales oder des Oberschenkels. Je nach Lokalisation des Steines in der Niere, dem oberen oder unteren Harnleiterabschnitt, verlagert sich der Hauptschmerz in die Flanke, in den Mittel- oder Unterbauch (Abb. 18a).

Bei der Kolik ist der Patient unruhig und wälzt sich im Bett umher. Der Bauch kann infolge der begleitenden Darmlähmung aufgetrieben sein = Darmatonie. Tiefe Uretersteine zeigen neben den Schmerzen imperativen Harndrang und Pollakisurie, die Schmerzen strahlen in die Hoden oder Labien aus. Begleitet wird die Kolik von Brechreiz und Erbrechen.

Analog den Geburtswehen nahm man früher an, daß die Koliken durch eine Harnabflußstörung mit Hyperperistaltik bedingt seien. Neuere Untersuchungen ergaben jedoch, daß keine Hyperperistaltik, sondern eine Tonuserhöhung im gestauten Harnleiter nachweisbar ist (*Lutzeyer, Rutishauser*). Analog den Wehen können Koliken wenige Minuten oder Stunden dauern, meist erfolgen die Schmerzattacken in kürzeren oder längeren Abständen. Fieber, Schüttelfrost, Brennen beim Wasserlassen und Versiegen der Urinproduktion deuten auf eine zusätzliche Harninfektion hin.

Bei einem Teil der Patienten findet sich infolge der Schleimhautverletzung durch den Stein ein blutiger Urin. Hämaturien beobachtet man bei etwa einem Viertel aller Steinkranken, wobei das Blutharnen meist mit dumpfen Schmerzen oder Koliken verbunden ist. Schmerzfreie makroskopische Blutbeimengungen im Urin sind dagegen eher tumorverdächtig. Oft ist bei Steinpatienten die Hämaturie nach körperlicher Anstrengung größer als in Ruhe.

Trüber, eitriger Urin, Fieber und Schüttelfrost deuten auf eine gleichzeitige Begleitinfektion und eine Komplikation des Steinleidens. Große Nierenbeckenausgußsteine verraten sich oft nur durch trüben Urin oder Fieber und machen keinerlei Schmerzen.

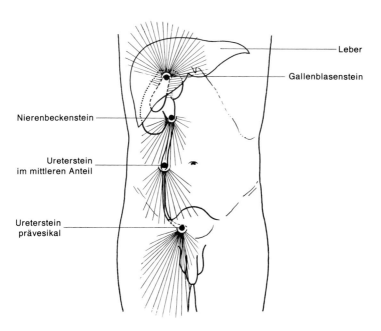

Abb. 18a: Schmerzprojektion beim Nieren- o. Ureterstein und beim Gallensteinleiden (aus Alken: Leitfaden der Urologie)

Allgemein gilt: Je kleiner der Stein, um so größer die Schmerzen.

Kommt es nach Koliken zum Steinabgang, gilt erst das Konkrement als Beweis für eine steinbedingte Kolik. Koliken sind oft das Symptom einer Steinerkrankung, können jedoch auch durch andere Krankheiten hervorgerufen werden. Der Harn sollte durch ein Haarsieb (Gaze, Kaffeesieb) gegeben werden, um den oder die Konkremente zu gewinnen! Wichtig ist, die abgegangenen Konkremente aufzubewahren und dem Arzt mitzubringen, damit eine Steinanalyse ermöglicht wird.

5.2 Differentialdiagnose der Harnsteinkolik

Die häufigste Ursache plötzlich auftretender, kolikartiger Schmerzen im Nierenbereich und Unterbauch sind zwar Harnsteine, aber auch andere Krankheiten verursachen ähnliche Beschwerden. Jeder Kranke und auch jeder Steinträger soll bei oder nach jeder Kolik den Arzt aufsuchen. Man kann sich nicht darauf verlassen, daß wohl wieder ein Stein abgehen wird. Längeres Abwarten bei falscher Diagnose kann Lebensgefahr bedeuten. Abzugrenzen von der Steinkolik sind:

die Gallenkolik, die im Gegensatz zur Nierenkolik vorwiegend im rechten Oberbauch unter den Rippen lokalisiert ist. Die Schmerzen strahlen in die rechte Schulter aus (Abb. 18a). Gelbsucht spricht für ein Gallenleiden, während der Urin infolge der Gallenfarbstoffe auch rot sein kann und der Stuhl oft weiß ist. Rote Blutkörperchen lassen sich im Urin im allgemeinen nicht nachweisen.

gynäkologische Erkrankungen wie stielgedrehte Ovarialzysten oder Tubargravidität. Diese gynäkologischen Ereignisse zeichnen sich jedoch im Gegensatz zur Nierenkolik durch Zeichen des akuten intraabdominalen Geschehens aus. Druckschmerz im Unterbauch, Abwehrspannung, druckschmerzhafter Douglas und Zeichen der Peritonitis,

die akute Appendizitis. Der Steinkranke ist während der Kolik sehr unruhig. Er versucht, den heftigen Schmerzen durch häufige Änderung der Körperlage zu begegnen, d. h. er liegt, kniet, sitzt, steht, läuft. Die Haut ist blaß, kalt und schweißnaß. Die entsprechende Nierenregion ist klopfempfindlich, und im Verlauf des Harnleiters ist der Bauch druckschmerzhaft.

Bei intraabdominellen Erkrankungen liegt der Patient im allgemeinen ruhig im Bett, weil ihm dies die größte Linderung bringt. Für eine Appendizitis sprechen ferner Bauchdeckenspannung, Loslaßschmerz, Leukozytose und Temperaturerhöhung, wogegen Meteorismus, Erbrechen, Hodenschmerzen und imperativer Harndrang für eine Uretersteinkolik typisch sind. Eine Mikrohämaturie findet man bei Urolithiasis, vereinzelt Erythrozyten können jedoch auch bei einer retrozökalen Appendizitis im Urin sein.

Ein blockierender Harnleiterstein kann das Bild eines **akuten Abdomens** vortäuschen. Auf reflektorischem Wege kommt es zu einem Meteorismus, das Abdomen ist aufgetrieben, die Darmgeräusche sind spärlich. Klingende, metallische Darmgeräusche findet man beim Ileus, Mikrohämaturie beim Steinleiden. Das Erbrechen setzt auf der Höhe bei der Kolik ein, während das Erbrechen bei der Peritonitis und dem akuten Abdomen erst dem Schmerzanfall folgt.

Andere Nierenerkrankungen wie chronische Pyelonephritis, Nierentumor, Urotuberkulose und Papillennekrosen können durch Koagel oder Detritusabgang durch den Harnleiter Steinkoliken vortäuschen. Mit Hilfe von Urinbefund, Urogrammen, Kulturen und biochemischen Befunden lassen sich diese Nierenerkrankungen jedoch abgrenzen.

5.3 Untersuchungsbefund unter der Kolik und im Intervall

Die klinische Untersuchung beginnt mit der exakten Erhebung der Vorgeschichte. Wegweisend sind familiäre Steindispositionen, frühere Steinabgänge, Operationen an Nieren und ableitenden Harnwegen. Abzuklären sind Stoffwechselstörungen mit Dispositionen zur Steinbildung wie Gicht, Zystinurie, primärer Hyperparathyreoidismus sowie Pharmaka (Vitamin C, D, Alkalipräparate).

Während der Kolik findet sich beim Patienten ein typisches klinisches Bild. Der Patient ist extrem unruhig, er ändert häufig seine Körperhaltung, um die sehr starken Schmerzen besser zu ertragen. Die Haut ist blaß, kalt und naß, der Puls erniedrigt. Über der erkrankten Nierenregion, im Bereich der betroffenen Flanke und dem Unterbauch besteht eine Klopf- und Druckschmerzhaftigkeit. Die Schmerzen können in die Genitalregion bei tiefem Harnleiterstein ausstrahlen. Häufig findet sich ein Hodenhochstand der betroffenen Seite und ein Zugschmerz an diesem Hoden. Brechreiz und Erbrechen sind häufig anzutreffen. Reflektorisch kommt es zu einem Meteorismus, das Abdomen ist aufgetrieben, die Darmgeräusche abgeschwächt. Das Erbrechen setzt auf der Höhe der Kolik ein, während es bei der Peritonitis erst nach dem Schmerzanfall auftritt. Besteht bereits eine länger dauernde Harnabflußstörung mit Harnstauungsniere, kann man im Bereich der Niere eine Resistenz fühlen oder bei bimanueller Palpation tasten.

Im Intervall bestehen größere Chancen, die Anamnese genauer zu erfahren. Der Untersuchungsbefund ist im Intervall dagegen gering, oft läßt sich nur eine umschriebene Druckempfindlichkeit im Nieren- und Ureterbereich nachweisen.

5.4 Hämaturie und Differentialdiagnose der Hämaturie

Neben der Kolik ist die Hämaturie ein wesentliches Symptom für die Diagnose einer Urolithiasis. Steinbedingte Makrohämaturien, bei denen auch Blutkoagel mit dem Urin entleert werden können, setzen erst im Anschluß an Koliken ein und sind relativ selten. Die Ursache liegt in der Traumatisierung der Schleimhaut mit Arrosionen.

Häufiger finden sich steinbedingte Mikrohämaturien, die bei Koliken wie im schmerzfreien Intervall nachweisbar sind. Bei Steinkranken ist nach körperlicher Bewegung oft eine Zunahme der Erythrozytenausscheidung im Urin festzustellen.

Die Hämaturie ist nicht obligatorisch beim Steinleiden und Symptom vieler anderer urologischer Erkrankungen, die durch ihren Nierenschmerz eine Urolithiasis vortäuschen können:

Nierentumoren und Tumore der ableitenden Harnwege gehen oft mit Blutbeimengungen im Urin einher und können Steine vortäuschen, wenn ein Blutgerinnsel einen kolikartigen Schmerz und eine Harnabflußstörung hervorruft. Schmerzlose Hämaturien sprechen eher für Tumore als für Steine. Mit Hilfe des Urogramms und der Renovasographie wird sich die richtige Diagnose stellen lassen.

Die Uro-Tbc kann durch Koagel oder Detritusabgang Koliken hervorrufen, verbunden mit einer Mikrohämaturie, so daß ein Steinleiden vorgetäuscht werden kann. Auf einer Nierenübersichtsaufnahme beim Röntgen können zudem Kalkschatten über beiden Nieren zu sehen sein. Steine kommen bei der Tuberkulose in 10% der Fälle vor.

Die „sterile" Pyurie und das tuberkuloseverdächtige Urogramm weisen auf die richtige Diagnose hin, die durch den kulturellen Nachweis säurefester Stäbchen im Urin (ggf. Tierversuch) gesichert wird.

Unspezifische Infektionen der Nieren und ableitenden Harnwege wie Pyelonephritis, Ureteritis, Zystitis, Prostatitis und Urethritis können sich durch eine Mikrohämaturie verraten. Besonders die akute Nierenbeckenentzündung kann durch einen plötzlichen, schweren Nierenschmerz und Mikrohämaturie ein Steinleiden vortäuschen. Meist findet man im Urin Eiter und Bakterien, wobei allerdings die Infektion auch eine Komplikation des Steinleidens sein kann. Harn-, bakteriologische Untersuchung und Röntgenbild geben über die genaue Diagnose Auskunft.

In seltenen Fällen macht sich eine **Glomerulonephritis** nur durch eine Mikrohämaturie ohne Ödeme, ohne Hochdruck und ohne Proteinurie bemerkbar. Die Diagnose läßt sich dann nur per exclusionem stellen und kann nur durch eine Nierenbiopsie in solchen Fällen gesichert werden.

Nierentraumen zeigen in leichten bis mittelgradigen Formen oft nur eine Hämaturie. Anamnese und Röntgenbild erlauben eine exakte differentialdiagnostische Abklärung.

„Pseudo-Hämaturie" täuscht gelegentlich eine echte Blutbeimengung im Urin vor, wenn die Patienten über roten Urin berichten. Ein Urinsediment zeigt nach Essen von roten Rüben oder Pharmaka ebensowenig Erythrozyten wie bei der Hämoglobinurie, obwohl der Urin rot verfärbt ist.

Blutungen der unteren ableitenden Harnwege täuschen nur selten ein Steinleiden vor, sollen jedoch der Vollständigkeit halber erwähnt werden: Prostata-Adenom, Prostata-Karzinom, Varizen am Blasenhals, Blasensteine, Zystitis und Blasentumoren.

Seltene Ursachen der Mikrohämaturie sind Zystennieren, Nierenzysten, Hydronephrose, Nephroptosen, Niereninfarkt, Papillennekrosen, Thrombozytopenien und intern-nephrologische Krankheitsbilder.

Merke: 1. **Schmerzlose Hämaturie ist allgemein so lange tumorverdächtig, bis eine andere Blutungsursache nachgewiesen ist.**

2. **Jede Hämaturie muß dringend abgeklärt werden.**

5.5 Röntgenuntersuchung

Jeder klinische Verdacht auf das Vorliegen eines Harnsteines ist unbedingt durch weitere diagnostische Maßnahmen abzuklären. Dabei hat sich vor allem die Röntgenaufnahme bewährt. Man kann damit den Stein sicher nachweisen und aus der Darstellung der Harnwege, der Größe, Form und Lage des Steines Hinweise für die Therapie erhalten. Anhand des Röntgenbildes kann entschieden werden, ob ein Spontanabgang zu erwarten ist, ein Stein durch eine Schlinge entfernt werden kann, ob eine Auflösung des Konkrementes möglich ist oder ob eine operative Steinentfernung nötig ist.

Wir unterscheiden schattendichte und schattennegative Nierensteine; je nachdem, ob die Steine strahlenundurchlässig oder strahlendurchlässig sind.

Es sind

Kalzium-Oxalatsteine:	stark schattengebend,
Kalzium-Phosphatsteine:	schattengebend,
Zystinsteine:	gering schattengebend,
Harnsäuresteine:	nicht schattengebend.

Die **Nierenübersichtsaufnahme** im Liegen zeigt die Nieren und das kleine Becken, wobei darauf zu achten ist, daß die oberen Nierenpole und der distale Harnleiterabschnitt mit erfaßt sind. Schattenpositive Konkremente lassen sich auf diesen Aufnahmen im allgemeinen erkennen, außer wenn sie extrem klein sind oder in Knochendeckung liegen. Nierensteine müssen von anderen schattengebenden Verkalkungen abgegrenzt unterschieden werden (Tab. 20).

Das **i. v.- oder Infusionsurogramm** mit **Spät-** und/oder **Schräg-aufnahmen** ist notwendig, die Konkremente genauer zu lokalisieren und differentialdiagnostisch von den extrarenalen Verkalkungen abzugrenzen. Beim Fehlen von Verkalkungen kann ein schattennegativer Stein nur durch das Urogramm diagnostiziert werden; auch der Nachweis einer Harnabflußstörung ist nur durch das Urogramm möglich.

Eine akute, vollständige Harnabflußstörung bei vorher funktionstüchtiger Niere zeigt im Urogramm eine fehlende Kontrastmittelausscheidung, jedoch eine Darstellung des Nierenschattens im Sinne einer Nephrographie. Den gleichen nephrographischen Effekt sieht man beim Urogramm während oder kurz nach einer Kolik.

In diesen beiden Fällen sind **Spätaufnahmen** wichtig, da es nach 2, 4, 6, 12 oder oft erst nach 24 Std. gelingt, das dilatierte Nierenbeckenkelchsystem und den Harnleiter bis zum blockierenden Stein darzustellen. Bei leichter Niereninsuffizienz oder Darmgasüberlagerung geben Doppeldosis-Urogramme oder Infusurogramme meist gute Bilder und lassen das Hohlsystem oft noch ausreichend zur Darstellung kommen.

Durch **Schrägaufnahmen** lassen sich Verkalkungen als extrarenal oder extraureteral oder als Steine erfassen.

Im i. v.-Urogramm oder Infusionsurogramm zeigen sich **schattennegative Konkremente** durch Aussparungen im Kontrastmittel. Die Aussparung ist im allgemeinen nicht wandständig und allseits von Kontrastmittel umflossen. Oft lassen sich schattennegative Steine nur durch die Dilatation des Hohlsystems vermuten. Differentialdiagnostisch sind stets Nierenbecken- oder Harnleitertumore zu erwägen, die im allgemeinen

Tabelle 20: Differentialdiagnose des Kalkschattens

---

1. Verkalkte Mesenterial-Lymphknoten mit scholliger, unscharfer Struktur,
2. verkalkten Rippenknorpeln,
3. Gallensteinen,
4. den typischen ovalären und kreisrunden Phlebolithen im kleinen Becken mit zentraler Aufhellung.   '
5. Tabletten.
6. Verkalkungen der Beckengefäße.

---

wandständig sind. Weiter sind eine Pyelitis cystica, Koagel, Gefäßimpressionen und bei retrograder Füllung Luftblasen auszuschließen.

Das **retrograde Pyelogramm** wird heute weitgehend durch das Infusionsurogramm ersetzt. Eine retrograde Füllung soll heute nur noch unter strengster Indikation und unter streng aseptischen Kautelen durchgeführt werden. Die Indikation besteht bei urographisch unklaren Situationen; im allgemeinen nur zur Klärung schattennegativer Kontrastaussparungen (Stein oder Tumor), wobei sich die Aussparungen besser darstellen lassen. Die Hauptgefahr liegt in der Möglichkeit der Keimaszension.

Die **Nierenangiographie** dient nicht der Steindiagnose als solcher, sondern ist eine Ergänzung der klassischen Röntgenverfahren. Sie dient hauptsächlich im Zusammenhang mit dem Steinleiden der Abklärung urographisch funktionsloser Nieren, zeigt die Gefäßversorgung vor schwierigen Parenchymeingriffen und gibt in der nephrographischen Phase Aufschluß über die Parenchymfunktion der Niere zur Fragestellung Nephrektomie oder Organerhaltung.

Die **Radioisotopenuntersuchungen** haben in der Steindiagnose keine Bedeutung, lediglich das Isotopennephrogramm erlaubt die Aussage Harnstauung oder sonstige Nierenfunktionsstörung. Bei beidseitigem Steinleiden läßt sich anhand des ING's feststellen, welche Niere die bessere Funktion hat.

5.6 Laboruntersuchungen

5.6.1 Urinuntersuchung

Die Prüfung der Harnreaktion mit Messen des **Urin-pH**-Wertes ist einfach und wichtig. Konstant tiefe pH-Werte um oder unter 5,8 sprechen für eine Säurestarre und damit für eine Harnsäure-Urolithiasis. Fixierte pH-Werte zwischen 6,5 und 7,0 finden sich bei der renalen, tubulären Azidose, während pH-Werte über 7,0 für eine Infektion mit harnstoffspaltenden Erregern bei Struvit-Steinen sprechen.

Das **Urinsediment** zeigt charakteristisch fast stets rote Blutkörperchen in unterschiedlicher Intensität. Ferner finden sich weiße Blutkörperchen. Sind Kristalle nachweisbar, lassen sich aus deren Zusammensetzung Rückschlüsse auf den Stein machen. Zystinkristalle sieht man bei der Zystinurie und der Zystinsteinbildung, Harnsäurekristalle beim Harnsäurestein, und Oxalate findet man beim primären Hyperparathyreoidismus, renaler tubulärer Azidose und Hyperoxalurie.

Bakterien sieht man zwar im Sediment, sie sollten jedoch kulturell differenziert werden. Quantitative Keimzahlbestimmung und Antibiogramm stellen daher die Basis für eine gezielte Chemotherapie dar.

Bezüglich der speziellen Urinuntersuchungen zur Steindiathese-Diagnostik wird auf die Kapitel 6 und 7 verwiesen.

5.6.2 Blutuntersuchungen

Im Blutbild finden sich keine speziellen Veränderungen, eine Leukozytose weist auf eine Infektion hin. Eine Anämie findet man bei Nierenparenchymschäden mit urämischer Stoffwechselstörung.

Die Parameter der Nierenfunktion mit Serum-Kreatinin und Harnstoff sind beim komplikationslosen Steinleiden nicht erhöht. Ein Anstieg dieser Funktionsteste weist auf eine Parenchymstörung oder Stauung hin.

5.6.3 Steinanalyse

Jeder abgegangene Stein bedarf der genauen Analyse. Sie gibt Hinweise für die Art der Steindiathese und damit Möglichkeiten für eine Steinrezidivprophylaxe (s. Kap. 6 Steinanalyse).

5.7 Instrumentelle Untersuchungen

Die **Zystoskopie** ist für diagnostische Zwecke kaum erforderlich, sofern das Urogramm zufriedenstellend ausgefallen ist. Eine Indikation ergibt sich zur Klärung einer Hämaturie oder im Zusammenhang mit einem retrograden Pyelogramm und einer Schlinge. Über das Zystoskop kann ein Ureterenkatheter in den Harnleiter für diagnostische Maßnahmen zum retrograden Pyelogramm eingeführt werden oder therapeutisch zur

Harnableitung beim verschließenden Stein. Der Harnabfluß kann so beim kompletten Verschluß wiederhergestellt werden und eine urologische Notfallsituation beherrscht werden.

Merke: Koliken sind das Leitsymptom der Steinerkrankung, aber auch bei anderen Krankheiten möglich.

Merke: Die Röntgenuntersuchung gehört zur Basis-Diagnostik des Harnsteinleidens.

Merke: Kein Urogramm ohne Nierenübersichtsaufnahme.

5.7.1 Literaturverzeichnis

Lutzeyer, W.: Harnleiterdruckmessung, Urol. int. 16: 1 (1963)
Rutishauser, G.: Druck und Dynamik in den oberen Harnwegen. Fortschritte der Urologie und Nephrologie Bd. 2, Steinkopff-Verlag, Darmstadt (1970)

6 Steinanalyse

von M. Gebhardt

6.1 Grundlagen

Ziel einer jeden Harnsteinanalyse ist, Erkenntnisse über die Ätiologie und Pathogenese des Harnsteinleidens zu erhalten, um eine gezielte Therapie bzw. Metaphylaxe einzuleiten.

Oft wird versucht, auf Grund des Röntgenschattenbildes schon eine Aussage über die Art des vorliegenden Harnsteins zu machen; dabei wird zumindest eine Unterscheidung zwischen kalziumhaltigen oder „schattengebenden" und von Kalzium-freien oder „nicht schattengebenden" Konkrementen vorgenommen.

Für die Absorption eines dünnen parallelen Strahlenbündels gilt die Gleichung

$$I = I_0 \cdot e^{-\mu d}$$

wobei I die gemessene Intensität hinter der Probe, I_0 die Primärintensität, μ der lineare Absorptionskoeffizient und d die Dicke der Probe ist.

Tabelle 1 enthält die Harnsteinkomponenten mit ihren chemischen Formeln sowie zusätzlich die linearen Absorptionskoeffizienten der wichtigsten Kristallarten für Silberstrahlung ($\lambda = 0,559 \stackrel{\wedge}{=} U = 33,2$ kV). Die linearen Absorptionskoeffizienten nehmen mit kleiner werdender Wellenlänge bzw. mit größer werdender Photonenenergie ab. Die Verhältnisse der Absorptionskoeffizienten von Kristallart zu Kristallart bleiben jedoch praktisch konstant; das gilt auch für höhere Beschleunigungsspannungen bis etwa 60 kV. Bei noch höheren Beschleunigungsspannungen werden die Unterschiede in der Absorption geringer. Die Verwendung der in Tabelle 1 angegebenen Absorptionskoeffizienten für die Diskussion des Röntgenschattenbildes von Harnsteinen ist somit gerechtfertigt.

Die Absorptionskoeffizienten aller Harnsteinkomponenten sind größer als die des umgebenden Gewebes. Röntgennegative Steine dürfte es demnach nicht geben! Wenn sie dennoch auftreten, besagt das, daß diese Steine nicht kompakt, sondern porös sind, wobei die Poren mit einem weniger als das umgebende Gewebe absorbierenden Material gefüllt sein müssen.

Da für den Schatten im Röntgenbild das Produkt aus linearem Absorptionskoeffizienten und Absorberdicke maßgebend ist, besagen die Werte der Tabelle 1, daß z.B. ein Apatitkristall den gleichen Schatten verursacht wie ein Whewellitkristall, der 2,2mal so dick ist wie der Apatitkristall; ein Harnsäurekristall müßte dagegen die 15fache Dicke eines Apatitkristalls aufweisen, um den gleichen Schatten zu geben. Entsprechende Dickenverhältnisse lassen sich für beliebige Paare ausrechnen. Harnsteine sind jedoch nur in seltenen Fällen monomineralisch aufgebaut. Für mehrkomponentige Systeme kann man die Schwächungsgleichung in der Form:

$$I = I_0 \cdot e^{-(\mu_1 d_1 + \mu_2 \cdot d_2 + \mu_3 d_3)}$$

schreiben, d.h. der Gesamtabsorptionskoeffizient setzt sich, den Mengen der einzelnen Komponenten proportional, aus den einzelnen Absorptionskoeffizienten zusammen. Für drei Zweistoffgemenge und einem monomineralischen Stein als Beispiele kompakter Steine sowie unterschiedlich poröser Apatitsteine, bei denen die Poren mit Wasser gefüllt angenommen werden, sind die Absorptionskoeffizienten in Tabelle 21 zusammengestellt worden.

Tabelle 21: Lineare   Absorptionskoeffizienten   einiger   Harnsteine
(Silberstrahlung)

Zusammensetzung		μ cm^{-1}
kompakte Steine:		
90% Whewellit	+ 10% Weddellit	6,56
35% Apatit	+ 65% Struvit	6,56
21% Whewellit	+ 79% Harnsäure	2,14
100% Struvit		2,14
poröse Apatitsteine:		
100% Apatit		14,98
90% Apatit	+ 10% Wasser	13,94
80% Apatit	+ 20% Wasser	12,11
70% Apatit	+ 30% Wasser	10,68
60% Apatit	+ 40% Wasser	9,25
50% Apatit	+ 50% Wasser	7,81
40% Apatit	+ 60% Wasser	6,38
30% Apatit	+ 70% Wasser	4,95

Tabelle 21 zeigt, daß man einen Oxalatstein, bestehend aus 90% Whewellit und 10% Weddellit nicht von einem Phosphatstein, der aus 35% Apatit und 65% Struvit besteht, unterscheiden kann, da beide den gleichen linearen Absorptionskoeffizienten aufweisen. Aus dem gleichen Grund ist ein Oxalat-Harnsäure-Mischstein, bestehend aus 21% Whewellit und 79% Harnsäure, nicht unterscheidbar von einem reinen Struvitstein. So lassen sich in beliebiger Anzahl nicht unterscheidbare Mischsteine (unter Verwendung von Tabelle 1) berechnen.

Allein durch die unterschiedliche Porosität von Apatitsteinen können Absorptionskoeffizienten erhalten werden, die denen anderer Komponenten entsprechen, z. B. dem in saurem Milieu entstehenden Phosphat Brushit oder den Oxalaten Whewellit und Weddellit. Im Falle von porösen Struvitsteinen werden schnell Absorptionskoeffizienten von Harnsäure erreicht.

Es ist also **nicht möglich, aus dem Röntgenbild auf die Harnsteinart zu schließen:**

wegen der unterschiedlichen Dicke der Harnsteine in Strahlrichtung
wegen der Zusammensetzung aus verschiedenen Komponenten
wegen unterschiedlicher Porosität der Steine

Jeder Harnstein sollte daher **analysiert werden.**

6.2 Probenahme

Abb. 19 zeigt den Anschliff eines etwa 8 mm großen Oxalat-Phosphat-Mischsteines. Deutlich sind mehrere „Kerne" im Inneren zu erkennen. In späteren Wachstumsstadien des Steins sind sie gemeinsam zunächst locker, dann immer dichter von neuem Steinmaterial umhüllt worden.

Wie Abb. 19 zeigt, ist die Probenahme für das Ergebnis einer Analyse entscheidend. Je nachdem von welcher Stelle nämlich die zu analysierende Probe genommen wird, sind völlig verschiedene Ergebnisse zu erwarten. Um zu brauchbaren Ergebnissen zu gelangen, empfiehlt es sich, den ganzen Stein zu mörsern und dann einen Teil des homogenisierten Steinpulvers für die Analyse zu verwenden. Große Steine sollten durch

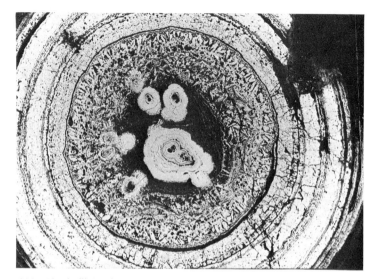

Abb. 19: Auflichtmikroskopisches Bild eines Oxalat-Phosphat-Mischsteins mit mehreren „Kernen".

die Mitte zerteilt werden. Von nur einer Hälfte des Steins kann dann durch Homogenisieren die zu analysierende Probe erhalten werden.

Andere Methoden, von großen Steinen eine repräsentative Probe zu gewinnen, führen zu völlig anderen und mit kleinen Steinen nicht mehr vergleichbaren Ergebnissen. So wird z. B. vorgeschlagen, den Stein durch die Mitte zu zersägen und das „Sägemehl" als Steinprobe anzusehen, oder den Stein durch die Mitte zu durchbohren und das dabei anfallende Pulver zu analysieren. Bei beiden Methoden würden falsche Ergebnisse resultieren. Die Analyse eines kugelförmigen, konzentrisch aufgebauten Harnsteins mit 50% Komponente A im Kern und 50% Komponente B als Schalensubstanz beispielsweise ergibt im Fall a) 76% A und 23,5% B und im Fall b) sogar 92,9% A und 7,1% B.

6.3 Chemische Analysenmethode

Die chemische Analyse ist die älteste Form der Harnsteinuntersuchung. Sie wird, wie eine Umfrage ergab, in Deutschland vorwiegend durchgeführt. Die im Handel befindlichen Testkombinationen zur qualitativen Analyse von Harnsteinkonkrementen sind von unterschiedlicher Güte; die einzelnen Nachweisreaktionen von unterschiedlicher Zuverlässigkeit *(Maurer)*. Der erforderliche Substanzbedarf wechselt zwischen 10 und 20 mg, d.h. kleine Steine können nicht analysiert werden. Das Ergebnis einer jeden chemischen Analyse sind die steinaufbauenden Ionen und nicht die Kristallarten. So kann selbst bei 1komponentigen Steinen nicht unterschieden werden zwischen den Oxalaten Whewellit und Weddellit, zwischen Harnsäure und Harnsäure-Dihydrat, oder zwischen den Kalziumphosphaten Apatit, Whitlockit, Octakalziumphosphat und Brushit, die unter verschiedenen Bedingungen kristallisieren, was sicherlich Konsequenzen für die Prophylaxe haben sollte. Bei mehrphasigen Steinen ist selbst bei Vorliegen einer quantitativen Analyse eine Zuordnung der Ionen zu bestimmten Kristallarten nicht eindeutig. Außerdem kann nicht entschieden werden, ob die nachgewiesenen Ionen Bestandteile der Kristallite oder des eingetrockneten Harn-Überzugs auf oder in den Zwikkeln zwischen den Kristalliten waren. Somit kann vermutet werden, daß die chemische Analysenmethode relativ häufig falsche Ergebnisse liefern muß. Eine empfindliche chemische Stein-Analyse sollte stets alle Ionen des Harns finden. Die kommerziellen Testkombinationen sind abgestumpft worden, um möglichst übersichtliche Resultate zu erhalten. Dies führt jedoch dazu, daß Kristallarten, die nur in geringer Menge im Stein enthalten sind, nicht erkannt werden.

Nur in 57% der Fälle konnte in einer Bonner Studie volle Übereinstimmung der chemischen mit der röntgendiffraktometrischen Analyse erreicht werden. Erstere sollte daher nur noch als „Screening-Methode", wo keine andere Methode zur Verfügung steht, verwendet werden.

6.4 Polarisationsmikroskopische Analysenmethode

Die Polarisationsmikroskopie ist die billigste und den geringsten Substanzbedarf erfordernde Analysenmethode. Sie eignet sich deshalb vor allem für die Untersuchung der Zusammensetzung des Kerns, der Schale, bzw. allgemein diskret herausgesuchter kleinster Steinpartien. Dabei werden die Harnsteinkomponenten auf Grund ihrer Brechungsindizes, ihrer Doppelbrechung und ihres optischen Charakters an Dünnschliffen oder Körnerpräparaten identifiziert *(Bick, Dosch)*. Sicher nachgewiesen werden können Whewellit, Weddellit, Brushit und Zystin. Die Unterscheidung zwischen Harnsäure und Harnsäuredihydrit gelingt nicht, die Trennung von Apatit, Octakalziumphosphat und Whitlockit nur in günstigen Fällen. Auch die Bestimmung von Ammoniumhydrogenurat und Natriumhydrogenurat-Monohydrat bereitet Schwierigkeiten. Ein weiterer Nachteil dieser Methode liegt gerade in ihrer Empfindlichkeit begründet, die die Bestimmung der mittleren Zusammensetzung des Gesamtsteins unmöglich bzw. unverantwortlich aufwendig macht. Es sei noch angemerkt, daß die Polarisationsmikroskopie im Gegensatz zu den anderen aufgezeigten Methoden einen erfahrenen Mikroskopiker voraussetzt, dessen Können wesentlichen Einfluß auf das Analysenergebnis hat.

6.5. Infrarotspektroskopische Analysenmethode

Infrarotspektren entstehen durch Übergänge zwischen verschiedenen Zuständen der Molekel, bei denen sich nur ihre Rotations- und Schwingungsenergie ändert. Voraussetzung für das Zustandekommen einer registrierbaren Wechselwirkung zwischen Strahlung und Probe ist eine Änderung des elektrischen Dipolmomentes von Molekülen oder diskreten Gitterkomplexes durch Absorption bestimmter Teile der benutzten elektromagnetischen Strahlung und deren Umformung in Schwingungs- oder Rotationsenergie. Es lassen sich jedoch nur kovalente Bindungen bzw. Bindungen mit kovalenten Anteilen zu Schwingungen anregen.

Ionogene Verbindungen absorbieren Infrarotstrahlung nicht wesentlich. Hiervon sind auch die anorganischen Harnsteinkomponenten betroffen. Ihre Infrarotspektren weisen im Vergleich zu organischen Verbindungen wie Harnsäure nur wenige und zum Teil sehr „verwaschene" Banden auf. Wegen dieser geringen Spezifität für das Kation (es werden in erster Näherung nur die Schwingungen der PO_4-Gruppe angeregt) ähneln sich die Spektren der Phosphate der Tabelle 1.

Während einkomponentige Steine sich recht sicher bestimmen lassen, machen mehrkomponentige Steine Schwierigkeiten. Oxalate und Phosphate lassen sich zwar nebeneinander leicht nachweisen. Harnsäure stört aber bereits bei einer Identifizierung der Oxalate. Eine Unterscheidung und Quantifizierung von Whewellit und Weddellit, Harnsäure und Harnsäure-Dihydrat bzw. von Ammoniumhydrogenurat oder Natriumhydrogenurat-Monohydrat sowie von einzelnen Phosphaten ist praktisch nicht durchführbar.

So konnte die Infrarotspektroskopie bisher nicht zu einem perfekten Standardverfahren für die Harnsteinanalyse aufgebaut werden (Dosch).

6.6 Röntgendiffraktionsanalyse

6.6.1 Qualitative Analyse

Röntgenbeugung entsteht durch die Wechselwirkung von Röntgenstrahlen mit den Elektronenhüllen der Atome von Kristallen. Die Beugungswinkel Θ sind mit den für jede Kristallart spezifischen Netzebenenabständen d durch die Braggsche Gleichung

$$\lambda = 2d \cdot \sin \Theta$$

verknüpft, wobei λ die Wellenlänge der benutzten Röntgenstrahlung ist.

Jede Harnsteinkomponente ist durch eine große Zahl von Interferenzen charakterisiert, wobei neben ihren Lagen auch ihre Intensitäten spezifisch sind. In der folgenden Abbildung sind sog. Strichdiagramme der 12 wichtigsten Harnsteinkomponenten im Meßbereich $2° \leq \Theta \leq 17°$ wiedergegeben. Man erkennt, daß in diesem kleinen Winkelbereich genügend Interferenzen vorliegen, die nicht miteinander koinzidieren. Eine qualitative Harnsteinanalyse ist damit leicht und schnell durchführbar. Der Zeitaufwand für eine Analyse, bei dem nur der genannte Winkelbereich durchfahren wird, beträgt inclusive Präparation und Auswertung mittels Schablonen 20 Minuten. Als Nachweisuntergrenze konnte selbst für den schlecht kristallisierenden Apatit 2 Gew.% bestimmt werden (Abb. 20).

6.6.2 Quantitative Gemengeanalyse mit normalem Zählrohr-diffraktometerverfahren

Für eine quantitative Gemengeanalyse müssen neben den Lagen auch die Intensitäten charakteristischer Reflexe ausge-

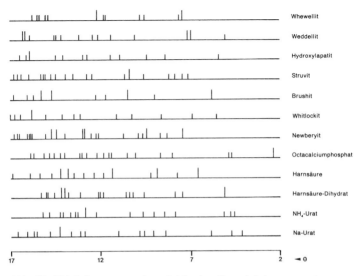

Abb. 20: Strichdiagramme der wichtigsten Harnsteinkomponenten.

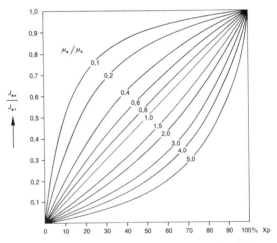

Abb. 21: J_{ax}/J_{a1} als Funktion von xa (dem Anteil der Substanz A am Gemenge) und dem Verhältnis μ_a/μ_b (der Massenabsorptionskoeffizienten) eines Zweikomponenten-Gemenges.

messen werden. In Abb. 4 sind die Intensitätsverhältnisse in Abhängigkeit vom Anteil x der Komponenten am 2-Stoffgemenge und dem Verhältnis der Absorptionskoeffizienten zueinander eingetragen (vgl. Tabelle 1).

Abb. 21 zeigt, daß wenige Prozent einer stark absorbierenden Substanz neben einer Komponente mit geringer Absorption leicht und sicher (große Änderung von J_{ax}/J_{a1} für kleine $\triangle x$), Gehalte von mehr als 60—70% nur mit größeren Fehlern nachgewiesen werden können (geringer Anstieg von J_{ax}/J_{a1} für größere $\triangle x$). Für schwach absorbierende Komponenten gilt das Umgekehrte.

Für mehrkomponentige Gemenge versagt das Verfahren. Eine Lösung bietet die Methode des inneren Standards, bei der einer definierten Menge des Harnsteinpulvers eine definierte Menge einer geeigneten Substanz (= Standard) beigemengt wird. Hierdurch lassen sich lineare Eichkurven J_{ax}/J_{St} gegen x gewinnen. Der Aufwand, um zu guten Analysenergebnissen (besser als 5%) zu kommen, ist jedoch recht hoch und kaum vertretbar.

6.6.3 Quantitative Analyse mit dem Guinier-Diffraktometer-Verfahren

Das durchstrahlbar dünne, flächenhaft ausgebildete Präparat befindet sich auf dem Umfang eines Kreises, auf den die entstehenden Interferenzen fokussiert werden. Der Ursprungsort der Interferenzen liegt also nicht wie beim einfachen Diffraktometer im Mittelpunkt eines Kreises, sondern auf der Peripherie. Das Zählrohr führt deshalb außer der Drehung um den Mittelpunkt eine zweite Bewegung aus, die mit der ersten streng gekoppelt ist. Die Flächennormale der Zählrohrblende ist in jeder Winkelstellung genau auf den Schnittpunkt des Primärstrahls mit der Probe gerichtet; das Präparat selbst ändert seine Lage gegenüber dem Primärstrahl nicht.

Für die Bestimmung des Anteils einer Komponente i am Gemenge j gilt die Formel (Seifert u. Gebhardt)

$$x_{ij} = \frac{J_{ij}}{J_{i,100}} \cdot \frac{m_i}{m_j} \cdot \frac{I_n (I_{oj}/I_j)}{I_n (I_{oi}/I_i)} \cdot \frac{I_i - I_i^{2\Theta}}{I_j - I_j^{2\Theta}}$$

Hierin bedeuten:

J_{ij} = Intensität des Eichreflexes der Komponente i im Gemenge j

$J_{i\ 100}$ = Intensität des gleichen Reflexes der reinen Komponente i

m_i, m_j = Probengewicht, reine Komponente i bzw. Gemenge j

I_{oi}, I_{oj} = Primärintensität beim Vermessen der reinen Komponente i bzw. des Gemenges j

I_i, I_j = durch das Präparat der reinen Komponente bzw. des Gemenges geschwächte Intensität des Primärstrahls

$I_i^{2\Theta}$, $I_j^{2\Theta}$ = wie davor nach Verdrehung des Präparates um den Winkel 2Θ

Alle Einzelquotienten dieser Gleichung bestehen damit aus Meßgrößen; Eichkurven sind nicht mehr nötig.

Ein Gemenge beliebiger Zusammensetzung läßt sich schnell und sicher analysieren, wenn die entsprechenden Reinsubstanzen zur Verfügung stehen und die Auswahl der Eichreflexe, wie in unserem Fall der Harnsteinanalysen, keine Schwierigkeiten bereitet.

Es sei nicht verschwiegen, daß auch die Guinier-Technik Schwierigkeiten beinhaltet, hervorgerufen von unterschiedlichen Texturen und Kristallinitätsgraden der Harnsteinkomponenten, doch lassen sie sich im Gegensatz zu allen anderen Verfahren durch eine gewisse Sorgfalt bei der Präparation und der Wahl entsprechender Reinsubstanzen, die ja nur einmal zu messen sind, beseitigen. Der Zeitaufwand pro Harnsteinanalyse beträgt 30 Minuten.

6.7 Analysengenauigkeit

Nach dem Vorstehenden ist die Röntgendiffraktionsanalyse allen anderen Analysenverfahren vorzuziehen. Wie sehr die Bestimmungsgrenze eines Analysenverfahrens jede Harnsteinstatistik beeinflußt, sei zum Schluß dargestellt (s. Tabelle 22). In Tabelle 22 sind die prozentualen Häufigkeiten der verschiedenen Harnsteinarten bei unterschiedlichen Nachweisgrenzen 0—25% zusammengestellt worden. Die Tabelle fußt auf einem Steinkollektiv von 3200 Harnsteinen.

In der 2. Spalte ist die Häufigkeit der verschiedenen Steinarten, die mittels der Röntgendiffraktionsanalyse aufgefunden wur-

Tabelle 22: Häufigkeit der Harnsteinarten bei unterschiedlichen Nachweisgrenzen (3200 Steine)

Steinarten	bei einer Nachweisgrenze von (in Prozent)					
	0	5	10	15	20	25
1 WHE = Whewellit	6,30	11,37	17,10	21,54	27,28	30,43
2 WED = Weddellit	1,82	2,98	5,73	7,86	10,31	12,40
3 WHE + WED = OXAL	21,68	26,32	26,38	24,53	21,38	18,30
4 HS = Harnsäure	2,06	2,92	4,34	5,04	6,23	6,70
5 HD = Harnsäure-Dih.	0,20	0,23	0,33	0,43	0,63	0,63
6 HS + HD	3,75	3,94	3,81	3,51	2,75	2,52
7 HS + HD + AMU	1,52	0,70	0,53	0,50	0,43	0,40
(= Ammoniumhydr. urat) + NAU (= Natriumhydr. urat — Monohydrat)						
8 APA = Apatit	3,28	3,58	4,61	5,20	6,89	7,79
9 STR = Struvit	0,96	1,69	3,28	4,18	5,70	6,53
10 BRU = Brushit	0,36	0,63	0,89	1,03	1,23	1,26
11 APA + STR	1,92	2,09	2,12	2,09	1,69	1,52
12 STR + APA	5,80	6,00	5,10	4,41	3,15	2,39
13 APA + 1-Phosphat	0,76	0,80	0,50	0,43	0,13	0,13
14 STR + 1-Phosphat	0,40	0,40	0,17	0,13	0,07	0,03
15 BRU + 1-Phosphat	0,30	0,23	0,20	0,27	0,13	0,13
16 APA + Phosphate	0,17	0,13	0,03	0,00	0,00	0,00
17 STR + Phosphate	0,36	0,30	0,13	0,07	0,0	0,0
18 BRU + Phosphate	0,07	0,03	0,03	0,0	0,0	0,0
19 OCP (= Octakalziumphosphat) + Phosphate	0,07	0,07	0,07	0,10	0,10	0,03
20 WHI + Phosphate	0,03	0,03	0,03	0,03	0,0	0,0
21 CYS = Zystin	0,83	0,96	0,96	0,96	0,96	0,96
22 WHE + APA	5,17	5,30	5,44	4,47	3,05	2,29
23 WED + APA	1,69	1,86	2,06	2,09	1,72	1,33
24 OXAL + APA	12,06	12,00	6,60	3,58	1,09	0,30
25 OXAL + PHOS	1,66	1,76	0,86	0,50	0,17	0,17
26 APA + OXAL	2,92	3,15	3,22	2,98	2,42	1,72
26 STR + OXAL	0,17	0,17	0,20	0,13	0,10	0,07
28 BRU + OXAL	0,43	0,43	0,27	0,20	0,13	0,10
29 PHOS + OXAL	1,06	0,93	0,50	0,30	0,03	0,0

30 OXAL + (HS + HD)	4,28	2,72	1,49	1,09	0,83	0,63
31 OXAL + (AMU + NAU)	7,66	1,13	0,33	0,23	0,10	0,10
32 OXAL + URAT	0,80	0,0	0,	0,0	0,0	0,0
33 Urat + OXAL	2,82	2,72	1,79	1,46	0,86	0,66
34 APA + Urat	0,73	0,36	0,13	0,10	0,03	0,07
35 STR + Urat	0,93	0,20	0,10	0,07	0,03	0,0
36 Urat + Phosp	0,66	0,50	0,20	0,13	0,13	0,07
37 OXAL + (Phosphate + Urat)	3,18	0,86	0,10	0,10	0,03	0,0
38 Phosphate + (Urat + OXAL)	0,63	0,17	0,03	0,0	0,0	0,0
39 Urat + (OXAL + Phosphate)	0,10	0,10	0,07	0,0	0,0	0,0
40 CYS + (OXAL + Urate + Phosphate)	0,17	0,03	0,03	0,03	0,03	0,03

de, aufgelistet. In Spalte 3 wurden Komponenten bis zu 5% als nicht beobachtet angesehen usw. Man erkennt unschwer, wie die Häufigkeit aller mehrkomponentigen Steine abnimmt und die aller einkomponentigen ansteigt. Unterschiedliche Analysenmethoden und -genauigkeit beeinflussen jede Statistik, so daß es zur Zeit noch unmöglich ist, die Statistiken verschiedener Arbeitsgruppen hinsichtlich regionaler Unterschiede zu vergleichen.

6.8.1 Literatur

D. Bach, M. Gebhardt und W. Vahlensieck: Vergleich zwischen chemischer und röntgendiffraktometrischer Harnsteinanalyse, Fortschritte der Urologie und Nephrologie 9, 1977, 262—267

H. P. Bastian, M. Gebhardt: Die Harnsteinanalyse, Therapiewoche 26, 1976, 5935—5938

C. Bick und G. Brien: Erfahrungen mit der kombinierten kristallographisch-röntgendiffraktometrischen Harnsteinanalytik, Z. med. Labortechnik 17, 1976, 341—348

W. Dosch und K. Attrock: Aussagemöglichkeiten und technischer Aufwand verschiedener Methoden der Harnsteinanalyse, Fortschritte der Urologie und Nephrologie 4, 1974, 1—24

M. Gebhardt und H. P. Bastian: Harnsteingruppierung und Analysengenauigkeit, Urol. int. 31, 1976, 217—229

A. Hesse, H.-J. Schneider, E. Hienzsch: Anwendung der Infrarotspektralphotometer UR10/UR20 und 71 IR aus Jena für die Harnsteinanalyse, Jenaer Rundschau 18, 1972, 282—287

K.-F. Seifert, M. Gebhardt: Quantitative röntgenographische Harnsteinanalyse mittels Guinier-Diffraktometer, Fortschritte der Urologie u. Nephrologie 14, 275—284 (1979)

L. Maurer: Untersuchungen über die Brauchbarkeit von Testkombinationen zur Harnsteinanalyse, Urologe B 16, 1976, 25—29

H. J. Schneider, M. Berényi, A. Hesse, J. Tscharmke: Comparative Urinary Stone Analysis, Intern. Urolog. and Nephrolog. 5, 1973, 9—17

Anmerkung der Herausgeber zur Steinanalyse:

Unbestreitbar ist die Röntgendiffraktion das ideale Verfahren zur Steinanalyse. Für alle Steinanalysen, die wissenschaftlich ausgewertet werden sollen, ist sie unabdingbare Voraussetzung. Leider wird sie derzeit routinemäßig nur an einigen wenigen Zentren ausgeübt. Für eine anspruchsvolle Therapie der Harnsteinpatienten gibt es jedoch auch gewichtige Gründe, ohne die Röntgendiffraktion optimal zu arbeiten:

1. Beim Zystinstein, Harnsäurestein und Infektstein genügt die simple Diagnose der überwiegenden Steinkomponente, die mit jeder Art der Steinanalyse gewonnen werden kann, um die zu therapierende Basiskrankheit Zystinurie, Hyperurikurie oder ureasepositiver Harnwegsinfekt aufzudecken. Die Therapie der Grundkrankheit hängt also bei diesen Steintypen nicht von einer subtilen Steinanalyse, sondern vom Aufdecken eben jener Grundkrankheit ab.

2. Nur bei den kalziumhaltigen Steinen ist eine subtile Analyse und exakte Kenntnis aller Steinanteile theoretisch von Vorteil.

3. Nur wenn man die genaue Kristallisationsform der Kalziumoxalatkristalle (Monohydrat, Dihydrat etc.) kennen möchte, wird die Röntgendiffraktion unerläßlich.

4. Die Unterscheidung, ob es sich um Urat oder um reine Harnsäure handelt, ist ebenfalls nur mit der Röntgendiffraktion möglich.

Zusammenfassend ergibt sich die Röntgendiffraktion als ideale Methode der Steinanalyse. Voll ausreichend ist jedoch auch die Infrarot-Spektroskopie. Nicht ideal, mit gewissen Einschränkungen und bereits mit Verzicht auf einige wissenswerte Details ist die chemische Analyse.

7 Laboruntersuchungen

von F. J. Hering und W. Lutzeyer

Grundlage und Voraussetzung einer gezielten Harnsteinprophylaxe oder Therapie sind die Kenntnis der Steinzusammensetzung und die Aufdeckung von Risikofaktoren der Steinbildung. Ohne diese Untersuchungen sind weder Diätvorschriften noch eine medikamentöse Prophylaxe möglich (Tab. 23).

Tabelle 23: Urolithiasis-Abklärung

Steinanalyse	Abklärung:
Urin: pH, spez. Gewicht	Hyperkalzurie
Volumen, Mikrobiologische	prim. HPT
Untersuchung, Sediment,	Hyperoxalurie
Kristallurie	distale RTA
	Zystinurie
Elektrolytbilanz (Serum, Urin)	Harnsäurestoffwechsel
	Kristallisationsinhibitoren
	Löslichkeitsprodukt

7.1 Steinelektrolyte

Bei der Suche nach lithogenen Stoffwechselstörungen genügt es zunächst, eine **Serumprobe** sowie eine genau gesammelte **24-Stunden-Urinprobe** zu untersuchen. Es empfiehlt sich, alle Urine in mit Thymol präparierten Gefäßen zu sammeln, um das Keimwachstum einzudämmen und den Urin-pH nicht zu verändern. Es werden bestimmt: Kalzium, Magnesium, Phosphor, Harnsäure, Kreatinin und Zitrat. Diese Untersuchungen erfolgen flammenfotometrisch, durch Atomabsorption oder durch handelsübliche Testsätze. Häufig zwingt jedoch allein die Steinanalyse zu einer diffizilen Diagnostik, z. B. eine chromatographische Aminosäurenanalyse des Urins bei dem seltenen Zystinstein oder dem noch selteneren Xanthinstein.

Die **Urinsedimentbeurteilung** ergibt gute Aufschlüsse über Art, Form und Umfang einer Kristallurie sowie Hinweise auf einen bestehenden Harnwegsinfekt. Außerdem erlaubt die Messung des Urin-pH's und die Bestimmung des spezifischen Gewichtes Rückschlüsse auf die jeweiligen Trink- und Eßgewohnheiten.

Die **mikrobiologische Harnuntersuchung** mit Erregernachweis und antibiotischer Austestung ist generell durchzuführen. Finden sich in diesen grundlegenden Untersuchungen Hinweise für eine Stoffwechselstörung, so ist eine weitergehende Diagnostik anzuschließen.

7.2 Hyperkalzurie — Abklärung

7.2.1 Definition:

Eine Hyperkalzurie ist definiert als eine Kalziumausscheidung, größer als 250 mg bei der Frau bzw. 300 mg beim Mann pro 24 Stunden; unabhängig von Trinkgewohnheiten, Körperoberfläche, Körpergewicht und Diurese weiterhin ein Kalzium-Kreatininquotient größer als 0,25. Die Hyperkalzurie erfordert eine Differenzierung in die absorptiven, resorptiven oder renalen Formen dieser Erkrankung (siehe Kap. 4.2, 9.2 und Kap. 8.6).

7.2.2 Abklärung

Durch einfache Laboruntersuchungen können diese Formen voneinander differenziert werden. Bei der **absorptiven Form** der Hyperkalzurie kommt es mit zunehmender Nahrungskalziumzufuhr zu einem starken Anstieg der Kalziumausscheidung im Urin, während bei **renaler** und **resorptiver Hyperkalzurie** unabhängig von der Nahrungskalziumzufuhr auch unter Nüchternbedingungen eine erhöhte Kalziumausscheidung vorkommt. Diese Tatsache macht man sich bei der klinischen Differenzierung zunutze. Um unabhängig von Harnvolumen und Trinkmenge zu sein, empfiehlt es sich, nach *Nordin* einen Quotienten aus Kalzium- und Kreatininausscheidung im Urin (mg/Tag) zu errechnen. Liegt der Kalzium-Kreatinin-Quotient unter Nüchternbedingungen unter 0,15, bei oraler Kalziumbelastung jedoch über 0,3, so handelt es sich um eine **absorptive Form der Hyperkalzurie** (Tab. 25). Liegt der Quotient unter Nüchternbedingungen über 0,15 und nach Kalziumbelastung unter 0,30, handelt es sich um eine **resorptive oder renale**

Tabelle 24: Technischer Ablauf der Hyperkalzurie-Diagnostik

1. Vor dem Test 3 Tage kalziumarme Diät (wenig Milch- und Molkerei-produkte)
2. **1. Tag**
   ab 20.00 Uhr nüchtern (keine Nahrung, keine Flüssigkeit oral)
   ab 22.00—6.00 Uhr (2. Tag) 1500 ml Laevuloseinfusion
3. **2. Tag**
   unter **Nüchternbedingungen** 6.00—10.00 Uhr exakten 4-Stunden-Harn sammeln, Labor: Kalzium, Phosphat, Kreatinin (c-AMP)
   8.00 Uhr Blutentnahme, Labor: Kalzium, Phosphat, Kreatinin, (Para-thormon, ionisiertes Kalzium).
4. **3. Tag**
   1 g Kalzium oral (z. B. 2 Tabl. Kalzium Sandoz forte®, 1000 mg in 4 Teile teilen, in Wasser auflösen, über den Tag verteilt langsam trinken lassen), gleichzeitig 24-Stunden-Harn sammeln, Labor: wie 3
5. **4. Tag**
   nach Abschluß der Sammlung eines 24-Stunden-Harnes Blutentnahme.
   Labor: Kalzium, Phosphat, Kreatinin

Form der **Hyperkalzurie.** Eine weitere Differenzierung der beiden letztgenannten Formen kann durch Messungen der Urinausscheidung an zyklischem Adenosinmonophosphat und durch eine radioimmunologische Bestimmung des Parathormons im Serum erfolgen.

Tabelle 25: **Hyperkalzurie**

Typ	Laborwerte: Urin			Serum
	Ca-Kreat.-Quot.		c-AMP	Ca, Ca^{++}, PTH
	4-h-Urin n. 12-h Fasten	24-Urin u. 1 g Ca oral		
absorptiv	< 0.15	> 0.30	→	normal
resorptiv renal	> 0.15	< 0.30	→ ↑	normal bis erhöht
Mischtyp	> 0.15	> 0.30	→	normal

Bei der renalen Form der Hyperkalzurie ist die Ausscheidung des zyklischen AMP im Urin höher als bei der resorptiven Form der Hyperkalzurie. Umgekehrt liegen bei der resorptiven Form der Hyperkalzurie die im Blut zu messenden Parathormonwerte höher als bei der renalen Form der Hyperkalzurie. Die laborchemische Differenzierung beider Hyperkalzurie-Typen erfolgt in Anlehnung an PAK. Dazu wird im Urin unter Nüchternbedingungen und nach einer oralen Kalziumbelastung ein Kalzium-Kreatinin-Quotient und die Ausscheidung des zyklischen AMP bestimmt. Bei der renalen Form der Hyperkalzurie läßt sich im Gegensatz zur resorptiven die Ausscheidung des zyklischen AMP durch eine orale Kalziumbelastung supprimieren (Tab. 24a).

Tabelle 24a: Differenzierung der Hyperkalzurie

	Kalzium/Kreatinin i. Urin		$\dfrac{\text{c-AMP}}{\text{Kreatinin}}$	
	Nüchtern-periode	Kalzium-belastung oral	Nüchtern-periode	Kalzium-belastung oral
resorptiv (HPT)	↑	↑	↑	↑
renal	↑	↑	↑	normal
absorptiv-intestinal	normal	↑	normal	normal

Differenzierung der Hyperkalzurie-Typen mittels Messung des Kalzium/Kreatinin-Quotienten und des zykl. Adenosinmonophosphats im Urin während einer Nüchternperiode und einer oralen Kalziumbelastung

7.2.3 Resorptive Hyperkalzurie

Bei Hinweisen auf eine resorptive Hyperkalzurie muß ein primärer Hyperparathyreoidismus abgeklärt werden. Dies geschieht zweckmäßigerweise durch mehrfach wiederholte Bestimmungen der Parameter aus Tab. 26.

Tabelle 26: Laboruntersuchungen beim primären HPT

1) Gesamtkalzium im Serum,
2) Bestimmungen des ionisierten Kalziums
3) radioimmunologische Parathormonbestimmung
4) Ermittlung des Kalzium-Kreatininquotienten im Urin.

Die Berechnung der Phosphatclearance, der tubulären Phosphatrückresorption (TRP%) und des sogen. Phosphatexkretionsindex (PEI) sind zu unspezifisch, da sie erheblichen zirkadianen und diätetischen Schwankungen sowie Änderungen des Kalzium- und Vitamin-D-Stoffwechsels unterworfen sind. Die Bestimmung der Hydroxyprolinausscheidung und der alkalischen Serumphosphatase sowie der röntgenologische Nachweis von subperiostalen Resorptionszonen ist nur in Spätstadien des primären Hyperparathyreoidismus und nur bei der ossären Form positiv. Diese Form ist jedoch nur selten mit einem Steinleiden vergesellschaftet.

Der Versuch des szintigraphischen Adenomnachweises mit radioaktiv markiertem Selen mißlingt häufig.

Eine gute diagnostische Aussage erlaubt die Beckenkammbiopsie nach vorheriger Tetrazyklinmarkierung, da beim primären Hyperparathyreoidismus immer eine Fibroosteoklasie nachweisbar ist. Das gleiche gilt für die Messung des Ganzkörperkalziumumsatzes mit dem „Hole body counter". Nachteil der letztgenannten Methoden ist der erhebliche technische und finanzielle Aufwand.

Die radioimmunologische Parathormonbestimmung (Antikörperassay gegen den carboxyterminalen Anteil des Parathormons) ist hilfreich bei der Differentialdiagnose, jedoch auch kein absolut sicherer Parameter. Zum einen ist der c-terminale Anteil biologisch inaktiv, zum zweiten beträgt die Halbwertzeit des Parathormons nur knapp 5 Minuten und zum dritten benutzen die PTH-messenden Institute Antikörper von verschiedenen Tierspezies, so daß Vergleiche zwischen den einzelnen Laboratorien nur bedingt zulässig sind. Es gibt jedoch auch einige Institute, die mit Antikörpern gegen den N-terminalen

— den biologisch aktiven Anteil — arbeiten. Die Schwierigkeit der Diagnose des primären Hyperparathyreoidismus allein auf dem Boden von Labordaten erhellt abschließend folgende Tatsache: Es wurden histologisch Adenome nachgewiesen, die mit einer Normokalzämie wie auch mit einer normalen Parathormonsekretion einhergehen.

7.2.4 Absorptive Hyperkalzurie

Nach Ausschluß einer resorptiv ossären oder renalen Form der Hyperkalzurie muß eine absorptive Hyperkalzurie ausgeschlossen werden. Dies geschieht nach der beschriebenen oralen Kalziumbelastung und Messung des Kalzium-Kreatinin-Quotienten.

7.3 Renal tubuläre Azidose

Pathogenese der RTA

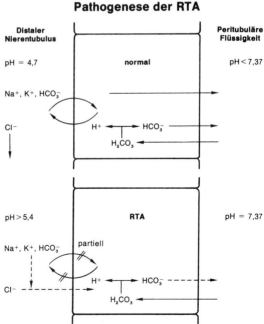

Abb. 22: Pathogenese der RTA

Bei Rezidiven sogenannter infektiöser Steine muß eine distale Form der renal tubulären Azidose ausgeschlossen werden. Bei der kompletten Form dieser Erkrankung finden sich **im Blut** (Abb. 23)

Renal tubuläre Azidose

Laborbefunde

Serum	Urin	
Metabolische Azidose	pH $\geq$ 5,4	
Hyperchlor-ämie	Hyposthenurie Polyurie	
Hypokali-ämie	Exkretion Na^+, K^+, Ca^{++}, $\uparrow$ P_1, HCO_3	
	Exkretion H^+, NH_4^+, $\downarrow$ Citrat	Abb. 23: Typische Labor-konstellation bei der distalen Form der renal tubulären Azidose

---

eine hyperchlorämische metabolische Azidose mit Hypokaliämie sowie
eine durch Blutgasanalyse feststellbare Verminderung des aktuellen- und Standardbikarbonats. Der sogen. Base-Exzess ist bei dieser Erkrankung immer negativer als -3.

Im Urin findet man (Abb. 23) eine Mehrausscheidung an Kalzium, Phosphat und Bikarbonat,
eine normale Ammoniakausscheidung,
ein Unvermögen der Harnsäuerung. Es finden sich immer Urin-pH-Werte oberhalb von 5,4 (z. B. 5,8; 6,4).

Abklärung der RTA (Abb. 24)

Ein einfacher Test erlaubt den Nachweis einer distalen Form der RTA. Unter Nüchternbedingungen werden dem Probanden 0,1 g/kg Körpergewicht Ammoniumchlorid verabreicht, am besten gelöst in Fruchtsäften oder Marmelade. Vor der Einnahme sowie 6 Stunden nachher in stündlichen Abständen erfolgt eine Urin-pH-Messung mit pH-Indikatorpapier — Meßbereich 5,2 — 7,0. Eine Blutgasanalyse vor dem Test sowie 3 Stunden nach Einnahme von NH_4CL erweitert die Untersuchungen.

Einem Patienten mit RTA ist es trotz Zufuhr einer Säure (NH_4CL) nicht möglich, den Urin kompensatorisch anzusäuern. Die Urin-pH-Werte sinken maximal bis pH 6 ab. In den Blutgasanalysen findet man eine Verstärkung des Mangels an Bikarbonat, meßbar am negativen Base-Exzeß.

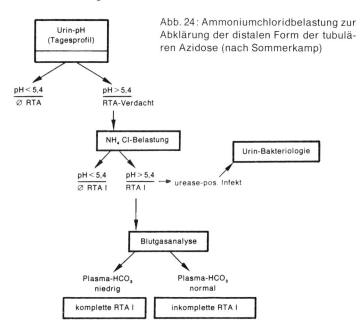

Abb. 24: Ammoniumchloridbelastung zur Abklärung der distalen Form der tubulären Azidose (nach Sommerkamp)

7.4 Harnsäure

Die mit handelsüblichen Tests zu bestimmende Serumharnsäure oder Harnsäureausscheidung im Urin ist nicht nur beim reinen Harnsäurestein erforderlich, auch bei kalziumhaltigen Konkrementen findet man häufig eine therapiebedürftige Harnsäurestoffwechselstörung, ohne daß Harnsäureanteile im Stein nachweisbar sind.

7.5.1 Literatur

M. T. Duburque, J. M. Melon, J. Thomas, E. Thomas, R. Pierre, G. Charrausol und P. Desgrez: Am. Biol. Clin. 28, 95, 1970

C. Fuchs und K. Paschen: DMW 97, 23, 1972

R. Hautmann, F. Hering, B. Terhorst und W. Lutzeyer: Urologe A 15, 148, 1976

F. Hering und W. Lutzeyer: Urologe A 17, 220, 1978

J. Luthmen und J. Persson: Acta vet. scand. 16, 315, 1975

B. E. C. Nordin: Calcium, Phosphate and Magnesium metabolism — Clinical Physiology and diagnostic procedures. Churchill, Livingstone, Edinburgh, London and New York, 1976

B. E. C. Nordin: Clin. Endocrinology 8, 55, 1978

C. Y. C. Pak, R. Kaplan, H. Bone, M. D. J. Townsend, R. N. und O. Waters: N. Engl. J. Med. 6, 497, 1975

H. Sommerkamp: Diagnostik der renal tubulären Azidose. Fortschritte der Urologie und Nephrologie 9, 165, 1977

8 Therapie des Harnsteinleidens

von B. Terhorst

8.1 Allgemeine Maßnahmen und Therapie der Harnsteinkolik

Während zur chemischen Litholyse und zur gezielten Steinrezidivprophylaxe biochemische Reaktionen mit entsprechenden Veränderungen des Urinmilieus im Vordergrund stehen, sind die Angriffspunkte zur Therapie der Steinkolik und zur Austreibung von Konkrementen in der Physiologie bzw. Pathophysiologie der oberen Harnwege zu suchen. Die Durchbrechung des lokalen Ureterspasmus und die Normalisierung der schmerzhaften Hyperperistaltik ist das Ziel in der Behandlung der Steinkolik.

8.1.1 Medikamentöse Behandlung

Die Indikation zur medikamentösen Therapie ist gegeben bei der akuten Steinkolik und beim ruhenden Harnleiterstein ohne Gefährdung der Niere durch Stauung oder Infektion zur Steinabtreibung.

Die akute Steinkolik erfordert sofortige symptomatische Maßnahmen mit dem Ziel, den lokalen Ureterspasmus zu durchbrechen und die schmerzhafte Hyperperistaltik zu beseitigen. In der Klinik und Praxis haben sich folgende Möglichkeiten herauskristallisiert:

Spasmoanalgetika in Form einer Kombination aus Pyrazolon-Derivaten und Parasympathikolytika (z. B. Baralgin®, Buscopan comp.®), wobei die Pharmaka i.v. injiziert werden müssen. Wegen der verlängerten Resorptionszeit und der verzögerten Wirkung reichen Suppositorien oder Tabletten nicht aus.

Spasmoanalgetische Dauertherapie ist bei schweren, rezidivierenden Schmerzschüben indiziert, wobei man die Medikamente mit einer Dauertropf-Infusion über längere Zeit appliziert (z. B. 500 ml Laevulose mit 4 Amp. Baralgin).

Zentral angreifende Analgetika (Novalgin®) mit Sedativa (Valium®) sind ebenfalls zur Behandlung der Steinkolik geeignet, wobei die Analgesie durch das Sedativum verstärkt wird.

Opiate sollen möglichst vermieden werden, da sie als Nebenwirkungen steinbedingtes Erbrechen und Brechreiz verstärken können und zu einer Steigerung der Darmparalyse führen können.

β-Adrenergika hemmen die normale wie die gesteigerte Ureterperistaltik und können zur Kolikbekämpfung eingesetzt werden (0,5 mg Alupent® in 500 ml Mannit). Da jedoch ihre Hauptwirkung im Herz-Kreislauf-System liegt, Tachykardien und Angstzustände auftreten können, wird ein Einsatz nur bei therapieresistenten Koliken und kreislaufgesunden Patienten möglich sein. Eine gleichzeitige Applikation mit Parasympatholytika ist kontraindiziert, da dann die Tachykardien bedrohliche Ausmaße annehmen können.

Neben der akuten Schmerzbekämpfung ist es das Ziel der medikamentösen Therapie, den Stein aus dem Ureter abzutreiben. Dazu empfehlen sich folgende Maßnahmen:

Dauer-Spasmoanalgesie, um den Schmerz zu unterdrücken,

Behandlung der lokalen Entzündungsreaktion am Ureter durch abschwellende Mittel (Tanderil®) oder eine Röntgen-Entzündungsbestrahlung (500 r).

Diuresefördernde Maßnahmen, um die vis a tergo zu stärken und den Stein blasenwärts zu drücken (u. a. Infusionen, Diuretika, Trinkkuren).

8.1.2 Physikalische Maßnahmen

Physikalische Maßnahmen können die Wirkung von Schmerzmitteln unterstützen, sie aber nicht ersetzen. Sie können allein keine echte Kolik behandeln, bringen jedoch im Intervall Linderung. Feuchte, heiße Kompressen auf die schmerzhafte Lenden- oder Unterbauchregion, warme Vollbäder, Einläufe und subaquale Darmbäder fördern die Schmerzfreiheit und die Steinpassage.

8.1.3 Instrumentelle Eingriffe

Die Indikation zu einem instrumentellen Eingriff zur Behandlung der Ureterkolik ist sehr selten und nur gegeben, wenn rezidivierende Koliken durch intravenöse Analgetikagaben absolut nicht zu beherrschen sind oder Fieberschübe bei Koliken eine Infektion bei Harnstauung anzeigen und eine operative Steinentfernung nicht möglich ist.

Durch Hochschieben eines Ureterkatheters kann der Harnabfluß wieder hergestellt werden, die Stauung wird behoben, und der Patient wird schmerzfrei. Man gewinnt so genügend Zeit zur endgültigen Diagnosestellung, zur endgültigen operativen oder instrumentellen Steinentfernung.

Jeder Ureterkatheterismus bedeutet jedoch insbesondere bei vorhandener Harnstauung eine Gefahr der Harninfektion, so daß Gaben von Antibiotika unumgänglich sind.

8.1.4 Behandlung der Blutung

Die Hämaturie ist ein wichtiges diagnostisches Zeichen für das Vorliegen einer Urolithiasis, bedarf jedoch in den seltensten Fällen einer besonderen Therapie. Makrohämaturie bei Steinerkrankungen sieht man in etwa 5% der Fälle, bei Nachlassen der Kolik oder bei Steigerung der Diurese sistiert die Blutung im allgemeinen ohne jede Therapie.

8.1.5 Literatur

H. Melchior, B. Terhorst und A. Kettner: Die medikamentöse Behandlung des Harnsteinleidens I, Spasmolyse und Analgesie. Urol. int. 26: 367 — 378 (1971).
Bandhauer, K.: Therapie des Uretersteines. Act. Urol. 1: 42 — 47 (1970).
Lutzeyer, W.: Schmerzbekämpfung und Spasmolyse der Urologie. Z. Urol. 50: 109 — 119 (1957).
B. Terhorst und S. Lymberopolos: Klinik der Nieren- und Harnleitersteine I — Pathogenese, konservative Therapie und Prophylaxe. Act. Chirurgie 6: 27 — 38 (1971).

8.2 Allgemeine Maßnahmen der Steinprophylaxe

Die heutige Anschauung „das Harnsteinleiden ist keine Erkrankung sui generis, sondern Symptom einer übergeordneten Grund- oder Stoffwechselstörung" beinhaltet, daß die Nierensteinbildung sich wiederholen kann. Bei unbehandelten Patienten ist in ca. 50% ein Steinrezidiv zu erwarten, während die Steinbildung bei den restlichen 50% als einmaliges Ereignis auftreten kann *(Terhorst)*.

Unter **Rezidivstein** versteht man solche Konkremente, die nach kompletter konservativer, instrumenteller oder operativer Steinentfernung oder nach kompletter Steinauflösung neu entstanden sind. Abzugrenzen davon sind die sogenannten **Pseudorezidive,** wenn bei der Steinentfernung oder -auflösung Reste zurückbleiben und aus diesen Residuen der Anstoß zum

Tabelle 27: Voraussetzungen einer erfolgreichen Rezidivprophylaxe

1. Restlose Steinentfernung. Das Nierenbeckenkelchsystem sollte frei von Konkrementen sein, da Steinresiduen als Pseudorezidive rasch wachsen und das Harnmilieu erheblich verändern können. Operativ ist daher eine komplette Steinsanierung anzustreben.

2. Beachtung der chirurgischen Steinrezidivprophylaxe. Dazu gehört die Beseitigung von Harnabflußstörungen, wie etwa die Korrektur einer subpelvinen Ureterabgangstenose *(Albrecht)*.

3. Eine exakte Steinanalyse, aus der die mengenmäßige Zusammensetzung der Einzelbestandteile zu ersehen ist.

4. Infektfreiheit. Jeder Harnwegsinfekt prädisponiert zu einer Steinbildung und zu einer Veränderung des Harnmilieus, so daß die Therapie des Harnwegsinfektes zu jeder Steinbehandlung gehört.

5. Die Kenntnis der Steinätiologie. Die Abklärung der Steindiathese gibt uns die Möglichkeit, kausal in die Steinpathogenese einzugreifen.

6. Eine gute Nierenfunktion, die für die Ausscheidung der zur Prophylaxe verabreichten Pharmaka im Urin eine Condition sine qua non darstellt.

7. Die Bereitschaft zur Kooperation von Patient und Arzt. Der Patient muß bereit sein, die Unannehmlichkeiten wie Urin pH-Bestimmungen, exaktes Sammeln des 24-Std.-Urins, regelmäßige Tabletteneinnahme und die Einhaltung von Kontrollterminen auf sich zu nehmen. Der Arzt sollte die Zeit haben, den Patienten aufzuklären und in der Prophylaxe zu führen.

Steinwachstum gegeben wird. Zahlenangaben über Pseudorezidive sind kaum möglich, da die Dunkelziffer unerkannter
Reste zu groß ist. Die Schätzungen liegen zwischen 10 und
20%.

Die Behandlung der Urolithiasis erschöpft sich daher nicht
in der Entfernung oder Auflösung eines Konkrementes, sondern versucht mit prophylaktischen allgemeinen und speziellen Maßnahmen eine Rezidivsteinbildung zu verhindern. Dies
gelingt nur dann effektiv, wenn folgende sieben Voraussetzungen erfüllt sind *(Terhorst und Hautmann)*.

**In der Steinrezidivprophylaxe können allgemeine und speziel-
le Maßnahmen unterschieden werden. Allgemeine Maßnahmen lassen sich oft auch ohne Kenntnis einer Steinanalyse
und ohne Abklärung der Steinätiologie durchführen, während
die speziellen Maßnahmen die komplette Abklärung der Steindiathese voraussetzen, um die eigentlichen Steinursachen zu
beseitigen.**

Tabelle 28: Allgemeine Maßnahmen der Steinrezidivprophylaxe

1. Regelung der Lebensweise
2. Diät
3. Reichliche Flüssigkeitszufuhr
4. Infektbekämpfung

Lebensweise

Es gibt eine Reihe Verhaltensmaßnahmen, die für alle Steinträger wichtig sind.

Sinnvoll ist eine **Reduzierung des Körpergewichtes** durch Einschränkung der Nahrung und reichliche körperliche Bewegung.

Eine **Bewegungstherapie** erscheint angebracht, da Steinbildung öfter bei Personen mit sitzenden Berufen vorkommt *(Krizek)*. Durch Bewegung wird die Tätigkeit der abführenden
Harnwege günstig beeinflußt und einem Übergewicht vorgebeugt. Reichliche körperliche Bewegung durch Spaziergänge,
Gartenarbeit, kleinen Waldläufen, Waschen und Duschen
des Körpers bessern außerdem die Durchblutung von Haut
und Nieren.

Steingefährdete Patienten sollen eine **intensive Sonnenbe-strahlung vermeiden,** da durch ultraviolette Strahlen Vitamin D aus der Haut freigesetzt wird. Vitamin D mobilisiert Kalk aus den Knochen, und bei Hyperkalzurie können leicht kalkhaltige Nierensteine entstehen.

Steinträger sollen starkes **Schwitzen vermeiden,** da der Harn dann stark konzentriert ist und steinbildende Substanzen ausfallen können. Sind Steinkranke intensiver Hitze ausgesetzt, ist auf eine ausreichende Flüssigkeitszufuhr zu achten. Absolut notwendig ist dies bei beruflicher Exposition z. B. an Hochöfen, wobei Steinkranke für solche Berufe im allgemeinen nicht geeignet sind.

Eine Gewöhnung von **Abführmitteln** sollte **unbedingt vermieden werden,** da eine Steinbildung nach Laxantien-Abusus beschrieben wurde *(Woersdoerfer* und *Schreiter).*

Vermeidung von Unterkühlung der Nieren- und Blasenregion, um eine zusätzliche steinbegünstigende Infektion mit Änderung des Harnmilieus zu verhindern.

Der Effekt von Badekuren zur Steinrezidivprophylaxe infolge physikalischer Anwendung ist nicht bewiesen, Kohlensäurebäder sollen eine günstige Wirkung haben. Der Wert einer **Badekur** ist in einer Normalisierung der Lebensweise und der Einführung in Diät- und Trinkvorschriften zu sehen.

Diät

Die Ernährung stellt keinen auslösenden, sondern höchstens einen die Steinbildung begünstigenden Faktor dar *(Dulce).* Trotz dieser die Diätvorschriften stark mindernden Aussage, verlangen alle Patienten diätetische Maßnahmen. Sie sollen dem Ziel dienen, Nahrungsmittel mit erhöhtem Gehalt an steinbildenden Substanzen in der täglichen Ernährung einzuschränken.

Obwohl aufwendige Diätvorschriften einer wissenschaftlichen Grundlage entbehren, sollte dem Patienten eine flüssigkeits- und mineralstoffreiche, kalorisch eben ausreichende Kost bei ausreichender körperlicher Bewegung empfohlen werden. Eiweiß- und Fettkonsum sind einzuschränken.

Bei Kenntnis der Steindiathese lassen sich noch einige steinspezifische **Ernährungsrichtlinien** aufstellen:

Beim Kalzium-Oxalatstein ist die Vermeidung von Milch und Molkereiprodukten ratsam wegen des erhöhten Kalziumgehaltes, vermehrt Oxalat ist in Rhabarber, Spinat, Sellerie und Schokolade enthalten (vergl. Kap. 4.4 und 8.5). Beim Harnsäurestein-Kranken sollen purinreiche Nahrungsmittel als wichtigste Quelle der exogenen Harnsäure-Zufuhr eingeschränkt werden: Innereien wie Gehirn, Leber, Nieren, Sardellen, Sardinen und Heringe.

Reichliche Flüssigkeitszufuhr

Das Überangebot an steinbildenden Substanzen im Urin ist ein entscheidender Faktor für die Steinbildung. Je konzentrierter ein Harn ist, um so leichter fallen die Harnsalze aus, lagern sich zusammen und bilden Steine. Durch eine gesteigerte Flüssigkeitszufuhr und der daraus resultierenden Steigerung der Diurese lassen sich die steinbildenden Substanzen vermindern und bereits gebildete kleinste Mikrolithen durch den Durchspülungseffekt ausschwemmen. Es ist eine Erfahrungstatsache, daß sich in einem verdünnten Harn mit einem spezifischen Gewicht unter 1012 kaum Nierensteine bilden *(Alken)*.

Deshalb soll jeder herz- und kreislaufgesunde Steinkranke täglich 2 — 3 Ltr. Flüssigkeit gleichmäßig verteilt über 24 Stunden zu sich nehmen. Da durch Atmung, Hitze, Schwitzen und Durchfälle oft viel Flüssigkeit extrarenal verloren geht, ist es besser, die tägliche Harnausscheidung zu messen und gleichzeitig mit einem Urometer das spezifische Gewicht des Harns zu messen. Der Steinkranke soll stets soviel trinken, daß er täglich 1,5 — 2 Ltr. Urin ausscheidet und das spezifische Harngewicht 1012 nicht überschreitet. Da während der Nacht die Gefahr der Ausfällung von Kristallen in einem konzentrierten Harn größer ist, empfiehlt es sich, vor dem Schlafengehen noch ½ Ltr. Flüssigkeit zu trinken.

Die Auswahl der Getränke kann im allgemeinen dem Kranken überlassen werden, da die erzielten Effekte mit größter Wahrscheinlichkeit unspezifisch sind und im Verdünnungseffekt zu suchen sind. Für Trinkkuren eignen sich einfache Mineralwässer, beliebige Tees, verdünnte Frucht- und Obstsäfte. Bier ist wegen seiner harntreibenden Wirkung zu empfehlen, wegen des hohen Kaloriengehaltes bei regelmäßigem Genuß mit dem Nachteil verbunden, daß viele Steinkranke zu dick werden.

Milch und Molkereiprodukte eignen sich wegen des hohen Kalziumgehaltes nicht zum Trinken.

Bei aller Mannigfaltigkeit und Unspezifität der Trinkkuren scheinen die Mineralwässer die beste Flüssigkeitszufuhr darzustellen. So sind die Mehrzahl der Mineralwässer Säuerlinge, die schnell resorbiert werden und einen diuretischen Effekt haben. Zu bevorzugen sind schwach mineralisierte Wässer (einfache Säuerlinge) oder Wässer mit Mg + HCO_3-Ionen (erdige Säuerlinge) wie Wildunger oder Marienbader Wasser.

Bei Kenntnis der Steindiathese ist die Wahl des Wassers wichtig: Beim Harnsäure-Kranken sollen alkalisierende Wasser wie Fachinger, Wildunger Helenenquelle oder Vichy-Mineralwasser getrunken werden.

Bei Phosphatsteinen mit Infektneigung beugen ansäuernde Wässer wie Wernarzer Quelle aus Bad Brückenau, Apollinaris oder Selterswasser einer Phosphatausfällung und beginnenden Steinbildung vor.

Beim Kalzium-Oxalatstein-Kranken werden besonders Mg-haltige Wässer wie Birresborner Lindenquelle empfohlen, da Mg ein Antagonist des Kalziums ist.

Infektbekämpfung

Bei jedem Steinleiden erfordert die etwaige begleitende Harninfektion eine gezielte antibakterielle Chemotherapie. Jeder Harnwegsinfekt gilt als steinbildungsfördernd; über Änderungen des Harnmilieus in den alkalischen Bereich ist besonders die Bildung von Phosphatsteinen möglich oder die Anlage von Phosphatanteilen an Oxalatsteinen. Diskutiert werden noch entzündungsbedingte Veränderungen am Nierenparenchym oder Änderungen der Durchblutung und Nierenfunktion, aus der möglicherweise eine Steinbildung resultiert.

In der Praxis wie Klinik sind daher bei Steinpatienten regelmäßige Urinkontrollen, quantitative Keimzahlbestimmungen und Resistenztestungen unerläßlich. Nach jeder Steinentfernung sollte die Chemotherapie solange fortgeführt werden, bis der Harn infektfrei ist.

Infektfreiheit ist ein Mosaiksteinchen auf dem Weg zur Verhinderung einer Rezidivsteinbildung, während umgekehrt Infektfreiheit auch nur nach völliger Steinfreiheit zu erzielen ist.

8.2.1 Literaturverzeichnis

Albrecht, K. F.: Operative Steinrezidivprophylaxe. Verh. Ber. Dtsch. Ges. Urol. S. 271. Springer-Verlag, Berlin — Heidelberg 1974

Alken, C. E.: Gedanken zur Klinik der Nephrolithiasis. Urol. 5: 161 (1966)

Dulce, H. J.: Harnsteine und Ernährung: Urol. 1: 233 (1962)

Krizek, V.: Balneologische, diätetische und mechanische Beeinflussung der Harnsteine, in Hienzsch u. Schneider: Der Harnstein. VEB Gustav Fischer Verlag, Jena (1973)

Terhorst, B.: Medikamentöse Steinrezidivprophylaxe. Verh. Ber. Dtsch. Ges. Urol. S. 275, Springer-Verlag, Berlin — Heidelberg (1974)

Terhorst, B. und R. Hautmann: Medikamentöse Harnsteinprophylaxe. Therapiewoche 26: 5908 (1976)

Woersdoerfer, O., und F. Schreiter: Laxantienabusus und Urolithiasis. act. urol. 4: 265 (1973)

8.3 Spezielle Maßnahmen beim Harnsäurestein

von F. J. Hering und W. Lutzeyer

Bei der Therapie der Harnsäurelithiasis muß zwischen reinen Harnsäuresteinen, Uratsteinen und Steinen mit Harnsäureanteilen unterschieden werden, da nur reine Harnsäuresteine — und mit gewissen Einschränkungen — Uratsteine durch eine konservativ medikamentöse Behandlung aufgelöst werden können.

Die **Therapie** (Tab. 29) **zielt darauf hin,** einer Ausfällung von Harnsäure im Harntrakt entgegenzuwirken oder schon bestehende kristalline Ablagerungen aufzulösen. Das Löslichkeitsprodukt für Harnsäure wird entweder bei ansteigender Harnsäurekonzentration im Urin, wie bei der primären Gicht, bei purinreicher Ernährung oder bei Erkrankungen mit erhöhtem Zelluntergang (myeloproliferative Erkrankungen und Zytostatika-Therapie bei Malignomen verschiedenster Art) oder bei Änderungen des Urin-pH's zum sauren Bereich überschritten. Die Löslichkeit der Harnsäure ist pH-abhängig und nimmt ab einem Urin-pH kleiner als 5,8 stark ab.

Tabelle 29: **Therapie Harnsäurestein**

Diät:	purinarm (wenig Innereien, Fleisch, Kohl) erwünscht Zitrusfrüchte und -säfte
Trinkmenge:	2 Liter
Medikamente: Hyperurikämie und/oder -urie	**Allopurinol 300 mg**
Harnneutralisierung	**Uralyt-U, Bikarbonat** bakt. Infekte mitbehandeln!

Eine Verminderung der Harnsäureausscheidung und eine Neutralisierung des Urin-pH's sind demzufolge Ziel der Harnsäurelithiasisprophylaxe und -therapie.

8.3.1 Diät

Neben einer purinarmen Kost (Meiden von Innereien wie Leber, Niere, Bries, Hirn, Kohlspeisen aller Art, Salzwasserfischen und mehr als 300 — 400 g Fleisch) wird eine Drosselung der Harnsäurebildung angestrebt.

8.3.2 Medikamente

Dies geschieht durch das Hypoxanthinanalogon Allopurinol (Abb. 25). Es hat zwei Angriffspunkte:

Blockade der Xanthinoxidase und damit Verhinderung der Umwandlung von Hypoxanthin in Xanthin und Harnsäure.

Der Purinabbau wird durch das Hypoxanthinanalogon Allopurinol auf der Stufe des Hypoxanthins gebremst. Hypoxanthin ist im Gegensatz zur Harnsäure im Urin leicht löslich und wird über die Niere ausgeschieden, ohne daß es zur Kristallbildung kommt.

Als Hypoxanthinanalogon wird Allopurinol unter Wirkung des Enzyms Hypoxanthinguaninribosyltransferase (HGPRT) mit Phosphoribosylpyrophosphat (PRPP) zu einem Allopurinolribonukleotid synthetisiert. Dieses „falsche" Ribonukleotid blok-

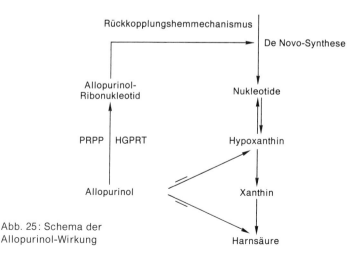

Abb. 25: Schema der Allopurinol-Wirkung

kiert über einen Rückkoppelungsmechanismus die Neubildung von Nukleotiden (siehe auch Abb. 13).

Die „**Harnneutralisierung**" erfolgt entweder durch Zitrussäfte (2 — 3 Gläser Zitronensaft/Tag) oder medikamentös durch Uralyt U® (Zitronensäure-Salzgemisch) auf einen pH-Bereich zwischen 6,2 und 6,8. Bei der Dosierung sind individuelle Schwankungen sowie Nahrungs- und Trinkgewohnheiten der Patienten zu berücksichtigen. Harnansäuernde Speisen oder Getränke wie Cola, Biere sollten jedoch vermieden werden.

Bei bestehendem Harnwegsinfekt ist vor der harnneutralisierenden Therapie eine testentsprechende antibiotische Abschirmung erforderlich, da ansonsten eine Verschlimmerung des Harnweginfektes unter der pH-neutralisierenden Therapie befürchtet werden muß.

Eine Steigerung der Flüssigkeitszufuhr auf ca. 2 l pro Tag, gleichmäßig über den Tag verteilt, ist selbstverständlich. Mit den oben aufgeführten Maßnahmen ist nicht nur eine Prophylaxe der Harnsäurelithiasis möglich, sondern auch eine Steinchemolyse bei bestehender Harnsäurelithiasis. Im allgemeinen dauert es ca. 6 — 8 Wochen, bis durch konservative Maßnahmen ein Harnsäurestein aufgelöst worden ist.

Therapie der Hyperurikämie mit Benzbromaron:

Die Therapie der Hyperurikämie mit Benzbromaron im Rahmen einer Harnsäure- oder Kalziumoxalat-Urolithiasisprophylaxe kann wegen der **Gefahr der Uratverstopfung** sehr gefährlich sein. Benzbromaron hemmt die tubuläre Harnsäurerückresorption. Die Folge ist eine zumindest temporär auftretende Hyperurikurie mit der potentiellen Gefahr, daß die Sättigungskonzentration bei pH 7 der Harnsäure (6,4 mg/100 ml) überschritten wird. Zu bedenken ist weiterhin, daß die Löslichkeit stark pH-abhängig ist und im sauren pH-Bereich vermindert ist.

Ohne ausreichende Kontrollen (mehrfache Messungen des Urin-pH-Wertes während des Tages und Einstellungen des Urins auf einen pH-Wert um 6,8, Messungen der Harnsäureausscheidung) ist die Therapie der Hyperurikämie mit Benzbromaron bei der Urolithiasis abzulehnen. Ein Therapieversuch der Hyperurikurie verbietet sich aus den oben dargelegten Gründen.

8.3.3 Literatur

J. Braun, P. May und N. Samberger: Vergleichende Untersuchungen über Harnsäure- und Elektrolytkonzentration im Serum und Urin unter Benzbromaron und Allopurinol. Fortschritte der Urologie und Nephrologie 11, 353, 1977

B. Finlanson und A. Smith: Stability of first dissociable photon of uric acid. J. Chem. Engineer Data 19, 94, 1974

C. Y. C. Pak und L. H. Arnold: Heterogenous nucleation of calcium oxalate by seeds of monosodium urate. Proc. soc. Exp. Biol. Med. 149, 930, 1975

M. Vabusek: Zur Prophylaxe von Harnsteinen bei Hyperurikämie und Gicht in Urolithiasis, Straube, Erlangen 1976

N. Zöllner: Diet and Gout. In Proc. 9th int. Congr. Nutrition, Mexico 1972, Vol. 1 267, Karger, Basel 1975

8.4 Zystinstein

von R. Hautmann

Das **Behandlungsziel** bei der Zystinurie mit Steinbildung ist einfach und einsichtig. Die Zystinkonzentration im Harn, die bei der Zystinurie exzessiv im Bereich der Übersättigung liegt, muß in den Bereich der Untersättigung gebracht werden. Damit ist der Ausfall der Zystinkristalle und die anschließende Steinbildung unmöglich. Dieses Ziel kann auf verschiedenen Wegen erreicht werden.

Tabelle 30: Prinzipien der Zystinsteintherapie

---

1. Durch Vergrößerung des Harnvolumens, in dem das ausgeschiedene Zystin zu lösen ist
2. Durch Reduktion der ausgeschiedenen Gesamtmenge des Zystins
3. Durch eine Vergrößerung der Zystinlöslichkeit im Urin

8.4.1 Diät (vgl. Tab. 32)

Es existieren zahlreiche Versuche, die Zystinausscheidung durch Einschränkung des Nahrungsproteins und -methionins zu senken. Eine eiweißbeschränkte Diät von 20 g pro Tag führt allerdings nur zu einer Absenkung der Zystinausscheidung im Harn um rund 30%. Günstigere Ergebnisse wurden von einer methioninarmen Diät, die vorwiegend aus pflanzlichem Eiweiß besteht, berichtet. Hierüber besteht jedoch in der Literatur keine allgemeine Zustimmung. Die widersprüchlichen Ergebnisse zeigen klar auf, daß die Diät, wenngleich sie bei manchen Patienten einen gewissen Wert hat, im Prinzip jedoch **keine definitive Therapieform** der Zystinurie ist.

Die Aminosäureausscheidung im Harn bei den Zystinurikern ist wahrscheinlich aus Ernährungssicht zu vernachlässigen. Lysin ist die einzige essentielle Aminosäure, die bei der Zystinurie exzessiv ausgeschieden wird. Die minimal erforderliche Menge pro Tag bei einem Erwachsenen beträgt 1,6 g Lysin. Eine normale eiweißhaltige Diät enthält andererseits 5 – 7 g Lysin pro Tag, und dies ist mehr als genug, um einen Lysinmangel zu vermeiden.

Tabelle 31: Vergleich D-Penicillamin/MPG

	D-Penicillamin	MPG
Dosierung:		
Anwendung	peroral, lebenslänglich	
Tägl. Dosis (g), über den Tag verteilt	1,0—3,0	0,5—2
Überwachung der Wirksamkeit	Zystinspiegel < 100 mg/Tag	
Zusatzmaßnahmen	mäßige Diurese, Alkalisierung, > pH 6,8, Pyridoxin	
Wirksamkeit:		
Steinauflösung		
in vitro	+ +	+ + +
in vivo	+ +	+ + +
Rezidivprophylaxe	+ +	+ + +
Nachteile:		
Nebenwirkungen	+ + +	(+)
Verlust der Wirksamkeit	?	+

Die Beschränkung der Proteinzufuhr ist andererseits bei Kindern ausgeschlossen. Dies verdient besondere Betonung, da gleichzeitig bei der Zystinurie eine schlechte intestinale Absorption und gleichzeitig eine vermehrte Ausscheidung von Lysin besteht.

8.4.2 Flüssigkeit (vgl. Tab. 32)

Von entscheidender Bedeutung in der Behandlung einer Zystinurie ist die Aufrechterhaltung einer **maximalen Diurese.** Dies wird allein daraus deutlich, daß es unter exzessiver Flüssigkeitszufuhr gelingt, einen Zystinstein aufzulösen. Die Flüssigkeitszufuhr bei der Zystinurie bedarf jedoch einiger Erläuterungen sowie der fortgesetzten Mitarbeit des Patienten. Wichtigster Gesichtspunkt in der Diurese bei der Zystinurie ist eine kontinuierliche, 24stündige Flüssigkeitszufuhr. Da es während der nächtlichen Diuresepause unweigerlich zur Übersättigung des Harns mit Zystin kommt, ist folgendes Vorgehen beim Zystinuriker unerläßlich:

500 ml Flüssigkeit beim Zubettgehen
500 ml Flüssigkeit um 2.00 Uhr morgens

Die Gesamtflüssigkeitszufuhr bei diesen Patienten sollte nicht weniger als 4 Liter pro 24 Std. betragen. Eine Einnahme von 5 bis 7 Litern wäre optimal, ist jedoch häufig nicht realisierbar.

8.4.3 pH (vgl. Abb. 15, Tab. 32)

Für die klinische Bedeutung der Zystinurie sind alleine die physikalischen Eigenschaften des Zystins verantwortlich. Zwischen pH 4,5 und 7 sind ungefähr 300 mg Zystin pro Liter löslich. Da dies der übliche pH eines Zystinurikers ist, dieser aber andererseits als sogenannter homozygoter Zystinuriker 600 bis 2000 mg Zystin im 24-Stunden-Harn ausscheidet, ist die Zystinkristallurie und die Zystinsteinbildung für diese Patienten eine lebenslängliche Gefahr. Dies gilt besonders für die Nachtstunden, wenn der Urin ohnehin konzentrierter wird und die Diurese minimal ist. Die Löslichkeit des Zystins im Harn nimmt oberhalb pH 7 steil zu, und aus diesem Grunde ist eine Alkalisierungstherapie vielversprechend. Ähnlich wie bei der Diurese muß auch hier **Tag und Nacht das Urin-pH oberhalb pH 7** gehalten werden. Die Einstellung eines solchen pH erfolgt am besten unter laufender Kontrolle des Urin-pH und Anwendung von Natrium-/Kaliumzitrat (Uralyt-U, Acetolyt) oder von 5 g Natriumbikarbonat per os 4mal pro Tag.

Die Einstellung des Urin-pH auf Werte oberhalb 7,5 kann manchmal durch die Kombination einer Natriumbikarbonat-Therapie (10 g/Tag) mit 250 — 500 mg Acetazolamid (Diamox) vor dem Schlafengehen erreicht werden. Die Carboanhydrase, ein Enzym in der Niere, das normalerweise die Harnansäuerung bewirkt, wird durch das Acetazolamid wirkungsvoll gehemmt. Die Bikarbonatausscheidung im Harn ist gleichzeitig gesteigert und führt zu einem alkalischen Harn. Damit das Acetazolamid wirksam bleibt, ist selbstverständlich die fortgesetzte Anwendung von Bikarbonat in geringen Dosen (5 — 10 g/Tag) notwendig. Glücklicherweise bewirkt die wechselweise Anwendung dieser beiden Medikamente auf der einen Seite sowohl ein hohes Harn-pH als auch andererseits eine gesteigerte Diurese. Dies vermindert das Risiko der Natriumretention. Als Dauertherapie genügt die Anwendung von 250 mg Acetazolamid (abends) sowie gleichzeitig 3 x 1 g Natriumbikarbonat über den Tag verteilt. Zystinurie-Patienten müssen stets jeden gelassenen Harn mit pH-Papier kontrollieren. Ein potentieller Nachteil dieser Therapieform ist selbstverständlich die Tendenz von Kalziumphosphat, im alkalischen Medium auszufallen. Dies würde eine Prädisposition zur Nephrokalzinose oder zur Auflagerung von Kalkschalen auf bestehende Zystinsteine zur Folge haben.

8.4.4 Überführung von Zystin in eine chemisch löslichere Form
(vgl. Tab. 32)

Die erfolgversprechendste Therapieform bei der Zystinurie ist gegenwärtig die **Umwandlung des Zystins in eine chemisch löslichere Form.** D-Penicillamin, N-Acetyl-DL-Penicillamin, Acetylcystein und in neuerer Zeit α-Mercaptopropionylglycin (MPG) sind ausnahmslos Thiole. Ihr Wirkmechanismus gründet sich auf die Thiol/Disulfid-Austauschreaktion:

$$R' \, S \, H \rightleftharpoons R' \, S^- + H^+$$

$$R\text{–}S\text{–}S\text{–}R + R' \, S^- \rightleftharpoons R\text{–}S\text{–}S\text{–}R' + R \, S^-$$

Es ist bekannt, daß Thiole wie Säuren dissoziieren und aktive Anionen ergeben, die mit den Disulfiden Austauschreaktionen eingehen. Mit einem entsprechenden wasserlöslichen Thiol ist es möglich, wenig lösliches L-Zystin in ein wasserlösliches Disulfidderivat überzuführen.

8.4.4.1 Penicillamin (Metalcaptase, Trolovol)

1963 berichtet Crawhall, daß der Zusatz von D-Penicillamin zu Zystinurikerharn die Ausfällung der Zystinkristalle verhindert. Außerdem fand er, daß die perorale Zufuhr von Penicillamin bei diesen Patienten die Zystinausscheidung senkt. Gemäß obiger chemischer Reaktion fand er, daß vikariierend die Ausscheidung von Zystein-Penicillamin ansteigt. Diese Beobachtung wurde seither von zahlreichen Beobachtern bestätigt, und die Wirkung tritt mit Sicherheit ein. Die D-Penicillamin-Dosierung muß individuell in Abhängigkeit von der Patientengröße und der ausgeschiedenen Zystinmenge im Harn eingestellt werden. Das Therapieziel ist eine Zystinausscheidung im Harn von weniger als 200 mg/g Kreatinin im Harn. Dies wird normalerweise durch eine Dosierung von 0,02 g/kg Körpergewicht auf leeren Magen in 4 Tagesdosen erreicht. Die zur Verfügung stehenden Präparate enthalten 150 bzw. 300 mg D-Penicillamin pro Tablette. *Crawhall* und *Watts* empfehlen zu Therapiebeginn die Hälfte der angegebenen Dosierung. Eine subsequente Steigerung erfolgt nach dem Ausmaß der eintretenden Wirkung. Das D-Penicillamin muß lebenslänglich angewendet werden, die bisherige Erfahrung zeigt, daß es nichts von seiner Wirksamkeit verliert. Eine Auflösung von Zystinsteinen nach rund 6monatiger Anwendung ist in der Literatur beschrieben.

Der Hauptnachteil des D-Penicillamins sind seine häufigen **Nebenwirkungen:**

Granulozytensturz
Thrombozytose
Eosinophilie
Proteinurie (nephrotisches Syndrom)
Glomerulonephritis
Epidermolysis bullosa
Retinablutungen
Geschmacksverlust
Antipyridoxin-Effekt
Gestörte Wundheilung usw.

Bei rund 50% der Patienten, die D-Penicillamin erhalten, muß mit einer oder mehrerer dieser Nebenwirkungen gerechnet werden, und zwar in einem Ausmaß, das die Absetzung des Medikaments erfordert. In den ersten Behandlungsmonaten sind häufige Blutbild- und Harnkontrollen zwingend nötig. Die Entwicklung eines Exanthems oder von Fieber zwingt zum Absetzen des Medikamentes, bevor neuerlich mit einer niedrigeren Dosis begonnen werden darf. Nierenfunktionsstörungen unter D-Penicillamin werden üblicherweise unter Absetzen des Medikamentes mit hochdosiertem Cortison behandelt.

Da Penicillamin zur Inaktivierung von Pyridoxin-5-Phosphat führt, induziert es einen Pyridoxinmangelzustand. Die meisten, jedoch nicht alle Behandler plädieren für eine Pyridoxin-Substitutionstherapie von 50 mg/Tag.

8.4.4.2 α-Mercaptopropionylglycin (MPG)

Von den meisten Therapeuten wird heute eine Zystinurie primär mit D-Penicillamin behandelt. Wegen der enormen Nebenwirkungen ist jedoch seine Anwendbarkeit stark eingeschränkt. MPG ist ein neu entwickeltes Medikament mit vielversprechend höherer Wirksamkeit und ohne die toxischen Nebenwirkungen. MPG ist als Thiola (Santen Pharmaceutical Co., Ltd., 2 Shimoshinjo-cho, Higashi Yodogawa-ku, Osaka, Japan) oder als α-Mercaptopropionylglycin (Dr. E. Fresenius KG, P.O.B. 1480, D-6380 Bad Homburg v. d. H. 1, Westdeutschland) im Handel. Die Behandlung beginnt üblicherweise mit 800 bis 1000 mg in vier Einzeldosen verteilt. Die Zystinausscheidung im Harn sinkt gewöhnlich innerhalb von 3 bis 4 Wochen in den Normbereich ab. Die weitere Dosierung richtet sich nach dem Zystinspiegel im Harn, der weniger als 100 mg Zystin/24 Std. betragen muß, wenn mit Sicherheit eine Steinbildung vermieden werden soll.

Tabelle 32: Konservative Therapie der Zystinurie

	Behandlung	Kontraindikation
Diät	Eiweißarme Ernährung (20 g/Tag), methioninarme Diät	Kind
Diurese	4—7 l Flüssigkeit pro Tag 500 ml beim Zubettgehen, 500 ml 2 Uhr nachts, spez. Gew. permanent < 1010 500 mg Diamox	Hypertonie, Niereninsuffizienz, kardiovaskuläre Erkrankungen
Zystinlöslichkeit	Alkalisierung über 7,5 pH; 10—30 g Na-Bikarbonat pro Tag, Natrium/Kalium-Zitrat	Oedeme, Phosphatausfällung, Hyperkalzämie, Alkalose
Chemische Löslichkeitsveränderung des Zystins	D-Penicillamin, N-Acetyl-DL-Penicillamin, Acetyl-Zystein, α-Mercaptopropionylglycin (MPG)	

Beide Medikamente erfordern eine lebenslange Dauertherapie. In beiden Fällen ist die exakte Dosierung und die Überwachung der Wirksamkeit durch eine regelmäßige Überwachung des Zystinspiegels im Harn nötig. Dieser muß unter 100 mg/Tag betragen. Bei beiden Medikamenten ist eine deutliche Diurese und eine Anhebung des Urin-pH empfehlenswert. MPG zeigt in vitro eine 30% höhere Löslichkeitskapazität als D-Penicillamin. Dies scheint auch in vivo der Fall zu sein. Unglücklicherweise besitzen beide Medikamente Nachteile. Während die des D-Penicillamins in rund 50% das Absetzen des Medikaments erzwingen, ist der einzige Nachteil des MPG der allmähliche Verlust seiner Wirksamkeit (im Verlauf mehrerer Jahre). Wegen seiner hohen Wirksamkeit und der fehlenden Toxizität ist jedoch derzeit das MPG das Medikament der Wahl bei der Behandlung der Zystinurie mit Steinbildung.

8.4.5 Operativ

Die Chirurgie spielt in der Behandlung der Zystinurie eine untergeordnete Rolle. Primär ist sie indiziert bei obstruierenden Konkrementen. Das Problem hierbei ist die enorme Rezidivfreudigkeit des Zystinsteinpatienten, und aus dieser Sicht limitiert sich die Zahl der Rezidivoperationen von selbst. In einigen wenigen Fällen wurde der Ersatz des Ureters mit Dünndarm vorgenommen, um den gebildeten Zystinkristallen und kleinen Steinen das Durchfallen in die Blase zu erlauben.

8.4.6 Literatur

Crawhall, J. C., Scowen, E. F., and Watts, R. W. E.: Effect of penicillamine on cystinuria. Br. Med. J. 1: 585 (1963)

Crawhall, J. C., and Watts, R. W. E.: Cystinuria. Am. J. Med. 45: 736 (1968)

Dent, C. E., and Rose, G. A.: Amino acid metabolism in cystinuria. Q. J. Med. 20: 205 (1951)

Dent, C. E., and Senior B.: Studies on the treatment of cystinuria. Br. J. Urol. 27: 317 (1955)

Freed, S. Z: The alternating use of an alkalizing salt and acetazolamide in the management of cystine and uric acid stones. J. Urol. 113: 96 – 99 (1975)

Hacket, R. E.: Cystinuria: A surgical challenge. Urology 5: 737 – 740 (1975)

Hautmann, R., Terhorst, B., Stuhlsatz, H. W., and Lutzeyer, W.: Mercaptopropionylglycine: A progress in cystine stone therapy. J. Urol. 117: 628 – 630 (1977)

Lawson, R. K., Talwalkar, Y. B., and Hodges, C. V.: Renal transplantation in cystinosis. J. Urol. 113: 552 − 554 (1975)

Mulvaney, W. P., Quilter, T., and Mortera, A.: Experiences with acetyl-cysteine in cystinuric patients. J. Urol. 114: 107 − 108 (1975)

Terhorst, B., und Stuhlsatz, H. W.: Cystinsteintherapie mit Mercaptopro-pyronylglycin (MPG) (Thiola). Urologe A 14: 190 − 193 (1975)

8.5 Hyperoxalurie (primär/sekundär)

von R. Hautmann

8.5.1 Therapie der sekundären, „enteralen" (absorptiven) Hyperoxalurie

8.5.1.1 Diät-Reduktion der Oxalsäurezufuhr in der Nahrung
(vgl. Kap. 4,4 Oxalatgehalt der Nahrungsmittel)

Die **Reduktion der oralen Oxalsäurezufuhr ist schwierig.** Unsere Kenntnis über das Auftreten des Oxalats in den einzelnen Nahrungsbestandteilen ist mangelhaft. 30 bis 60% des Oxalats liegen als unlösliches und nicht resorbierbares Kalziumoxalat vor, der Rest als leicht lösliches und rasch resorbierbares Natrium- und Kaliumoxalat. Nur der letztere Anteil kommt für die enterale Resorption in Frage. Da nun nicht der absolute Oxalatgehalt, sondern der Gehalt an ionisiertem Oxalat die Aufnahme aus der Nahrung beeinflußt, sind zunächst detaillierte Erkenntnisse über das Ausmaß, in dem ionisiertes Oxalat in den einzelnen Speisen vorliegt, nötig. Bis dahin wäre die Reduktion der Oxalataufnahme zwar wünschenswert, ist aber in der Praxis aus obigen Gründen nicht realisierbar. Theoretisch mögliche Medikamente, welche die Oxalatresorption hemmen, sind Cholestyramin (s. 8.5.1.3), Zerolit und Lewatit. In vivo wurden nur die beiden erstgenannten Präparate mit zweifelhaftem Erfolg eingesetzt. Eine Empfehlung zum klinischen Einsatz kann derzeit noch nicht generell gegeben werden.

8.5.1.2 Reduktion der Fettzufuhr bei Vorliegen einer Steatorrhoe

Da eine Hyperabsorption von Oxalationen bei einer Fettmalabsorption begünstigt wird, sollte Patienten mit einer ausgeprägten Steatorrhoe bei gleichzeitiger Oxalatsteinbildung weniger Triglycerid zugeführt werden. Die Triglyceride der Nahrung müssen dann durch **mittelkettige Triglyceride** ersetzt werden (vgl. Abb. 4,4 Intestinale Resorption des Oxalats).

8.5.1.3 Behandlung mit Cholestyramin (Quantalan)

Bei einer chronischen Darmerkrankung oder Ileumresektion mit chologener Diarrhoe vermag Cholestyramin einesteils die Diarrhoe günstig zu beeinflussen und kann andererseits die Hyperoxalurie reduzieren. Da Cholestyramin häufig die Steatorrhoe leicht verstärkt und zu einer Malabsorption fettlöslicher Vitamine führt, ist in diesem Fall eine parenterale Substitution fettlöslicher Vitamine erforderlich.

8.5.1.4 Aluminiumhydroxydhaltige Antacida

Mehrere Arbeitsgruppen konnten zeigen, daß aluminiumhydroxydhaltige Antacida bei Vorliegen einer chologenen Diarrhoe und Hyperoxalurie angezeigt sind, insbesondere dann, wenn das geschmacklich unangenehme Cholestyramin vom Patienten nicht vertragen wird.

8.5.1.5 Orale Kalziumgabe

Bei Berücksichtigung der intestinalen Resorptionsverhältnisse des Oxalats bietet sich die orale Kalziumgabe als ideales Resorptionshindernis für das Oxalat an. Unabdingbare Voraussetzung für eine solche Medikation ist jedoch der Ausschluß einer intestinalen absorptiven Hyperkalzurie sowie weiterhin ein ausreichender Harnfluß, damit nicht das Gegenteil, die Induktion einer Kalzium-Oxalatsteinbildung, eintritt.

8.5.1.6 Diäthylaminozellulose

Das Ziel dieser Therapie ist ebenfalls die Reduktion der freien Oxalationen im Darmlumen, um damit den transepithelialen Oxalattransport zu bremsen. DEAE-Zellulose ist ein Anionenaustauscher, der Oxalationen bindet. Anschließend wird der Oxalat-Zellulosekomplex über den Darm ausgeschieden. Die Bindungskapazität ist offensichtlich erheblich. Die Dosierung beträgt 3x5 g DEAE-Zellulose pro Tag zu den Mahlzeiten. Eine spezielle Diät ist nicht vonnöten. Diese Therapie muß als Dauertherapie angesetzt werden, um effektiv eine Hyperoxalurie zu beheben. Das Medikament hat bislang keine Nebenwirkungen, außer einer gelegentlich auftretenden milden Obstipation.

Obwohl die DEAE-Zellulosebehandlung wirkungsvoll die Hyperoxalurie und die anschließende Steinbildung verhindert, sind vor einer definitiven Empfehlung des Medikamentes Langzeitstudien erforderlich.

8.5.1.7 Succinat (Succinimid) (siehe nächster Abschnitt)

8.5.1.8 Zusammenfassung

Im Gegensatz zur primären Hyperoxalurie ist die sekundäre Hyperoxalurie im Gefolge gastroenterologischer Erkrankungen therapeutisch günstig zu beeinflussen. Exakte Untersuchungen, in welchem Prozentsatz bei diesen Erkrankungen die Entstehung der Kalzium-Oxalatsteine verhindert werden kann, gibt es noch nicht.

8.5.2 Therapie der primären Hyperoxalurie (Oxalose)

Eine **ätiotrope Therapie** der primären Hyperoxalurie ist **nicht möglich.** Somit existiert keine spezifische Behandlungsform. Es gelten mit besonderer Betonung die allgemeinen Maßnahmen der Steinprophylaxe, wie sie unter 8.2 abgehandelt sind.

Als somit rein **palliative Behandlung** der primären Hyperoxalurie sind zu empfehlen:

8.5.2.1 Wie bei allen Formen der Urolithiasis eine ausgeprägte **Diurese.**

8.5.2.2 Wie auch bei der enteralen Hyperoxalurie kann eine **oxalatarme Ernährung** empfohlen werden. Hiervon kann allerdings mit Sicherheit kein großer Effekt erwartet werden, da wir nicht einmal den genauen Oxalatgehalt der zugeführten Nahrung kennen.

8.5.2.3 Die Reduktion der Aufnahme von Vitamin C ist ebenfalls von fraglichem Wert.

8.5.2.4 Magnesiumoxyd kann die Auskristallisierung von Kalzium-Oxalat hemmen. Es resultiert eine gesteigerte Pyrophosphatausscheidung, einem der wichtigsten Inhibitoren des Oxalats.

8.5.2.5 Die Oxalose vom Typ I kann mit großen Mengen von **Pyridoxin** erfolgreich therapiert werden (Ig pro Tag).

8.5.2.6 Die Applikation von **Methylenblau,** angeblich einem Inhibitor der Kristallisation von Kalzium-Oxalat, kann einer kritischen Nachprüfung nicht standhalten.

8.5.2.7 Der Versuch, den Oxalatstoffwechsel mit Succinat (Succinimid) günstig zu beeinflussen, muß ebenfalls als gescheitert angesehen werden. Er wurde ursprünglich unter der Vorstellung, daß Succinat stark den Abfluß des Zitratzyklus und damit die oxydative Phosphorylierung in den Mitochondrien beschleunigt, unternommen.

8.5.2.8 Es wurde weiter der Versuch unternommen, die Oxalatsynthese durch Verabfolgung von Strukturanaloga zu hemmen. Diese Experimente zeigten ebenfalls wenig Wirksamkeit und sind zu Recht über das Stadium des Tierexperiments nicht hinausgekommen. Am Menschen wurden derartige Medikamente bislang nicht eingesetzt.

8.5.2.9 Es existieren zahlreiche fehlgeschlagene Versuche, die primäre Hyperoxalurie durch **Nierentransplantation** zu behandeln. Alle diese Versuche müssen als gescheitert angesehen werden, da sich innerhalb kurzer Zeit (Wochen bis Monate), maximal einige Jahre, in der transplantierten Niere neuerlich Kalzium-Oxalatkristalle ablagern. Dies ist auch weiter nicht verwunderlich, da der primäre Enzymdefekt der Hyperoxalurie nicht auf die entfernten Nieren beschränkt war und die exzessive Oxalatsynthese auch nach beidseitiger Nephrektomie und damit auch nach der Nierentransplantation unverändert weitergeht. Mit Hilfe der Peritoneal- oder Hämodialyse kann Oxalat zwar aus dem Plasma eliminiert, die Entwicklung einer klassischen Oxalose jedoch nicht verhindert, sondern nur verzögert werden.

8.5.3 Idiopathische Hyperoxalurie

Alle Formen der Hyperoxalurie, die nicht den beiden beschriebenen Hyperoxalurieformen zugeordnet werden können, sind Fälle von idiopathischer Hyperoxalurie. Im Prinzip gelten auch hierfür die aufgeführten therapeutischen Richtlinien.

Mit dem Auftreten einer Hyperoxalurie beim Kalzium-Oxalatstein-Patienten kann heute nur in weniger als 10% der Kalzium-Oxalatsteinbildner gerechnet werden.

8.5.4 Literatur

Caspary, W. F.: Oxalaturolithiasis bei gastroenterologischen Erkrankungen: Pathogenese, Klinik und Therapie. Therapiewoche 29, 2158—2165, 1979, Verlag G. Braun, 7500 Karlsruhe 1

Hautmann, R., Hering, F., Terhorst, B., und Lutzeyer, W.: Neue Gesichtspunkte in der Behandlung des Oxalatsteinleidens. Urologe A 15, 148—152, 1976

Hautmann, R., Hering, F. H., and Lutzeyer, W.: Effects and side effects of cellulose phosphate and succinate in long-term treatment of hypercalciuria or hyperoxaluria. J. Urol. 120, 712—715, 1978

Klauwers, J., Wolf, P. L., and Cohn, R.: Failure of renal transplantation in primary oxalosis. Jama 205, 551, 1969

Pinto, B., Bernshtam, J.: Diethylaminoethanol-cellulose in the treatment of absorptive hyperoxaluria. J. Urol. 119, 630—632, 1978

8.6 Spezielle Maßnahmen der Steinprophylaxe und -therapie der kalziumhaltigen Steine

von B. Terhorst

Kalziumhaltige Steine umfassen die Oxalat-, Phosphat- und Karbonatsteine. Moderne Harnsteinanalysen haben gezeigt, daß die Phosphatsteine ätiologisch sehr unterschiedlich zu differenzieren sind:

Der **Mg-NH$_4$**-Phosphat-(Struvit)Stein entsteht bei ammoniakalischer Zersetzung des Harns und ist Ausdruck einer Infektion durch harnstoffspaltende Bakterien mit alkalischem Harnmilieu. Seine Therapie wird im nächsten Kapitel ausführlich besprochen.

Der **Kalzium-Hydrogenphosphat-(Brushit)Stein** und der **Kalzium-Phosphatstein (Witlockit)** sind im Gegensatz zum Struvitstein Konkremente des sauren Milieus, so daß eine Ansäuerung des Urins unnötig ist. In der Pathogenese dieser Kalzium-Phosphatsteine wird, wie bei der Kalzium-Oxalat-Urolithiasis, eine Hyperkalzurie gefunden, so daß sich als spezielle Maßnahme eine medikamentöse Therapie der Hyperkalzurie anbietet. Diese **Hyperkalzurie findet sich in ca. 30% bei kalziumhaltigen Steinen und erhöht sich auf 50% bei Rezidivsteinbildnern.**

Definition: Obwohl die Urinkalziumausscheidung von vielen Faktoren abhängt, sprechen wir heute von einer Hyperkalzurie, wenn die Kalziumausscheidung im 24-Std.-Urin bei Männern über 300 mg/die und bei Frauen über 250 mg/die liegt.

8.6.1 Diätetische Kalzium-Restriktion (33a + b)

Indikation: Sinnvoll nur bei nachgewiesener intestinaler (absorptiver) Form der Hyperkalzurie. Die kalziumarme Diät wird allen Patienten mit kalziumhaltigen Steinen und Hyperkalzurie empfohlen. Zu meiden sind Milch- und Molkereiprodukte. Leider gelingt es durch die diätetischen Maßnahmen nur unvollkommen, die Hyperkalzurie zu senken. Ursache ist die gesteigerte intestinale Absorption, so daß auch bei Einschränkung der Kalziumzufuhr in der Nahrung immer noch viel Kalzium

Tabelle 33a: Therapiemöglichkeiten der Hyperkalzurie

1. Diätetische Kalzium-Restriktion.
2. Phosphat-Therapie.
3. Natrium-Zellulose-Phosphat.
4. Campanyl.
5. Thiazide.

im Urin ausgeschieden wird. Eine medikamentöse Senkung der Urinkalziumausscheidung ist zusätzlich angezeigt.

8.6.2 Phosphat-Therapie: (Tab. 33c)

Wirkungsprinzip: Orthophosphat ($KH_2 PO_4$ und $Na_2HPO_4 \cdot H_2O$) bindet im Darm Kalzium, so daß Kalziumphosphat vermehrt im Darmlumen zurückgehalten wird und somit ionisiertes Kalzium nicht resorbiert werden kann. Damit steigt das mit den Faeces ausgeschiedene Kalzium an, gleichzeitig sinkt die Kalziumresorption ab, und die intestinale Hyperkalzurie ist erfolgreich therapiert. Weiterhin wird auch eine partielle Umwandlung des Orthophosphats zu Pyrophosphat diskutiert. Dies hat eine geringe inhibitorische Wirkung auf die Kalziumoxalatsteinbildung *(Fleisch)*. Man muß sich jedoch darüber im klaren sein, daß die Inhibitoraktivität der niedermolekularen Substanzen, zu denen auch das Pyrophosphat gehört, insgesamt nur 10 bis höchstens 20% der inhibitorischen Gesamtwirkung ausmachen.

Kontrollen der Elektrolytausscheidung unter der Phosphattherapie zeigen eine Reduzierung der Kalziumausscheidung und einen Anstieg der Pyrophosphatausscheidung. Nachteilig sind jedoch die gleichzeitig beobachtete Magnesiumsenkung im Urin und die Orthophosphatsteigerung im Serum und Urin *(Terhorst u. Melchior; Kollwitz und Jankowski)*.

Indikation: Intestinale Hyperkalzurie (Pyrophosphatmangel).

Präparate: Z.B. Redukto®, Redukto spezial® (= Dinatriumhydrogen phosphatdihydrat; Kalium-dihydrogenphosphat).

Dosierung: 1,5—2,0 g/die.

Nebenwirkungen: Bisweilen gastro-intestinale Beschwerden.

Tabelle 33b: Kalziumgehalt der gebräuchlichsten Nahrungsmittel (Bezugsgrößen: 100 g Nahrungsmittel, Kalziumgehalt in mg)

Schweinefleisch	8
Rindfleisch	8
Leber	6
Schinken	9
Salami	33
Wild	7—18
Gans	8
Rotbarsch	46
Hering	36
Kabeljau	6
Eidotter	140
Eiweiß	11
Kuhmilch, 3,5% Fett	118
Magermilch	123
Kondensmilch, 7,5% Fett	240
Sahne	110
Joghurt	150
Eiscreme	135
Hartkäse, vollfett (45% Fett i.Tr.)	830
Weichkäse, halbfett (20% Fett i.Tr.)	500
Camembert	380
Speisequark, mager	71
Butter	13
Reis	23
Spaghetti	20
Roggenbrot	43
Brötchen	24
Kartoffeln	13
Vollmilchschokolade	214
Kohl	13
Erbsen	10
Kopfsalat	15
Spinat	83
Tomaten	13
Karotten, getrocknet	256
grüne Bohnen, getrocknet	195
Obst	1—3
Haselnüsse	225
Mandeln	252
Erdnüsse	67
Obstsäfte	1—6
Weißwein	10
Rotwein	10
Bier, hell	6

Kontraindikation: Harnwegsinfekt mit alkalischem Harnmilieu, Niereninsuffizienz und Hyperphosphatämie wegen der Gefahr der sekundären Phosphatausfällung.

Vorteile: Kalziumsenkung (Pyrophosphatsteigerung?).

Nachteile: Magnesiumsenkung, Phosphatanstieg.

Klinische Ergebnisse: Ende der 60er Jahre zunächst gute Ergebnisse *(Alken, Kollwitz, Terhorst* und *Melchior)*. Die Ergebnisse zeigen eindeutig eine signifikante Senkung der Kalziumausscheidung im Urin. Bei längerer Anwendung wurden jedoch die Ergebnisse infolge der nachteiligen Wirkung mit Magnesiumsenkung und Anstieg der Phosphatausscheidung insbesondere im Hinblick auf eine Rezidivprophylaxe deutlich schlechter. Eine orale Phosphat-Therapie erscheint **heute** nur noch indiziert bei **Kalzium-Oxalatsteinen mit Hyperkalzurie, die anderweitig nicht mehr zu behandeln sind.** Extreme **Vorsicht** bietet sich bei **Phosphatsteinen** wegen der Gefahr des Steinwachstums.

8.6.3 Natrium-Zellulose-Phosphat (NCP) (Tab. 33c)

Wirkungsprinzip: Natrium-Zellulose-Phosphat ist das Natriumsalz des Phosphorsäureesters der Zellulose. Es handelt sich um einen Ionenaustauscher mit hoher Affinität für Kalzium und Magnesium. Die Kalzium- und Magnesiumionen werden im Intestinaltrakt gebunden und damit ihre Resorption verhindert. Im Darm wird Natrium abgegeben und das zur Absorption verfügbare Kalzium oder Magnesium gebunden, so daß eine Senkung der Kalzium- und Magnesiumausscheidung im Urin resultieren. Während die Hypokalzurie erwünscht ist, ist die Verminderung von Magnesium im Urin unerwünscht, da Magnesium einen Komplexbildner des Oxalates darstellt.

Durch die Blockade der intestinalen Kalzium-Absorption wird im Urin das Aktivitätsprodukt von Brushit $CaH\ PO_4 \cdot 2\ H_2O$ vermindert und einer Steinbildung vorgebeugt.

Nachteilig ist neben einer leichten Hypomagnesiämie vor allen Dingen die von uns beobachtete Hyperoxalurie mit Ausscheidungswerten bis zu 100 mg Oxalat/die *(Pak, Hautmann* et al). Diese Hyperoxalurie ist zwangsläufig Folge der NCP-Therapie. Physiologischerweise werden rund 90% des peroral aufgenommenen Oxalats nicht resorbiert, sondern vorwiegend als Kalzium-Oxalat mit dem Stuhl ausgeschieden. Durch die NCP-Therapie verringert sich jedoch der zur Oxalatbindung im

Tabelle 33c: Medikamentöse Prophylaxe kalziumhaltiger Steine (Hautmann)			
	Indikation	Kontraindikation	Erfolgsrate (alleinige Medikation)
Thiazide	1. Absorptive Hyperkalz-urie 2. eventuell kalziumhaltige Rezidivsteine bei Normo-kalzurie 3. Nichtoperierte Reststeine	Resorptive Hyperkalzurie, primärer HPT	81%
Natrium-zellulose-Phosphat	Absorptive Hyperkalzurie	primärer HPT Resorptive Hyperkalzurie	85%
Ortho-phosphat	1. Absorptive Hyper-kalzurie 2. eventuell Normo-kalzurische Kalziumoxalat-nephrolithiasis	Phosphatsteine, Abflußhindernisse, Infektsteine, nicht therapierter Hoch-druck, schwer-wiegende gastro-intestinale Erkrankungen	91%
Allopurinol	1. Normokalzuri-sche Kalzium-oxalatnephroli-thiasis mit Hyperurikurie 2. Kalziumhaltige Steine mit hohem Anteil von Urat	Keine	

Darmlumen zur Verfügung stehende Kalziumanteil entscheidend, was zu einer vermehrten Oxalatresorption führen muß. Nachteilig ist weiter, daß Natrium-Zellulose-Phosphat teilweise im Darm hydrolisiert wird, woraus eine verstärkte Phosphatausscheidung im Urin resultiert.

Präparat: Na-Zellulose-Phosphat.

Dosierung: 15 g/die.

Indikation: Hyperkalzurie, **ausschließlich** beim Typ der gesteigerten intestinalen Kalziumresorption.

Kontraindikation: Hyperoxalurie, Hypomagnesiurie, Niereninsuffizienz wegen der Gefahr der Natriumzufuhr und der Hyperphosphatämie. Hypertonie.

Nachteile: Hyperoxalurie, Hypomagnesiurie.

Klinische Ergebnisse: Die Senkung der Hyperkalzurie und die Rezidivprophylaxe für kalziumhaltige Harnsteine wird weltweit als gut beurteilt. *(Pak* et al., *Blacklock* et al., *Rose).*

Eigene Beurteilung: Gute Senkung der Hyperkalzurie bei befriedigenden klinischen Ergebnissen.

8.6.4 Campanyl® (Tab. 33 c)

Indikation

Ausschließlich intestinale (absorptive) Hyperkalzurie.

Wirkungsweise

Campanyl ist ein intestinal wirksamer Kationenaustauscher in Granulatform, der überwiegend Kalium gegen Kalzium austauscht. Das auf diese Weise gebundene Nahrungskalzium wird mit den Faeces eliminiert. Nach Angaben der Herstellerfirma werden mit einer Tagesdosis Campanyl 984 mg Kalium zugeführt, eine dadurch bedingte Hyperkaliämie wurde nicht beobachtet. Der Ionenaustausch erfolgt auf der gesamten Länge des Intestinaltraktes. Neben dem Austausch Kalium gegen Kalzium werden — jedoch in weitaus geringerer Konzentration — andere zweiwertige Ionen wie Magnesium, Eisen und Spurenelemente gebunden. Daraus resultierende Mangelzustände sind nicht bekannt.

Dosis:

2 x 7,5 g oral zu den Hauptmahlzeiten.

Systemische Nebenwirkungen:

Keine wesentlichen bekannt.

Spezielle Nebenwirkungen:

Mögliche Auslösung einer Hyperoxalurie.

Wirksamkeit:

Relativ gute Senkung der intestinal bedingten Mehrausscheidung an Kalzium.

Kritische Wertung:

Bei unkontrollierter Anwendung besteht die Gefahr der weitaus gefährlicheren Hyperoxalurie.

8.6.5 Thiazide: (Tab. 33c)

Wirkungsmechanismus: Thiazide führen zu einer Hypokalzurie, da sie im distalen Tubulus eine vermehrte Kalzium-Rückresorption auslösen. Die Ausscheidung von Oxalat und Phosphat wird nicht wesentlich verändert, so daß infolge der Hypokalzurie die Sättigung des Harns mit Kalzium-Oxalat und Kalzium-Phosphat abnimmt. Da die Kalzium-Rückresorption mit der Natrium-Rückresorption weitgehend parallel geht, ist es verständlich, daß der Thiazid-Effekt gesteigert wird bei Natrium-Mangelzuständen. Auf eine natriumarme Kost und natriumarme Getränkezufuhr ist daher besonders zu achten.

Präparat: z. B. Esidrix.

Dosierung: 50—150 mg/die.

Kontraindikation: Hypotonie. Diabetes mellitus, Hypokaliämie, Gicht.

Vorteile: Keine wesentlichen Nebenwirkungen.

Nachteile: Nur langsame Senkung des Kalziumspiegels.

Klinische Ergebnisse: Die prophylaktische Wirkung der Thiazide auf die kalziumhaltige Nephrolithiasis und die Hyperkalzurie ist ausreichend bewiesen. *(Drach* et al., *Yendt* et al.).

Eigene Beurteilung: Unproblematische Anwendung. **Mittel der Wahl.**

8.6.6 Literatur

Alken, C. E.: Die konservative Behandlung des Nierensteinleidens. Wien. Klin. Wschr. 79: 2, 1967.

Drach, G. W., M. J. V. Smith und W. H. Boyce: Medical therapy of renal calculi. J. Urol. 104: 635, 1970.

Fleisch, H., und S. Bisaz: Pathophysiologie der Urolithiase. Z. Urol. 59: 785, 1966.

Hautmann, R., F. J. Hering, B. Terhorst und W. Lutzeyer: Neue Gesichtspunkte in der Behandlung des Harnsteinleidens. Urol. A 15: 148, 1976.

F. J. Hering, R. Hautmann und W. Lutzeyer: Wirksamkeit und Nebenwirkungen einer differenzierten Hyperkalzurietherapie. Ein Vergleich zwischen Thiaziden, Natriumcellulosephosphat, Campanyl und deren Kombination. Fortschritte der Urologie und Nephrologie 12 (im Druck), 1979.

Kollwitz, A. A., R. Brauer und H. Kracht: Eigene Erfahrungen mit der Phosphat-Therapie beim Harnsteinleiden. Urol. 6: 228, 1967.

Pak, Ch. Y. C.: Calcium Urolithiasis. Plenum Medical Book Company, New York and London, 1978.

Pak, Ch. Y. C., Delea, C. S., Bartter, F. C.: N. Engl. J. Med. 290: 175, 1974.

Rose, G. A., und A. R. Harrison: Brit. J. Urol. 46: 261, 1974.

E. W. Rugendorff und S. Kornmann: Beobachtungen unter Langzeit-Therapie der Urolithiasis mit Kationenaustauschern. Fortschritte der Urologie und Nephrologie 11, 262, 1978.

Terhorst, B., und H. Melchior: Die medikamentöse Behandlung des Harnsteinleidens. II. Perorale Litholyse und Prophylaxe. Urol. int. 27: 230, 1972.

Terhorst, B., und R. Hautmann: Medikamentöse Harnsteinprophylaxe. Therapiewoche 26: 5908, 1976.

Terhorst, B., und H. Melchior: Rezidivprophylaxe bei Urolithiasis. Z. Urol. 62: 761, 1969.

Yendt, E. R., R. J. Gagne und M. Cohamin: The effect of thiazides in idiopathic hypercalciuria. Amer. J. Med. Sci. 251: 449, 1966.

8.7 Spezielle Maßnahmen der Therapie und Prophylaxe bei Infektionssteinen

von H.-J. Schneider

8.7.1 Einleitung

Die Infektionssteine **Struvit** (MgNH$_4$ Phosphat) **Karbonatapatit** und auch **Ammoniumurat** haben eine **hohe Rezidivquote.** Deshalb steht die Metaphylaxe, d. h. die Rezidivprophylaxe im Vordergrund der Bemühungen. In seltenen Fällen gelingt eine medikamentöse Litholyse. Die einzelnen allgemeinen und speziellen metaphylaktischen Maßnahmen basieren auf den Kenntnissen der Pathogenese dieser Steinart (Tab. 34). Dementsprechend betreffen sie vor allem die

— antibakterielle Therapie einschließlich der Ureasehemmung,
— Harnsäuerung,
— Phosphatresorptionshemmung.

8.7.2 Steinsanierung als Voraussetzung der Metaphylaxe

Da eine Litholyse nur bei wenigen Infektionssteinen gelingt *(Griffith),* ist die vollständige Steinentfernung unabdingbare Voraussetzung einer erfolgreichen Rezidivprophylaxe. Bleibt auch nur ein kleines Restkonkrement zurück, wirkt das als Kristallisationskeim weiteren Steinwachstums und verhindert die Ausheilung des Infektes. Jede Metaphylaxe wird damit ad absurdum geführt. *Budevski* untersuchte 180 Harnsteinpatienten nach operativer Steinentfernung und fand ein Rezidiv in 14%. Die Rezidivquote stieg auf 52% an, wenn ein Reststein zurückgeblieben war, und sogar auf 75%, wenn der Reststein mit einem Harnwegsinfekt kombiniert vorkam. Mit einem Spontanabgang oder einer -auflösung von Restkonkrementen darf primär nicht gerechnet werden.

Struvitsteine sind an der Oberfläche und im Innern häufig infiziert und unterhalten damit als Fokus rezidivierende Harnwegsinfekte.

Ein postoperatives Nierenwachstum und eine Rezidivfreiheit wurden nur bei den Kindern nach Ausgußsteinoperation beobachtet, bei denen der Stein vollständig entfernt und der Infekt beherrschbar war.

8.7.3 Harndilution — innere und äußere Spülung

Bei dem raschen Wachstum der Struvitsteine ist die obligate postoperative Oligurie eine wichtige Ursache des Frührezidivs. Eine tägliche intravenöse Zufuhr von 2,5—3,0 l unter Anwendung von Mannitol und Furosemid und zusätzliche perorale Flüssigkeitsgaben von 0,5 bis 1 Liter waren notwendig, um in den postoperativen Tagen eine Ausscheidung von 1,1—1,8 l/die und eine Harndichte um 1.018 zu erreichen *(Wiederhold)*. Die hohe postoperative Diurese dient der Verdünnung steinbildender Substanzen, wirkt der Infektion bei Harnstase entgegen und hat auch einen mechanischen Spüleffekt **(innere Spülung)**. Bei der **äußeren Spülung** über eine Nierenfistel wird neben der Verdünnung und Spülung versucht, mögliche Restkonkremente und die Infektion direkt zu beeinflussen. Es hat sich bewährt, nach operativer Entfernung weicher, bröckliger Infektionssteine postoperativ über ein Nephrostoma kontinuierlich zu spülen (Abb. 26). Die Spülung beginnt am 2. postoperativen Tag. Wir verwenden dazu eine sterile, auf pH 5 gepufferte Lösung mit Chloramphenicolzusatz und lassen etwa 3—5 l täglich durchlaufen.

Zusammensetzung der Spüllösung:

Chloramphenicol	0,5
Chininum hydrochloricum	0,05
Tween 80	10,0
Natriumchlorid	3,8
Natriumdihydrogenphosphat	11,7
Dinatriumhydrogenphosphat · $2H_2O$	0,24
Aqua ad inject. ad	1000,0

Man kann ebensogut die *Suby*-Lösung verwenden. *Royle u. Smith* sowie *Nemoy u. Stamey* hatten gute Erfolge bei der Verwendung von Renacidin®, einer Mischung organischer Säuren und ihrer Salze mit einem pH-Wert um 4,0. *Ediny u. Suchodolskaja* konnten Phosphatsteine durch Spülung mit einer EDTA-Lösung über eine Nierenfistel auflösen und die Infektion beherrschen.

Bei inoperablen Patienten kann die Steinauflösung über ein Nephrostoma aber nur gelingen, wenn eine ausreichende intrarenale Umspülung des Konkrements gewährleistet ist.

Entscheidender Faktor bei der Rezidivprophylaxe jeder Steinart ist die Harndilution. Sie muß in jeder Urinportion bestehen, wird vom Steinträger mittels Urometer selbst gemessen und kann durch reichliche Flüssigkeitszufuhr und Diuretikagaben erzielt werden.

8.7.4 Antibakterielle Therapie und Ureasehemmung

Die intensive antibakterielle Therapie sollte erst nach der Steinentfernung und nachdem ausreichende Harnabflußverhältnisse geschaffen sind, erfolgen. Oft handelt es sich dabei um bereits mehrfach vorbehandelte Patienten, und die Keime sind nur noch gegen wenige Medikamente sensibel.

Abb. 26: Äußere Spülung über 2 intraoperativ angelegte Nierenfistelkatheter. Einer dient als Zulauf, der andere als Ablauf.

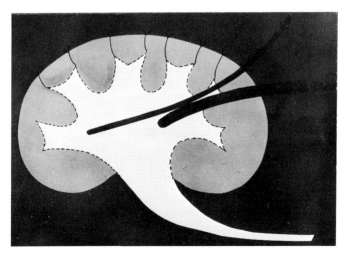

Viele Stämme der Proteusgruppe sind besonders resistent gegen Antibiotika und Desinfektionsmittel. Nach Keimdifferenzierung und Keimzahlbestimmung in der Klinik und erweiterter Resistenzbestimmung im bakteriologischen Labor wird eine Therapie mit dem wirksamsten Medikament eingeleitet. Es muß ein hoher Gewebe- und Serumspiegel, aber auch Urinspiegel erreicht werden, da der Parenchyminfekt immer mit einem Hohlrauminfekt gekoppelt ist. Zur fehlerfreien Keimbestimmung eignen sich am besten die verschiedenen Tauchkulturverfahren (Uricult, Schrägagar u. ä.). Der intensiven Initialbehandlung schließt sich eine Langzeittherapie mit häufigen Kulturkontrollen nach mindestens 5tägigen Therapiepausen an.

Die antibakterielle Therapie muß sich streng nach dem Antibiogramm richten, da die Keime der Proteusgruppe oft resistent sind.

Von wesentlichem Einfluß wäre die Hemmung der Ureaseaktivität zur Steinverhinderung und auch zur Infekttherapie. Urease verursacht nicht nur die für die Steinbildung wesentliche Harnalkalisierung, sondern ist auch eine Ursache der Infektausbreitung in der Niere, der toxischen Nierenschädigung und der Aggressivität harnstoffspaltender Bakterien *(Musher u. Griffith)*. Zur Ureasehemmung haben sich im Tierversuch Hydroxyharnstoff, Thioharnstoff und besonders *Azetohydroxamsäure* bewährt. Die Keimzahl ließ sich signifikant senken, der Harn blieb sauer oder neutral, und das Steinwachstum wurde verhindert oder stark reduziert. Selbst hergestellte Azetohydroxamsäure mit einer Reinheit von 98% wurde bei oraler Gabe in Gelatinekapseln in einer Dosis von 2 x 500 mg täglich auch vom Menschen gut vertragen. *Griffith* u. Mitarb. haben 23 Ausgußsteinträger mit Proteusinfekt erfolgreich 2 Monate bis ein Jahr mit Azetohydroxamsäure behandelt.

Leider gibt es Azetohydroxamsäure derzeit noch nicht als Fertigpräparat im Handel.

8.7.5 Harnansäuerung

Gleichzeitig mit der antibakteriellen Behandlung muß der Harn angesäuert werden. Vor jeder medikamentösen Harnsäuerung ist eine renale tubuläre Azidose (RTA) auszuschließen. **Bei**

RTA sind harnsäuernde Medikamente uneffektiv und sogar gefährlich, da sie die Plasmaazidose noch vertiefen (Kap. 4.7).

Läßt sich bei Phosphatsteinpatienten mit alkalischem Urin und harnsäurespaltenden Bakterien der Harn-pH-Wert durch Säurebelastung nicht senken, sollte eine Na-Bikarbonatbelastung (2 mval pro kg Körpergewicht) angeschlossen werden. Steigt der CO_2-Anteil im Harn daraufhin an, spricht das für eine normale H^+-Ionen-Sekretion im distalen Tubulus, und eine Säuretherapie ist angezeigt (vgl. Kapitel 4.7 S. 87). Als säuernde Medikamente bewähren sich vor allem HCl-Präparate oder Ammoniumchlorid (Ammonchlor®, Mixtura solvens®, Azidol-Pepsin®, Extin®). Zur Litholyse sollte ein pH-Wert unter 6 erreicht werden, zur Rezidivprophylaxe genügen Werte zwischen 6—6,5. Der Patient kontrolliert den Harn-pH-Wert regelmäßig mit Indikatorpapier und variiert danach die Dosis. Oft müssen 10—20 Tabletten täglich eingenommen werden, um die erforderliche Harnsäuerung zu erreichen.

Bei längerdauernder Applikation ist es ratsam, auch Blutgasanalysen durchzuführen.

Bei der medikamentösen Harnsäuerung muß eine renale tubuläre Azidose stets vorher ausgeschlossen werden. Die Dosierung der verschiedenen Medikamente richtet sich allein nach dem Harn-pH-Wert.

8.7.6 Diät

Eine diätetische Säuerung des alkalischen Urins läßt sich kaum erreichen. Die früher oft empfohlene Schaukeldiät ist in dieser Hinsicht uneffektiv. Bei der Verabreichung relativ großer Flüssigkeitsmengen sollte aber beachtet werden, daß diese die Harnreaktion beeinflussen können.

Die Biersorten Pils und Kölsch, Johannisbeersaft und verschiedene Mineralwässer (sog. Säuerlinge) wirken säuernd, während bei Apfel-, Himbeer- oder Traubensaft keine Beeinflussung des pH-Wertes gesehen wurde. Brausepulver wirken alkalisierend, worauf besonders bei kindlichen Phosphatsteinträgern zu achten ist. Wichtig ist die starke Harndilution, die in jeder Urinportion bestehen soll. Die Patienten kontrollieren den Portionsurin mit Hilfe eines **Urometers** selbst zunächst öfter, dann stichprobenweise und trinken so viel, daß die Dichte von 1,015 des **abgekühlten** Urins nicht überschritten wird. Oft sind dazu Trinkmengen von 3—4 l täglich erforderlich.

8.7.7 Intestinale Phosphatresorptionshemmung

Eine hohe Phosphatkonzentration begünstigt die Struvit- und Karbonatapatitsteinbildung im alkalischen Harn. Läßt sich die Phosphat-Harnkonzentration trotz eingeschränkter Zufuhr und hoher Diurese nicht unter 450 mg/l senken, ist eine intestinale Resorptionshemmung indiziert *(Pfitzenmayer* et al.) Dazu eignen sich die verschiedenen Al-Präparate (Aludrox®, Alugel®, Basagel®) und besonders das kürzlich von *Dulce* empfohlene Aluminiumoxisulfathydrat. Es bildet sich im Darm das nicht lösliche Aluminiumphosphat, und die Harn-Phosphat-Exkretion sinkt ab. Die Dosis richtet sich nach der Höhe der Phosphatausscheidung im Harn. Oft müssen 10—20 Tabletten Aludrox® täglich eingenommen werden.

Die medikamentöse Phosphatresorptionshemmung ist nur bei Hyperphosphaturie indiziert und erfordert regelmäßige Harnphosphatkontrollen.

8.7.8 Phosphatsteinprophylaxe mit Methylenblau

Verschiedentlich wurde **Methylenblau** zur Struvitsteinprophylaxe, speziell auch bei Katheterinkrustationen empfohlen. Wir sahen wie *Boyce* nach oralen Methylenblaugaben keinen wesentlichen Effekt, auch im Tierversuch unterschied sich das Steinwachstum nicht von der Kontrollgruppe.

Rollins u. Finlayson konnten in vitro nur eine Wirkung bei Konzentrationen von mehr als 0,01 mmol Methylenblau erreichen. Urease entfärbt Methylenblau. Dies verliert dabei zwar nicht seine Aktivität, das Wachstum der Struvitkristalle war aber dennoch nicht zu verhindern. Derzeit kann eine **Methylenblautherapie** bei Phosphatsteinen **nicht** empfohlen werden.

8.7.9 Medikamentöse Litholyse

Eine medikamentöse Litholyse gelingt heute mit Sicherheit nur bei Harnsäuresteinen.

Tabelle 34: Therapie und Prophylaxe der Infektionssteine

Therapie	— operative Steinentfernung
	— Zystolithotripsie (mechanisch, mittels elektrohydraulischer Schlagwellen oder Ultraschall)
	— Perkutane Nephrolithotripsie
	— Litholyse ● durch Spülung über Nierenfistel ● medikamentös
Metaphylaxe	— Antibakterielle Therapie ● Antibiotika und Sulfonamide nach Antibiogramm ● Initiale Stoß- und Langzeittherapie
	— Ureasehemmung 2 × 500 mg/die Azetohydroxamsäure (Versuchssubstanz, nicht im Handel)
	— Harnsäuerung (unter pH 6,5) ● Ammonchlor ● Azidolpepsin® ● Extin® ● Mixtura solvens (Wirkanteil: Ammonchlorid) (Dosierung richtet sich nach pH-Wert)
	— Phosphatresorptionshemmung ● phosphatarme Ernährung ● Aludrox®, Alugel, Basagel, Aluminiumoxisulfathydrat (Dosierung richtet sich nach Harnphosphat-Konzentration)
	— Verminderung der Harndichte (Spezifisches Harngewicht unter 1015 in jeder Einzelportion) ● reichliche Flüssigkeitszufuhr ● Diuretika
Prophylaxe	Ausschaltung aller Faktoren, die zur Infektionssteinbildung führen können ● Infektion ● Harnstase ● Bedingungen der Harnableitung ● Immobilisation ● Hyperurikurie bei Infektion

Daß eine medikamentöse Steinauflösung auch bei Struvitsteinen möglich ist, kann mit dem raschen Wachstum dieser Steine erklärt werden. Es gibt zahlreiche Beobachtungen, daß rechtzeitig erkannte Rezidivsteine oder Erstkonkremente bei immobilisierten Patienten durch eine kombinierte Therapie wieder verschwinden. Zur Therapie gehört die forcierte Diurese sowie Gaben von Aluminiumhydroxid und Ammoniumchlorid. Bei länger bestehenden, festeren Konkrementen gelingt meist nur eine Teilauflösung.

Wichtig ist nach der Litholyse die konsequente Rezidivprophylaxe.

8.7.10 Infektionssteinprophylaxe

Prophylaktische Maßnahmen müssen immer dann in den Therapieplan eingebaut werden, wenn pathogenetische Faktoren der Steinbildung zu erwarten sind. Bei Unfallpatienten mit längerer Immobilisation ist die Infektion peinlich zu vermeiden. Eine forcierte Diurese muß bei diesen Patienten ebenso beachtet werden wie bei Patienten nach Harnumleitung (Brickerblase, Harnleiterdickdarmanastomosen, Ureterdarmersatz).

Wir konnten im Tierversuch und beim Menschen feststellen, daß kontrazeptive Mittel einen Harnwegsinfekt bahnen und so zur Steinbildung führen können (Pathomechanismus?). Deshalb sollte bei Frauen unter Kontrazeption ein regelmäßiges Urinscreening durchgeführt werden.

Es ist zu beachten, daß eine Hyperurikurie bei Therapie mit Urikosurika oder infolge massiven Zellabbaues bei gleichzeitigem Infekt mit harnstoffspaltenden Keimen zur NH_4-Uratsteinbildung führen kann. Diese Steine sind dann medikamentös nicht mehr auflösbar. Neben der Diurese und gezielten Infektbehandlung sind in solchen Fällen Allopurinolgaben angezeigt (Tabelle 34).

8.7.11 Literatur

Bartone, F., F. u. J. H. Johnston: Staghorn calculi in children. J. Urol. 118 76, 1977
Brühl, P., u. H. P. Bastian: Nephrolithiasis und Harnwegsinfektion. Therapiewoche 26 5941, 1976

Budevski, G.: Die Harnsteinbildung bei Harnwegsinfektionen in unserem Krankengut. IV. Jenaer Harnsteinsymposium, Symposiumsbericht, Jena 1975, S. 65

Dulce, H.-J.: Aluminiumoxisulfathydrat — ein neuer oraler Phosphatbinder. In: W. Vahlensieck u. G. Gasser, Pathogenese und Klinik der Urolithiasis VI, Steinkopff-Verlag, Darmstadt, 1978, S. 344

Ediny, Yu. G., u. A. E. Sukhodolskaya: A method and bacteriological control of litholysis of the phosphates in nephrostoma. Urol. Nefrol. (Moskau) 37 24, 1972

Griffith, D. P., J. R. Gibson, C. W. Clinton u. D. M. Musher: Acetohydroxamine acid: clinical studies of a urease inhibitor in patients with staghorn renal calculi. J. Urol. 119 9, 1978

Griffith, D. P., D. M. Musher u. Ch. Itin: Urease. The primary cause of infection induced urinary stones. Invest. Urol. 13 346, 1976

Klingeberg, J.: Die Beeinflussung der aktuellen Harnreaktion durch verschiedene Getränke im Rahmen der Harnsteintherapie und -prophylaxe, Urologe B 12 155, 1972

Klinger, G., A. Hesse, H.-J. Schneider, I. Gruhn u. M. Oettel: Zur Frage eines Zusammenhangs zwischen hormonaler Kontrazeption und Harnsteinbildungsfrequenz. IV. Jenaer Harnsteinsymposium, Symposiumsbericht, Jena 1975, S. 235

Miller, J. M. u. A. W. Opher: The lack effect of methylene blue on struvite crystal formation. J. Urol. (Baltimore) 112 390, 1974

Musher, D. M., u. D. P. Griffith: Urease inhibition: alternative to antimicrobial treatment. Urological Research Plenum Press, New York — London, 1976, S. 483

Nemoy, N. J., u. T. A. Stomey: Use of hemiacidrin in management of infection stones. J. Urol. 116 693, 1976

Pfitzenmaier, N., W. Kreusser, E. Ritz u. K. H. Schmidt-Gayk: Intestinaler Phosphatentzug mittels Aluminiumhydroxid Al $(OH)_3$ bei der Behandlung von Phosphatsteinen. In: W. Vahlensieck u. G. Gasser: Pathogenese und Klinik der Harnsteine IV. Steinkopff-Verlag, Darmstadt 1975, S. 192

Reinicke, F., P. Burchhardt, G. Kallistratos: Nierensteine bei immobilisierten Patienten. IV. Jenaer Harnsteinsymposium, Symposiumsbericht, Jena 1975, S. 193

Rollins, R., u. B. Finlayson: Mechanism of prevention of calcium oxalate encrustation by methylen blue and demonstration concentration depedence of its action. J. Urol. 110 459, 1973

Royle, G., u. J. C. Smith: Recurrence of infected calculi following postoperative renal irrigation with stone solvent. Brit. J. Urol. 48 531, 1976

Schloeder, F. X., D. P. Griffith u. B. J. Stinebaugh: Evaluation of renal acidification in patients with urea splitting organisms. Invest. Urol. 15 299, 1978

Schneider, H.-J., A. Hesse, W. Berg, U. Lange, U. Hartmann u. K. Hensel: Einfluß der Nahrung auf die Zusammensetzung von Fremdkörpersteinen im Tierexperiment. III. Kationenaustauscher, Anthrachinone, Diphosphonate, Methylenblau. Zschr. Urol. 70 357, 1977

Suby, H., R. Suby u. F. Albright: Dissolution of urinary calculi. J. Urol. 68 96, 1952

Wiederhold, E.-M., H.-J. Schneider u. A. Hesse: Postoperative Infusionen bei Harnsteinpatienten unter Einsatz von Mannitol und Furosemid in einer Gegenüberstellung. Zschr. Urol. 66 99, 1974

8.8 Instrumentelle Litholyse

von B. Terhorst

Die Behandlung der Urolithiasis ist hauptsächlich eine chirurgische oder instrumentelle Therapie. Die Ausnahmen bilden Harnsäure- und Zystinsteine, die sich durch perorale Maßnahmen auflösen lassen. In jüngster Zeit zeichnen sich auch theoretisch mögliche und an einigen Zentren bereits praktisch realisierte Lysemöglichkeiten für die Infektsteine ab (vgl. Kap. 8.7.9, insbesondere Tab. 34). Über eine **orale Litholysebehandlung** kalziumhaltiger Steine gibt es weder klinische noch experimentelle Untersuchungen.

Die Möglichkeit, Harnsteine im Reagenzglas durch den Einsatz unterschiedlicher Lösungsmittel aufzulösen, ließ die Hoffnung aufkommen, Nierensteine durch solche Lösungsmittel in situ, d. h. in der Niere, zu beseitigen. Diese sogenannte **instrumentelle Nierenstein-Litholyse** ist die zweite neben der oralen Chemolitholyse zur Verfügung stehende Auflösungstherapie. Da jedoch das Körpergewebe viel empfindlicher als der Stein reagiert, wird in aller Regel die Niere durch die verschiedenen Lösungsmittel viel schneller angegriffen als die Steine durch dieses Mittel aufgelöst werden. Viele Fehler und Gefahren belasten diese Methode, so daß sich eine breite klinische Anwendung zur Zeit verbietet und im Grunde auch für die Zukunft nicht erwartet werden kann. Theoretisch ist die instrumentelle Nierenstein-Litholyse, wenngleich mit unterschiedlichen Erfolgsaussichten, bei allen Steinarten durchführbar. Welche Lösungsmittel für die unterschiedlichen Steinarten die günstigsten Erfolgsaussichten aufweisen, ist im nachfolgenden Kapitel 8.8.2 jeweils bei den einzelnen Lösungen vermerkt.

8.8.1 Prinzip

Über ein in die Niere eingelegtes Sondensystem wird ein entsprechend der vorliegenden Steinart ausgesuchtes Lösungsmittel in die Nierenhohlräume und an den Stein herangebracht. Die Lösungsmittel sollen nach einer längeren Einwirkungszeit aus dem Stein verschiedene Bestandteile herauslösen, so daß das Konkrement sich lockert und zerfällt. Die Lösungsmittel können über einen Harnleiterkatheter oder durch einen Nieren-fistelkatheter postoperativ an den Stein herangebracht werden (= instrumentelle Litholyse).

8.8.2 Lösungsmittel

Zitronensäure: Von der Zitronensäure ist bekannt, daß sie mit Kalziumionen einen löslichen Komplex bildet. Bei Steinkranken soll die Zitratausscheidung im Urin herabgesetzt sein.

Zur Auflösung von Nierensteinen wird Zitronensäure seit 1939 angewandt, wobei Phosphatsteine gut und Kalzium-Oxalat-steine in Zitronensäure unlöslich sind *(Albright)*.

Staehler verwendete folgende Lösungen für die Kalzium-Phos-phatsteine:

Rp: Acidum Citricum 70.0
Ammonium Citricum 30.0
Aqua dest. ad 1.000, 0 zur Dauerinstillation.

Die später verwendete, weniger gewebsfeindliche *Suby*-**Lösung G** bei pH_4 besteht aus:

Rp: Citric. acid (monohydrate) 32.4
Magnesiumoxyd (anhydrous) 3.8
Natrium carbonate (anhydrous) 4.4
Aqua dest. ad 1.000, 0 zur Dauerinstillation.

Beide Lösungen haben heute nur noch eine historische Bedeu-tung und werden klinisch kaum noch angewandt. Eine geringe steinauflösende Wirkung läßt sich nur mit der SUBY-Lösung G bei frischen, entzündlichen $Mg-NH_4$-Phosphatsteinen erzie-len. Die klinische Anwendung beschränkt sich auf zurückgelas-sene Steinreste postoperativ bei liegendem Nierenfistelkathe-ter.

Renacidin: Erfolgreiche Lösungsversuche wurden in vitro wie in vivo mit einer 10%igen Renacidinlösung unternommen *(Mulvaney)*. Renacidin ist ein Gemisch von organischen Säu-ren, die in Wasser löslich sind. Hauptbestandteile sind Zitro-nensäure, Mg-Zitrat, Gluconsäure, Mg- und Ca-Bikarbonat. Der pH-Wert liegt in einer 10%igen Lösung bei 4.0. Die Wirkung von Renacidin besteht in einer Erhöhung der Löslichkeit der

Kalziumsalze über die Bildung von wasserlöslichen Komplexen.

Die Auflösung von Nierenbecken- und Blasensteinen war zufriedenstellend *(Mulvaney, Russel)*. Bei zunehmender Anwendung stellten sich jedoch toxische Nebenwirkungen, Pyelonephritiden und mehrere Todesfälle ein. *(Ries, Kohler),* so daß Renacidin zur Lösung von Nierensteinen heute mit Vorsicht angewandt wird.

ADTE: Neue Hoffnungen zur Steinauflösung ergaben sich durch die besonderen steinauflösenden Eigenschaften verschiedener Komplexbildner, insbesondere der ADTE* = Aethylendiamintetraessigsäure. Experimentelle Untersuchungen ergaben, daß K-Na-Salze der ADTE bis zu einer Konzentration von 5,5% isotonisch zum harnosmotischen Druck ohne wesentliche Nebenwirkungen in den Nierenhohlsystemen benutzt werden können.

Besonders aufgearbeitet und untersucht wurden ADTE-Lösungsmittel von *Timmermann* und Mitarbeiter, die spezielle Lösungen für die einzelnen Konkremente ermittelten:

Lösung P 70 S 6 pH 6 für Phosphatsteine

Rp: Na$_2$ ADTE	5,00%
Na OH	0,22%
K OH	0,01%
pH 6	
Aqua dest. ad 1000.0	

Lösung P 70 S 8 pH 8 für Oxalat und Oxalat-Phosphat-Mischsteine

Rp: Na$_2$ ADTE	5,00%
Na OH	0,55%
K OH	0,02%
pH 8	
Aqua dest. ad 1000.0	

Lösung P$_{30}$ S pH 8.5 für Harnsäuresteine

Rp: ADTE	3.80%
Li OH	1.20%

* engl. EDTA

Triäthanolamin	1.00%
Chloramphenicol	0,02%
Polyvinylpyrrolidon	1.25%

pH 8,5

Aqua dest. ad 1000.0

Fermentativer Abbau von organischen Steinanteilen:

Neben anorganischen Steinanteilen müssen auch Schleimstoffe und Matrixanteile aufgelöst werden, weshalb Seifen, Detergentien, Stoffe mit viskositätsmindernden Eigenschaften und Enzyme getestet wurden.

Von den erprobten Substanzen zeigten die Enzyme Trypure novo® und das Papain schleim- und matrixlösende Wirkung. Eine 1%ige Trypure novo-Lösung wird verwandt oder eine 0,25%ige hochgereinigte lyophilisierte Papainlösung in physiologischer Kochsalzlösung.

8.8.3 Methode und Technik der instrumentellen Chemolitholyse

Für die klinische Anwendung steinlösender Mittel wurde die Methode der direkten Nierenbeckendauerspülung in Form einer Dauerirrigation entwickelt. Dabei soll der Stein im Prinzip immer von Lösungsmittel umflossen werden und die Gefahren, die mit einer Einführung und Verwendung großkalibriger Nierenhohlraumsonden verbunden sind, reduziert werden (aszendierende Infektionen, intrarenale Läsionen, Perforation des Nierenparenchyms, Blutungen, Schmerzen und Drucksteigerungen). An Instrumentarium benötigt man neben verschiedenen Zystoskopen doppelläufige Nierenbecken-Spülkatheter von 9 und 12 Charriere, Durchlaufthermometer, Röntgenbildverstärker und Monitor. Als Material der Katheter werden thermoplastische Kunststoffe verwendet, die nach Erwärmung auf 80° C. eine vorübergehende, formbare, weiche Konsistenz einnehmen, so daß sie technisch einfacher einzuführen sind. Die Katheter sind mit einem getrennten Zu- und Ablaufkanal im Lumenverhältnis 1:2 konstruiert, wobei die Flüssigkeitszirkulation im Hohlraumsystem durch einen besonders geformten Spülkopf ermöglicht wird. Es bestehen unterschiedliche Eingangs- und Austrittsöffnungen, die Katheter werden in einer

Ausführung von 9 und 12 CH hergestellt in einer Länge von 130 cm.

Die Lösungsmittel werden in Literflaschen hergestellt, sollen körperwarm appliziert werden und der Irrigationsdruck rund 1 m Wassersäule betragen. Der Einfachheit halber soll die Spüllösung bei liegendem Patienten rund 1 m über der Niere aufgehängt werden. **Voraussetzung** zur Dauerumspülung der Konkremente ist ein intraoperativ eingelegter Nierenfistelkatheter (Zulauf) sowie ein transurethral eingelegter Ureterenkatheter zum Ablauf der Spülflüssigkeit.

Andernfalls ist ein doppelläufiger Katheter mit Einlauf und Ablauf, wie er vorher beschrieben wurde, einzulegen. Für die Durchführung der Dauerspülung ist die exakte Lage des Sondenspülkopfes in den Hohlräumen von besonderer Bedeutung, wobei die Zu- und Ablaufsysteme oberhalb des Harnleiterabgangs frei im Nierenbeckenkelchsystem liegen müssen. Die Kontrolle geschieht durch Röntgenkontrastmittel unter Monitorkontrolle. Durch Lagekorrektur der Sonde und Regulierung der Strömungsgeschwindigkeit der Lösungen muß eine optimale Füllung des Nierenbeckens angestrebt werden, wobei der Einlauf gleich dem Auslauf sein muß. Die Spülung beginnt im allgemeinen mit einer Tropfgeschwindigkeit von 40—80 Tropfen/Min. Absolute Schmerzfreiheit des Patienten während des Spülvorganges ist ein Hinweis für den richtigen Behandlungsablauf. Mechanische Störungen können bei richtiger Sondenlage durch Abflußbehinderung infolge Schleimsubstanzen bedingt sein, die durch Spritzen abgesaugt werden können oder durch Injektion von Enzymen. Eine Korrektur des Spülkatheters ist oft erforderlich und pyeloskopische Kontrollen sollen in kurzen Abständen durchgeführt werden.

Zur Vermeidung von Störungen bei der Dauerspülung wird zunächst mit einer Spülung mit physiologischer Kochsalzlösung begonnen über ein bis zwei Tage, bis sich der Patient an diese Spülung gewöhnt hat. Die Spüllösungen sollen bei Körpertemperatur von 37° benutzt werden, um Kältespasmen zu verhindern. Die Dauerspülung mit dem Lösungsmittel beginnt nach ein bis zwei Tagen mit Tropfgeschwindigkeiten von 40 Tropfen pro Minute und kann auf 80 Tropfen pro Minute gesteigert werden. Pro Tag sollen mindestens 16—18 Stunden Spülzeit erzielt werden.

Wichtig für das Vermeiden von Komplikationen ist ein konstant niedriger Irrigationsdruck, wobei Ein- und Ausfuhr einer stetigen Kontrolle bedürfen. Jegliche Abflußbehinderung führt zur Druckeinschwemmung von Bakterien in das Nierenparenchym. Das Auftreten von Schmerzen während der Dauerspültherapie ist das Hinweiszeichen einer mechanischen Abflußbehinderung im zirkulierenden Flüssigkeitskreislauf.

Wichtig sind tägliche bakteriologische Harnuntersuchungen, weil es 2 bis 3 Tage nach Einlegen eines Katheters unausbleiblich zur Harninfektion kommen muß.

Eine antibiotische Zusatztherapie wird im allgemeinen neben einer Infusionstherapie zusätzlich durchgeführt.

8.8.4 Ergebnisse der ADTE-Litholyse:

Timmermann und *Kallistratos* berichteten 1973 über eine Erfolgsquote bei Steinauflösung zwischen 70 und 90%. In den ersten Jahren

von 1960—1964 wurde bei 125 Patienten in 66% eine Totalauflösung,
in 34% eine partielle Auflösung erzielt.

von 1964—1968 wurde eine Totalauflösung lediglich in 46% und eine partielle Litholyse in 64% erzielt. Die Ursache für diese schlechteren Ergebnisse lag in der Auswahl klinisch schwierigerer Fälle.

von 1968—1969 betrug die Quote der Totalauflösungen 90% infolge optimaler Anwendung der Litholyse und Spülung bei geeigneten Patienten.

Ähnlich sind die Ergebnisse aus italienischen Kliniken von Pisani und Dormia.

Die Litholyse-Dauer beträgt je nach Größe, Alter und chemischer Steinzusammensetzung zwischen 3 − 6 Monate.

8.8.5 Komplikationen:

Längst würden keine Nierensteine mehr operiert, wenn die Konkremente alle aufgelöst und keine Komplikationen dabei entstehen würden.

Gravierende Komplikationen der instrumentellen Litholyse sind schwere Reizungen der Nierenbeckenschleimhaut durch Lösungsmittel und durch Fremdkörper; schwere aszendierende und rezidivierende Pyelonephritiden, die zur völligen Funktionslosigkeit der Niere führen können; Hämaturien; prostatische Reaktionen und Epididymitiden durch den Katheter; Thrombosen und Embolien durch lange Liegezeiten bis zu 6 Monaten, darunter auch Todesfälle durch Lungenembolien.

Diese schweren Komplikationen haben dazu beigetragen, daß das Verfahren in der Klinik noch keinen allgemeinen Einzug gehalten hat, heute lediglich als Ergänzung zur operativen Therapie des Steinleidens angesehen wird und nur in ganz besonders indizierten Fällen versucht wird.

8.8.6 Indikation und Kontraindikation der instrumentellen Litholyse (Tab. 35 und 36)

Nach heutigen Gesichtspunkten: Die direkte, instrumentelle Nierensteinchemolyse mit einem ADTE-Lösungsmittel, kombiniert mit dem Mukolytikum Papain wird heute nur als Ergänzung zur chirurgischen Steinbehandlung und als Ergänzung zur oralen Litholyse bei Harnsäuresteinen angesehen und findet eine begrenzte Indikation.

Tabelle 35: Indikation zur instrumentellen Chemolyse

1. Bei Rezidivsteinen nach ein- und mehrmaliger Voroperation, wobei aus internistischen und chirurgischen Gründen eine Rezidivoperation nicht möglich ist. (Theoretisch unabhängig von der Steinart.)
2. Voroperierte Einzelnieren mit Rezidiv-Steinbildung.
3. Nephrostomiefälle nach Operationen mit Steinresten.
4. Absolute Kontraindikationen zur Operation von internistischer oder anästhesiologischer Seite.

Zusammenfassend läßt sich sagen, daß die Litholyse eine Ergänzung der operativen Therapie des Steinleidens für solche Fälle ist, die aus ernstlichen Gründen nicht operativ behandelt werden können oder sollen.

1. Bei Harnleiterkonkrementen ist aufgrund der anatomischen Enge des Hohlraumsystems ggf. eine Dauerspülung technisch nicht durchführbar.

2. Bei Blasensteinen ist infolge der besonderen Schmerzempfindlichkeit eine chemische, direkte Blasensteinauflösung nicht möglich.

3. Bei korallenförmigen Ausgußsteinen ist eine dauernde Umfließung nicht möglich, so daß die Kontraindikation bedingt ist durch die Dauer der erforderlichen Auflösungszeit. In solchen Fällen ist eine operative Entfernung anzuschließen mit chemischer Auflösung verbliebener Restkonkremente.

4. Kelchkonkremente, bei denen aufgrund pathologischer Stenosen der Kelchhälse kein ausreichender Kontakt mit dem Lösungsmittel und der Steinoberfläche besteht.

5. Endphasen von Nephrolithiasis mit weitgehender Zerstörung des Nierenparenchyms.

6. Alle Formen der Steinerkrankung beim Kind aufgrund der zu geringen anatomischen Dimension der noch nicht voll entwickelten Harnwege.

7. Bei Patienten mit allergischer Überempfindlichkeit gegenüber den chemischen Lösungsmitteln, den Enzymen und den verschiedenen Antibiotika.

8. Mangelnde Kooperation mit dem Patienten.

9. Alle Harnsteine, die nicht vorwiegend aus Harnsäure-Struvit bestehen.

8.8.7 Literatur

Albright, F., Sulkowitch, H. W., und R. Chute: Non-surgical aspects of the kidney stone problem. J. A. Med. Assoc. 113:2049, 1939.

Dormia, E.: Traitement dissolvant de la lithiase renale. J. Urol. et Nephrol. 71: 545, 1965.

Kohler, F. P.: Renacidin and tissue reaction. J. Urol. 87: 102, 1962.

Mulvaney, W. P.: A new solvent for certain urinary calcifications. J. Urol. 82: 546, 1959.

Mulvaney, W. P.: Clinical use of renacidin in urinary calcifications. J. Urol. 84: 206, 1960.

Ries, S. W., und M. Malament: Renacidin: a urinary calculus solvent. J. Urol. 87: 657, 1962.

Suby, H. J., und F. Albright: Dissolution of phosphatic urinary calculi by the retrograde introduction of a citrate solution containing magnesium. New Engl. J. Med.: 228: 81, 1943.

Suby, H. et al.: Dissolution of urinary calculus. J. Urol. 68: 96, 1952.

Staehler, W.: Zur Auflösung von Nierensteinen durch Zitronensäure mittels Harnleiterkatheter. Med. Welt 20: 1129, 1951.

Timmermann, A., und G. Kallistratos: Modern aspects of chemical dissolution of human renal calculi by irrigation. J. Urol. 95: 469, 1966.

Timmermann, A., und G. Kallistratos: Gefahren und Kontraindikationen der instrumentellen Nierensteinchemolyse. Urol. int. 23: 236, 1968.

Timmermann, A., und G. Kallistratos: Instrumentelle Nierensteinchemolyse in *Hienzsch* und *Schneider:* Der Harnstein, VEB Gustav Fischer-Verlag, Jena, 1973.

8.9 Instrumentelle und operative Behandlung

von R. Hautmann

Die Entfernung eines Steines durch Operation oder Schlingen-extraktion ist auch heute noch vielfach die einzig erfolgver-sprechende Behandlungsform. Mit der Entfernung des Steines wird jedoch **nur ein Symptom beseitigt,** keinesfalls die Ursache des Leidens behandelt.

Tabelle 37: Einteilung der Harnsteine nach therapeutischen Gesichts-punkten

1. Der spontan abgangsfähige Stein
2. Der schlingengerechte Stein
3. Der operativ einfache Nierenbecken- und Harnleiterstein
4. Der operativ komplizierte Nierenkelch- und Nierenbeckenkelch-Aus-gußstein

Wir unterscheiden den abgangsfähigen Stein, den Schlingen-stein, den operativ einfachen und den operativ komplizierten Stein (Tab. 37).

Voraussetzung für diese Unterscheidung ist eine Röntgen-untersuchung vor Beginn der Behandlung. Der Verzicht auf die radiologische Diagnostik nach symptomatischer Behand-lung der Steinkolik, insbesondere ohne gesicherten Spontanabgang des Steines, kann unbemerkt zum stauungsbe-dingten Untergang der Niere führen. Abdomenübersicht und Ausscheidungsurogramm sowie Spätaufnahmen geben nahe-zu immer sicheren Aufschluß über Lage und Größe des Kon-krementes sowie über das Ausmaß der Harnstauung. Eine retrograde Darstellung der Situation ist nur bei unbefriedigen-dem urographischem Ergebnis, beispielsweise zur Darstel-lung eines nichtschattengebenden Harnleiterkonkrementes, erforderlich.

Vor der Indikationsstellung zu einem operativen oder instru-mentellen Eingriff muß immer bedacht werden, daß ca. 90% aller Konkremente spontan abgangsfähig sind.

8.9.1 Schlingenextraktion

Tabelle 38: Indikation zur Schlinge

1. Stein im unteren Ureterdrittel
2. Steingröße unter 5 mm Durchmesser
3. Stein rückt nicht voran
4. Rezidivierende Koliken
5. Abflußstörung: total — partiell
6. Infektion

Eine Schlinge ist indiziert, wenn der spontane Abgang eines Harnleitersteins, der die Gefäßkreuzung mit den Iliakalgefäßen bereits passiert hat und somit im unteren Ureterdrittel ist, nicht eintritt. Weiterhin, wenn es zu rezidivierenden, therapierefraktären Koliken kommt, und als einzige Alternative die Operation übrig bliebe. Die bereits 1939 von dem Urologen Ludwig *Zeiss,* dem Begründer der Schlingenbehandlung, aufgestellten Richtlinien, die die enge und begrenzte Indikation zum Einsatz der Schlingenbehandlung fordern, haben auch heute noch ihre volle Gültigkeit: „Grundsätzlich muß gesagt werden, daß für den Großteil aller Harnleitersteinfälle eine endovesikale Schlingenbehandlung nicht erforderlich ist. Die meisten Harnleitersteine kommen spontan zum Abgang. Die Schlingenbehandlung soll vielmehr erst einsetzen, wenn die allgemeinen Mittel versagt haben, der Stein nicht mehr vorrückt oder Komplikationen wie beginnende Nierenschädigung und Infektion eintreten". Die Zeiss'sche Schlinge hat sich trotz vieler Variationen weitgehend durchgesetzt. Die Dauerschlinge ist erfolgreicher und ungefährlicher als die sofortige Extraktion. Diese kann zu Schleimhautläsionen des Ureters mit konsekutiven Ureterstenosen, ja sogar zum Abriß des Harnleiters führen. Nachteil des Verfahrens ist die lange Dauer zwischen Legen der Schlinge und Abgang von Schlinge mit Stein. Die unter Bildwandlerkontrolle über dem Stein plazierte und geschlossene Schlinge wird dabei ohne Gewicht im Harnleiter belassen und der Patient am Tag nach dem Legen der Schlinge aufgefordert, möglichst viel aufzustehen und umherzulaufen. Nach 2 Tagen ist ein vorsichtiger Zug an der Schlinge entweder als Dauerbelastung oder intermittierend möglich. Im Mittel nach 4 Tagen ist die Schlingenbehandlung normalerweise erfolgreich. Bleibt die Schlinge bei Zug 4—5 Tage unverändert liegen, muß wegen der Gefahr der Harnstauung und Harnweginfektion ein operativer Eingriff erwogen werden. Kommt es zu septischen Temperaturen, ist die sofortige chirurgische Intervention indiziert.

Die Harnleitersteinbehandlung mit der Schlinge ist bei korrekter Indikation ein erfolgreiches Verfahren: Bei der ersten Schlinge kann in rund 80% mit einem Erfolg gerechnet werden. Versagt allerdings die erste Schlinge, d. h. geht sie ohne Stein ab, so sind weitere Versuche weniger erfolgreich. Bei der zweiten und dritten Schlinge kann nur in rund 20% mit einem Erfolg gerechnet werden.

Die besten Aussichten für eine erfolgreiche Schlingenextraktion haben naturgemäß Steine im unteren Harnleiterdrittel. Eine sogenannte hohe Schlinge — bei Steinsitz im oberen und mittleren Harnleiterdrittel — wird nur in Ausnahmefällen und dann unter stationären Bedingungen durchgeführt.

8.9.2 Operative Steinentfernung

Die operative Entfernung von Nieren- und Harnleitersteinen ist **indiziert,** wenn nach Form, Lage und Größe des Konkrements ein spontaner Abgang nicht erwartet werden kann, die Schlingenextraktion nicht in Frage kommt oder versagt hat, oder wenn Harnstauung und Infektion eine sofortige Entfernung des Konkrementes erforderlich machen.

Tabelle 39: Indikation zur operativen Steinentfernung

1. Stein größer als 5 mm Durchmesser	
2. Abflußstörung total — partiell	Dringlichkeit des Eingriffes
3. Infekt	
4. Nierenfunktion	
5. Lokalisation	
6. Kelchdestruktionen, Ureterstriktur	Art des Eingriffes
7. Parenchymveränderungen	

Ein steintragender Hydro-Pyokalix, eine Steinnische oder ein mobiler Nierenbeckenstein, der größer ist als 5 mm im Durchmesser, sind somit klare Indikationen zur Operation. Ein ruhender, aseptischer Kelchstein, eine Steinbildung in einer Kelchnische, ein Stein kleiner als 5 mm Durchmesser, eine verkalkte

Papillennekrose oder Markzystensteine stellen jedoch keine Indikation zur Operation dar.

Zwei **Voraussetzungen** sind entscheidend sowohl für die **richtige Indikationsstellung** als auch für die erfolgreiche Operation von Harnsteinen:

Eine präoperative Funktionsuntersuchung der steintragenden Niere. Am besten geeignet ist hierfür die nicht invasive seitengetrennte Isotopenclearance mit Jod ^{131}-Hippuran (nach *Oberhausen).*

Intraoperative Röntgenaufnahmen, um vor Beendigung der Operation sicherzustellen, daß alle Konkremente entfernt sind.

Die Abklemmung der Nierengefäße sowie die Läsion des Nierenparenchyms schädigen stets die Nierenfunktion. Die präoperative Kenntnis der Nierenfunktion gibt den wichtigsten Hinweis für die Entscheidung: Organentfernung/organerhaltendes Vorgehen. Nach komplizierten Nierenbeckenkelchausgußstein-Operationen muß mit einem Parenchymverlust gerechnet werden, der zu einer Nierenfunktionsminderung von etwa 20% führt.

Den Erfolg einer Nierensteinoperation garantieren:

Die Entfernung **aller** Konkremente
Die simultane Beseitigung bzw. Vermeidung von Abflußstörungen
Die ausreichende Funktion der steintragenden Niere bzw. ihre Erholungsfähigkeit nach der Steinentfernung.

8.9.2.1 Der operativ einfache Stein

Als operativ einfach bezeichnet man Steine, deren Entfernung ohne Verletzung des Nierenparenchyms möglich ist. Als Zugangsweg zur Niere wird dabei ein Lumbalschnitt oder ein Lumbodorsalschnitt in Frage kommen. Das Nierenbecken wird von dorsal eröffnet und der Stein entfernt.

8.9.2.2 Der operativ komplizierte Stein

Ist eine vollständige Steinausräumung von einer Pyelotomie aus nicht möglich, so bleibt nur der Zugang durch das Nierenparenchym, d. h. durch Nephrotomie oder Teilresektion der Niere. Wichtigste Indikation zur Teilresektion sind Steinnester, meist im unteren Polbereich. Meist verursacht das Wachstum der korallenartig in die Kelche vordringenden Magnesium-Ammonium-Phosphatsteine (Struvit) nur geringfügige Beschwerden, so daß sich bei doppelseitiger Erkrankung häufig eine Niereninsuffizienz einstellt, bevor die Diagnose gesichert werden kann.

Nach *May* unterscheiden wir zwei unterschiedliche Formen der Nierenbeckenkelch-Ausgußsteine: Die erste Gruppe ist durch meist extreme Kelchektasie und stauungsbedingte Parenchymschädigung charakterisiert. Bei der zweiten Gruppe kann der Urin relativ unbehindert zwischen den oft nur gering dilatierten Kelchen abfließen. Im Vordergrund stehen hier schädigende Noxen durch chronische Pyelonephritis und sekundär erst Harnstauung.

8.9.2.3 Chirurgische Steinrezidivprophylaxe

Tabelle 40: Intraoperative Maßnahmen zur Verhütung eines Steinrezidivs

---

1. Restlose Steinentfernung (auch von Kelchsteinen oder Steintrümmern; Pseudorezidiv!)
   a) Intraoperative Spülung und Sondierung
   b) Pyeloskopie
   c) Intraoperatives Röntgen
   d) Koagulum-Pyelotomie
2. Beseitigung von Obstruktionen
   a) Ureterabgangsstenose
   b) Megalureter
   c) Mißbildung
3. Nierenteilresektion
   a) Entfernung eines Poles bei pyelonephritischem Steinnest
   b) Temporäre Nephrostomie bei Verdacht auf unvollständige Steinentfernung
4. Nahtmaterial

8.9.2.3.1 Restlose Steinentfernung

Wichtige Voraussetzung für die Vermeidung eines Steinrezidivs ist die Entfernung aller Konkremente und Steintrümmer.

Diese Forderung ist oft nur mit großen Schwierigkeiten zu erfüllen. Neben der digitalen Palpation des Nierenbeckens bei großem und weitem Hohlsystem, der Sondierung der einzelnen Kelche gibt es noch eine Reihe von Hilfsverfahren:

Pyeloskopie:

Derzeit verfügen nicht alle Urologen über ausreichende Erfahrung mit dem Pyeloskop. Einerseits ist hierfür die anfängliche Unhandlichkeit dieser Instrumente, zum zweiten jedoch auch eine gewisse Unerfahrenheit verantwortlich. Das Pyeloskop muß **frühzeitig** eingesetzt werden, nicht erst, wenn durch frustrane Steinsuche Papillenblutungen aufgetreten sind und die Übersicht erschwert oder gar unmöglich ist. Rund 90% der Kelche können mit einem Nephroskop eingesehen werden. Daher ist die Suche nach Kelchsteinen und deren Entfernung mittels eines Nephroskops die **Hauptindikation der Pyeloskopie.** Der Einsatz des Pyeloskops ist weiterhin zur Kontrolle der kompletten Steinentfernung bei Korallenausgußsteinen indiziert.

Die einzige **Kontraindikation** zum Einsatz der Pyeloskopie ist das gleichzeitige Bestehen eines urothelialen Karzinoms im Nierenbeckenhohlsystem, da damit durch die Irrigation eine Tumoraussaat im gesamten pararenalen und retroperitonealen Raum induziert wird.

Die akute Infektion, die häufig eine Begleiterscheinung von Harnsteinen ist, stellt keine Kontraindikation zur Pyeloskopie dar, wenn unter antibiotischem Schutz, niedrigem Irrigationsdruck und von einer großzügigen Pyelotomie aus gearbeitet wird.

Koagulum-Pyelotomie (Fibrinpyelotomie)

Die Erfahrungen mit der Fibrinpyelotomie haben gezeigt, daß eine ganze Reihe sogenannter Solitärsteine von kleinen Steinchen begleitet werden, die selbst bei sorgfältiger Aufnahmetechnik vorher unerkannt bleiben. Bei herkömmlichen Operationstechniken bleiben diese kleinen Fragmente in der Niere zurück.

Zum Vorgehen bei der Fibrinpyelotomie können folgende Empfehlungen gegeben werden:

Tabelle 41: Technik der Fibrinpyelotomie

1. Oberer Harnleiter und Pyelon werden präpariert. Anschließend wird der Nierenbeckenabgang mit einer weichen Klemme okkludiert.
2. Das Nierenbecken wird komplett entleert, um möglichst viel gerinnungsaktives Gemisch in das Hohlsystem injizieren zu können.
3. Gemisch 1 und 2 werden gleichzeitig in das Hohlsystem injiziert; es empfiehlt sich die Benutzung einer doppellumigen Nadel.
4. Nach 5 Min. Warten kann in aller Regel mit einer guten Retrahierbarkeit des Gerinnsels gerechnet werden.
5. Es folgen die Pyelotomie und die vorsichtige Extraktion des Fibrinausgusses.

Tabelle 42: Hauptindikation der Fibrinpyelotomie

1. Multiple kleine Steine
2. Hohe Uretersteine und Nierenbeckensteine bei gleichzeitig vorliegenden (auch unbekannten) Kelchsteinen.
3. Einzelsteine in dilatierten Hohlsystemen.

Die Koagulolithotomie kann jedoch fest anhaftende Papillensteine zurücklassen. Auch bei einem Mißverhältnis von größeren Kelchsteinen und engem Kelchhals kann die Methode versagen.

Von *Burchardt* wurde folgende Komposition des injizierten Gemisches angegeben:

Gemisch 1: 16 ml frisches thrombozytenreiches Plasma + 400 mg menschliches Fibrinogen

Gemisch 2: 30 NIH Thrombin, aufgelöst in 5 ml m/40 Kalziumchlorid

Intraoperatives Röntgen

Die bisherigen intraoperativen Röntgenuntersuchungen mit fahrbaren, leistungsschwachen Röntgengeräten sind unbefriedigend. Eine Verbesserung der intraoperativen Röntgenmöglichkeiten brachte das Röntgengerät „Renodor" (Siemens). Der fingerförmige Anodenfortsatz wird mit einer sterilen Plastikfolie abgedeckt und in die Wunde vor die Niere eingeführt. Der steril verpackte Film wird hinter die Niere gelegt. Da mit dieser Röntgenmethode nur die Niere durchstrahlt wird, lassen sich auch kleinste Restkonkremente in der Niere orten und entfernen. Allerdings erfordern die Anfertigung und Deutung der Röntgenbilder einige Erfahrung.

Die intraoperative Röntgenuntersuchung zur Rezidivprophylaxe des Harnsteins steht derzeit noch in ihren Anfängen.

8.9.2.3.2 Beseitigung von Obstruktionen

Die Steinrezidivquote nach Pyelolithotomie wird in der Literatur mit 30% und mehr angegeben. Als Teilursache hierfür sind sicherlich Harnleiterstenosen am Nierenbeckenabgang anzusehen. In großen Übersichtsarbeiten *(Albrecht)* fand sich bei fast $^1/_3$ der Fälle von Nierensteinen am Nierenbeckenabgang ein Abflußhindernis. Die Beseitigung einer Obstruktion am Nierenbeckenabgang ist eine der wichtigsten operativen Maßnahmen. Bei echten Stenosen ist die Resektion des engen Segmentes mit Neueinpflanzung des Harnleiters in das Nierenbecken *(Anderson-Hynes)* die Methode der Wahl. Ureterolyse und Kontinuitätsplastik bieten keine ausreichende Gewähr dafür, daß sich das Nierenbecken so einwandfrei entleert, wie es bei der Resektionsplastik nach *Anderson-Hynes* der Fall ist.

8.9.2.3.3 Nierenpolresektion

Ein erweitertes pyelonephritisches Kelchsteinnest ist eine klare Indikation zur Entfernung des entsprechenden Nierenpols mit seiner ektatischen Kelchgruppe. Die starr erweiterten Kelche bilden insbesondere am unteren Nierenpol einen Schlammfang, in dem sich das Steinrezidiv rasch neu bildet.

8.9.2.3.4 Nahtmaterial

Zum Verschluß der Pyelotomie und für die Naht bei der eventuellen Pyeloplastik soll ausschließlich schnell resorbierbares

Nahtmaterial verwendet werden. Ideal hierfür ist normales atraumatisches Catgut. Langsamer resorbierbares Material wie Chromcatgut oder auch Dexon kann unter Umständen in das Nierenhohlsystem abgestoßen werden und zur Rezidivsteinbildung durch Fadeninkrustation führen.

8.9.3 Berührungsfreie Harnsteinzertrümmerung

Ein neuer Aspekt in der Behandlung der Nephrolithiasis ergibt sich durch Anwendung fokusierter, extrakorporal eingeleiteter Stoßwellen, mit denen eine berührungsfreie Zertrümmerung von Harnsteinen möglich erscheint.

Physikalische Grundlagen und Technik:

Treffen Druckwellen auf Grenzflächen, an denen sich der Schallwellenwiderstand ändert, werden sie entsprechend den akustischen Eigenschaften dieser Grenzflächen als Druck- oder Zugwellen reflektiert. Werden dabei die Druck- oder Zugspannungen so hoch, daß die Druck- oder Zugfestigkeit des Materials überschritten wird, so kommt es zur mechanischen Zerstörung. Diese physikalische Gesetzmäßigkeit wird bei der berührungsfreien Harnsteinzertrümmerung ausgenutzt, um die Konkremente zum Zerplatzen zu bringen.

Zur Erzeugung einer solchen, für die Steinzerkleinerung notwendigen Stoßwelle wird ein Kondensator über eine Unterwasserfunkenstrecke, die im Brennpunkt eines Halbellipsoids lokalisiert ist, entladen. Bei dieser Entladung kommt es zu einer explosionsartigen Verdampfung der Flüssigkeit. Die plötzliche Volumenvergrößerung erzeugt in der umgebenden trägen Flüssigkeit eine Stoßwelle, die sich kugelförmig ausbreitet. Aufgrund der geometrischen Eigenschaften des Halbellipsoids werden sämtliche Stoßwellenfronten, die von den Ellipsoidwandungen ausgehen, im zweiten Ellipsenbrennpunkt, in dem der Nierenstein lokalisiert wird, gesammelt.

Experimentelle Nierensteinzertrümmerung

Nach Ortung des Konkrementes und Positionierung des Versuchstieres wurden extrakorporal erzeugte Stoßwellen zur berührungsfreien Zertrümmerung von Steinen in den Tierkörper eingeleitet. Diese Versuche zeigten, daß es grundsätzlich möglich ist, durch extrakorporal eingeleitete Stoßwellen Konkremente berührungsfrei zu zerkleinern. Inzwischen sind diese Versuche so weit gediehen, daß an eine Übertragung dieser Methode auf den Menschen gedacht werden kann.

Die Lokalisation des Konkrementes, die komplette Entfernung der Steintrümmer und der Nachweis einer restlosen Entfernung aller Steine sind Hauptprobleme dieses Verfahrens. Bei gleichzeitigem Vorliegen einer Obstruktion (bis 30% der Fälle!) ist ohnehin eine offene chirurgische Intervention indiziert. Beim Harnsäurestein und beim Zystinstein ist die Steinlyse heute möglich. Beim Magnesium-Ammonium-Phosphatstein (Struvit) beginnt sie sich abzuzeichnen.

Die berührungsfreie Harnsteinzertrümmerung hat derzeit noch keinen festen Platz in der Therapie der Urolithiasis. Eine endgültige Beurteilung wird sicherlich erst nach klinischer Langzeitbeobachtung möglich sein.

8.9.4 Extrakorporale Chirurgie, Autotransplantation, In-situ-Perfusion der Niere

Alle diese Verfahren haben in Extremsituationen auch bei der Nierensteinchirurgie einen Platz. Darstellung der Indikation, der Technik und der Handhabung dieser Spezialmethoden überschreiten jedoch den Rahmen dieser Fibel bei weitem. Es wird auf die Spezialliteratur verwiesen.

8.9.5 Literatur

Albrecht, K. F.: Die operative Prophylaxe des Harnsteinrezidivs. Therapiewoche 26, 5860—5866, 1976.
Alken, C. E.: Gedanken zur Klinik der Nephrolithiasis. Urologe 5, 161, 1966
Burchardt, P., H. Klosterhalfen: Klinische Erfahrungen mit der Fibrinpyelotomie. Urologe 11, 221—224, 1972
Eisenberger, F., E. Schmiedt, Ch. Chaussy, K. Wanner, B. Forssmann, W. Hepp, K. Pielsticker, W. Brendel: Berührungsfreie Harnsteinzertrümmerung. Deutsches Ärzteblatt, 74. Jahrg., S. 1145, 1977
Hertel, E.: Entwicklung der operativen Pyeloskopie. Urologe 12, 116, 1973
May, P.: Instrumentelle und operative Behandlung des Harnsteinleidens. Therapiewoche 26, 5852—5859, 1976

May, P.: Nierenbeckenkelchausgußsteine — Grenzen der Operabilität. Urologe 13, 244, 1974

Patel, V.: Koagulum-Pyelolithotomie. Verh.-Ber. Dtsch. Ges. f. Urologie 25. Tagung, S. 231, Springer-Verlag Berlin-Heidelberg-New York 1974

Pyrah, L. N.: Renal Calculus. Springer-Verlag Berlin-Heidelberg-New York, 1979

Zeiss, L.: 20 Jahre Zeiss-Schlinge. Urban & Schwarzenberg München-Berlin, 1959

9 Kindliche Harnsteine

von W. Vahlensieck

9.1 Häufigkeit und Altersverteilung

Der Anteil von Kindern unter den Harnsteinpatienten macht rund 5% aus. In einer Population von 200000 Kindern zwischen 1 Monat bis zu 12 Jahren registrierte Otto-Unger eine Häufigkeit von 0,5⁰/₀₀.

Die Angaben über die Altersverteilung bei Kindern sind unterschiedlich. Eckstein sowie Helbig und Gharib konstatierten einen Häufigkeitsgipfel zwischen 2. und 5., Osterhage et al. im 2. sowie im 7. und 8. Lebensjahr, während Vendl bei seinen 400 Steinkindern erste Symptome bei 4,5% im 1. Lebensjahr, bei 15% im 1. bis 3., bei 24,5% im 3. bis 6. und bei 56% im 6. bis 15. Lebensjahr registrierte. Diese Angaben basieren aber auf den Zufälligkeiten einer Krankenhausstatistik. So fanden Ljunghall und Hedstrand bei Populationsuntersuchungen keine echten Altersgipfel, sondern lediglich ein in allen Altersstufen etwa gleichmäßig verteiltes Auftreten von Harnsteinen. Ein überwiegendes Auftreten in einer bestimmten Altersgruppe konnte auch Otto-Unger nicht herausfinden. Auch bei 94 Kindern des eigenen Krankengutes ließ sich kein signifikanter Altersgipfel erkennen. Ebenso fanden Marquardt und Nagel bei 143 Kindern mit Harnsteinen keine besondere Häufung in einem bestimmten Lebensalter.

Bezüglich der Geschlechtsverteilung ist ein geringgradig vermehrtes Auftreten von Harnsteinen bei Knaben zu registrieren.

9.2 Kausalgenese

Stoffwechselstörungen fanden wir im eigenen Krankengut bei rund 6% unserer Harnsteinkinder. Marquardt und Nagel konstatierten in rund 7% ihrer Fälle metabolische Störungen, und zwar bei einem Kind eine Zystinurie, in 4 Fällen eine nicht näher definierte Hyperkalzurie und in 4 Fällen eine Harnsäuresteindiathese, während wir die beiden letzteren Faktoren in unserem Krankengut nicht registrieren konnten.

Als nicht ganz seltener Kausalfaktor der Harnsteinbildung bei Kindern sind **Anomalien** der Nieren und Harnwege anzusehen. Im eigenen Krankengut fanden wir bei 36 von 94 Kindern mit Harnsteinen derartige Anomalien bzw. in 39 Fällen, wenn man die neurogenen Blasen noch hinzunimmt. Das bedeutet insgesamt eine Häufigkeit von Anomalien bei 41,5% aller Kinder mit Harnsteinleiden. Offen muß dabei die Frage nach übersehenen, insbesondere diskreten Anomalien bleiben und auch die Frage nach der Häufigkeit eines Refluxes, da früher beim Harnsteinleiden bei Kindern ja nicht regelmäßig eine Refluxprüfung durchgeführt wurde.

Vendl fand bei seinen 400 Kindern nur bei 33,6% der Fälle Anomalien der Nieren und Harnwege. Marquardt und Nagel sahen dies bei 143 Kindern in 34,2%, Kersting et al. bei 192 Kindern in 36,5% und Osterhage et al. bei 168 Harnsteinkindern in 41% der Fälle. Abgesehen von den geläufigen disponierenden Anomalien ist der Hinweis von Yendt und Cohanin auf die Markschwammniere bedeutsam, die von den Autoren bei gezielter Untersuchung immerhin bei 25% ihrer Harnsteinkranken festgestellt wurde und die ausgesprochen familiär gehäuft vorkommt.

Auch bei den Kindern spielen **Harninfekte** im Rahmen der Kausalpathogenese eine wesentliche Rolle. Zu differenzieren sind hier 2 Situationen: zunächst die Kombination von Harnabflußstörung und Stoffwechselstörung. Bei der Vielzahl von Harnweganomalien bzw. Abflußstörung ohne Steinbildung ist klar, daß erst das Hinzutreten einer vermehrten Ausscheidung lithogener Substanzen wie eine speziell disponierende Situation von Harnkonzentration und Urin-pH zur Steinbildung führt. Immerhin ist in diesen Fällen primär keine Infektion im Spiel, kann aber sekundär das Harnsteinleiden komplizieren. Das erklärt auch die Fälle mit sterilem Urin vor Therapiebeginn, wie Marquardt und Nagel es bei 26%, Kersting et al. bei 32% und Vendl bei 47% ihrer Fälle fanden.

Anders ist die Situation, wenn primär ein Harninfekt manifest wird. Der Infekt allein bewirkt allerdings in der Regel keine Steinbildung, wie es bei der Vielzahl der unkomplizierten Harnwegsinfekte ohne Steinbildung leicht zu konstatieren ist. Dementsprechend fanden Kersting et al. auch eine gleiche Steinzusammensetzung bei sterilem Urin wie bei Koli- bzw. Enterokokkeninfekt, nämlich etwa 15% Kalzium-Oxalatsteine und rund 70% Kalzium-Oxalat-Phosphat-Mischsteine. Beim Proteusinfekt, der sich bei 50% ihrer infizierten Fälle fand, konstatierten sie immer Kalzium-Phosphatsteine und niemals Kalzium-Oxalatsteine. Bartone und Johnston fanden bei 16 ihrer 19 Kinder mit Korallensteinen einen Proteusinfekt. Westenfelder wies kürzlich aber bei über 90% infizierter Steine Proteuskeime nach, die im normalen Harntrakt keine Virulenz haben, sondern nur dann, wenn Anomalien manifest sind. Es ist also nur bei der Kombination von Harntransportstörungen und Infektionen mit ureasebildenden Keimen eine Steinbildung denkbar, wobei die Verschiebung des Urin-pH in den alkalischen Bereich Hauptursache der Ausfällung von Magnesiumammoniumphosphat ist, die aber durch eine Harnabflußstörung noch gefördert werden kann.

9.3 Diagnostik

Die Diagnostik des Harnsteinleidens bei Kindern hat den Prinzipien zu folgen, die vorn in einschlägigen Kapiteln bereits dargestellt wurden. Schwierigkeiten der Diagnosestellung macht allerdings bei Kindern gelegentlich die Tatsache, daß Koliken nicht so ausgeprägt auftreten wie bei Erwachsenen bzw. je nach Alter der Kinder nicht präzise bezeichnet und ihre Lokalisation nicht genau angegeben werden kann. Grundsätzlich sollte deswegen bei Kindern mit wiederkehrenden unklaren Beschwerden, insbesondere aber bei Feststellung eines pathologischen Urinbefundes ein Urogramm angefertigt werden, bei dem dann doch gelegentlich ein Harnsteinleiden aufgedeckt wird.

9.4 Therapie

Auch bei den Kindern ist mit Steinen aller Größenordnungen in den Kelchen, Nierenbecken, Harnleitern, Harnblase und Urethra zu rechnen. Die Verteilung im eigenen Krankengut entsprach der von Vendl bei 400 Steinkindern und der von Osterhage et al. bei 168 Harnsteinkindern ermittelten, d. h., daß sich bei etwa 70% Steine im Bereich des Nierenbeckenkelchsystems, bei etwa 25% in den Harnleitern und bei rund 5% im Bereich der Harnblase und Harnröhre fanden.

Abgangsfähig erscheinende Steine können bei Ausschluß einer anatomischen Behinderung des Steintransits gelegentlich durch Steigerung der Diurese und eine dem Alter angepaßte „fortgesetzte Spasmoanalgesie" (Vahlensieck) zum **Spontanabgang** gebracht werden. Bei allen Kindern, insbesondere aber bei Säuglingen und Kleinkindern sind diese Maßnahmen naturgemäß limitiert und das mag mit ein Grund sein, weshalb wir bei unseren Kindern nur in rund 25% der Fälle von Harnleitersteinen einen Spontanabgang erzielen konnten, während wir bei Erwachsenen ja heute rund 80% der abgangsfähigen Harnleitersteine zum Spontanabgang bringen. Vendl registrierte bei seinen 400 Steinkindern in 20,5% einen Spontanabgang.

Eine **Harnsäuresteinauflösung** durch Medikamente, kombiniert mit diätetischen Maßnahmen, gelingt ohne Schwierigkeiten auch bei Kindern. Dies gilt mit Einschränkung ebenfalls für Zystinsteine, während es bisher nicht gelungen ist, kalziumhaltige Steine aufzulösen.

Die Entfernung eines Harnleitersteines mit einer **Schlinge** haben wir bisher äußerst selten und wenn, nur bei größeren Kindern versucht. Die Perfektionierung des Instrumentariums gestattet hier wohl in Zukunft die Indikation etwas weiter zu stellen. So berichteten Marquardt und Nagel über Harnleitersteinentfernungen mit der Zeiss-Schlinge bei 8 ihrer Kinder. Schulte-Vels berichtete, daß bei 18 von 72 Kindern mit Harnleitersteinen die Indikation zur Schlinge gestellt und 11 Steine mit der Schlinge entfernt wurden, die Erfolgsquote also bei über 60% lag. Daß auch bis zu kirschgroße Steine komplikationslos mit der Dauerschlinge gezogen werden können, führte Schulte-Vels auf die größere Elastizität von Harnleiter und Ostium bei Kindern gegenüber Erwachsenen zurück.

Außer Zweifel stehen dürfte die Indikation zur **operativen** Steinsanierung in jedem Alter bei kalziumhaltigen Steinen, die nach Größe und Lage nicht spontan abgangsfähig erscheinen. Je nach Lokalisation des Steines oder der Steine sind disponierende Harnabflußstörungen in der gleichen Operationssitzung mit zu korrigieren. Die Art der festgestellten Anomalie bestimmt den operativen Eingriff zur Steinentfernung entscheidend mit. Bei Steinen in der unteren Kelchgruppe ist oft schwer zu entscheiden, ob es nach der Operation zur resti-

tutio ad integrum des Kelches kommt oder ein „Schlammfang"
bleibt und zum Rezidiv disponiert. Bei extremer Ektasie und
— insbesondere auch infektionsbedingter — Destruktion bevorzugen wir die Polresektion als Teilfaktor der Rezidivprophylaxe. Bei unseren Patienten mit Steinentfernung und Polresektion hatten wir bei üblicher Metaphylaxe dann nur noch eine
Rezidivquote von 3,6%. Bei größeren und insbesondere Korallensteinen sollte man sich nicht vor Nephrotomien und Sek-
tionsschnitt im Interesse einer kompletten Steinentfernung
scheuen. Bartone und Johnston demonstrierten die ausge-
zeichnete Erholungsfähigkeit der Nierenfunktion und ein un-
beeinflußtes Größenwachstum der Nieren beim Kind, wenn
die Ischämiezeit unter 30 Minuten blieb. Mannit-Konditionie-
rung sowie hypotherme Perfusion oder Oberflächenunterküh-
lung erweitern hier aber zweifellos den Spielraum.

Subvesikale Abflußhindernisse, Reflux, Ureterozelen oder
prävesikale Harnleiterstenosen werden bei Steinen in der
Niere besser vor der Steinsanierung in einer gesonderten Sit-
zung korrigiert, während sie bei der Operation von Harnleiter-,
Blasen- und Harnröhrensteinen zweckmäßigerweise in einem
Operationsgang beseitigt werden.

Rezidivprophylaxe

Bei der Rezidivprophylaxe stehen zunächst **allgemeine Maßnahmen** (siehe Kap. 8.1, 8.2) wie eine regelmäßige Nahrungs-
aufnahme, normale Mischkost, ausreichende Flüssigkeitsaufnahme und ausreichend körperliche Bewegung und Schlaf im
Vordergrund. Wesentlicher Punkt dabei ist, die Eltern über
den Sinn und den Wert dieser Maßnahmen aufzuklären und
sie zur strikten Überwachung mit dem Hinweis anzuhalten,
daß dadurch schon ein ganz wesentlicher Schritt zur Verhütung
von Steinneubildungen getan ist.

Bei den **speziellen Maßnahmen** ist gerade bei Kindern von
großer Hilfe, wenn man seine Behandlung nach dem Ergebnis
einer speziellen Stoffwechsel- und Steinanalyse ausrichten
kann. Meist genügt es dann, sich auf die Empfehlung einer
normalen Mischkost und ausreichenden Flüssigkeitszufuhr zu
beschränken.

Bei nachgewiesener Hyperkalzurie beim Oxalatsteinleiden muß eine vertretbare Reduzierung besonders kalziumhaltiger Mineralwässer, von Milch und Milchprodukten angeraten werden. Auch bei einer Hyperoxalurie sind entsprechende diätetische Empfehlungen angeraten. Zusätzlich kann man mit Folsäure und Vitamin B 6 den Glyoxylstoffwechsel günstig beeinflussen, ohne Schäden für die Kinder durch diese Medikamente befürchten zu müssen. Das gilt auch für Magnesium wie die von Schneider et al. experimentell bestätigte, besonders effektive Kombination von Magnesium mit Vitamin B 6. Allopurinol sollte nur bei einer diätetisch nicht zu beeinflussenden Hyperurikämie bzw. Hyperurikurie eingesetzt werden.

Die speziellen Empfehlungen beim **Phosphatstein** (vergl. Kap. 8.7) zielen ebenfalls auf die Beeinflussung der Kalziumausscheidung ab, um damit — neben der Harndilution — das Löslichkeitsprodukt (Ionenaktivitätsprodukt) positiv zu beeinflussen. Darauf zielt auch die Reduktion von Zitrusfrüchten und Säften ab, die ja bekanntlich zu einer Harnalkalisierung führen, wodurch die Ausfällung von Phosphaten gefördert wird. Darauf ist besonders zu achten, wenn ohnehin ureasebildende Bakterien manifest sind und eine Urinalkalisierung bewirken. Hier spielt die gezielte antibiotische Behandlung dann eine ganz besondere Rolle im Rahmen der Rezidivprophylaxe.

Bei den **Harnsäuresteinen** (vergl. Kap. 8.3) — wie den Zystinsteinen — sind harnsäuernde Flüssigkeiten zu vermeiden. Das gilt nach eigenen Untersuchungen besonders für Johannisbeersaft. Bei der Diät ist zweifellos auch für Kinder eine purinarme Kost erträglich zu gestalten.

Bei **Zystinsteinen** (vergl. Kap. 8.4) ist nach Hesse et al. mit 65,9% die höchste Rezidivquote zu erwarten. Da 25% der Steine im Kindesalter manifest werden und davon 10% schon im Säuglingsalter, sind in diesen Fällen Diät und ausreichende Harndilution kaum zu praktizieren, und es ist daher eine Behandlung mit D-Penicillamin bzw. Thiola unvermeidlich. Bei einschleichender Behandlung mit Steigerung von 10 mg/kg/KG auf letztlich 30 mg/kg/KG wird diese Behandlung über Jahre ohne Nebenwirkung toleriert, wie auch Biewald demonstrieren konnte.

Alles in allem ergeben sich bei der Therapie und Rezidivprophylaxe (Metaphylaxe) von Harnsteinen im Kindesalter eine

Reihe von Aspekten, die Unterschiede zur Behandlung Erwachsener zeigen. Eine sorgfältige Beachtung dieser Gegebenheiten und eine optimale Behandlung in guter Kooperation mit den Pädiatern darf hoffen lassen, die Rezidivquote, die ansonsten in der Regel ja noch um 20% liegt, in Zukunft deutlich weiter zu senken.

9.5.1 Literatur

Bartone, F. F., J. H. Johnston: Staghorn calculi in children. J. Urol. 118, 76, 1977

Biewald, W.: Zur Frage des Zystinsteinleidens im Kindesalter. 19. Tag, Nordd. Urologen, Braunlage 3,—4. 6. 1977

Eckstein, H. B.: Harnsteine im Kindesalter. Z. Kinderchir. 4, 451, 1965

Helbig, D., Gharib, M.: Ein klinischer Beitrag zu den Problemen der Urolithiasis im Kindesalter. Z. Kinderchir. 7, 463, 1969

Kersting, D., Mellin, P., Homann, W.: Harnwegsinfektion und Steinbildung, 19. Tag. Nordd. Urologen Braunlage 3.—4. 6. 1977

L. Ljunghall, S., Hedstrand, H.: Epidemiology of renal stones in a midle — aged male population. Acta med. Scand. 197, 439, 1975

Marquardt, H., Nagel, R.: Das Harnsteinleiden im Kindesalter. 19. Tag Nordd. Urologen, Braunlage 3.—4. 6. 1977

May, P., Braun, J. S.: Harnsteine bei Kindern, in Vahlensieck, W., G. Gasser: Pathogenese und Klinik der Harnsteine IV, Darmstadt. Steinkopff 1975

Osterhage, H. R., Fried, N., Kastert, H. B.: Sekundäre Urolithiasis im Kindesalter. 19. Tag Nordd. Urologen Braunlage 3.—4. 6. 1977

Otto-Unger, G.: Pädiatrische Aspekte zum Harnsteinleiden des Kindes in E. Hienzsch, H. J. Schneider: V. Jenaer Harnsteinsymposium, Jena, Friedrich-Schiller-Universität 1978

Schneider, H. J., Hesse, A., Berg, W., Nickel, N.: Tierexperimentelle Untersuchungen über die Wirkung von Magnesium und Vitamin B 6 auf die Kalzium-Oxalat-Nephrolithiasis. Z. Urol. 70, 419, 1977

Vahlensieck, W.: Der Rezidivharnstein beim Kind. Helv. chir. Acta 35, 485, 1968

Vahlensieck, W.: Das Harnsteinleiden. Nieren- und Hochdruckkrankheiten, 2, 270, 1973

Vahlensieck, W., Bastian, H. P.: Clinical features and treatment of urinary calculi in childhood. Europ. Urol. 2, 129, 1976

Vahlensieck, W.: Epidemiologie und Klinik der Urolithiasis, Akt. Ernährungsmed. 2, 76, 1977

Vahlensieck, W.: Therapie und Rezidivprophylaxe des kindlichen Harnsteinleidens in E. Hienzsch, H. J. Schneider: V. Jenaer Harnsteinsymposium Jena, Friedrich-Schiller-Univ. 1978

Vendl, L.: Rezidivierende Urolithiasis im Kindesalter. Urologe A 14, 164, 1975

Vendl, L.: Harnsteinleiden im Kindesalter, Urologe A 14, 168, 1975

Westenfelder, M.: Ein mikrobiologischer Aspekt zur Pathogenese des kindlichen Infektionssteines. 19. Tag Nordd. Urologen, Braunlage 3.—4.6.1977

Yendt, E. R., Cohanin, M.: The management of the patient with calcium stones. Brit. J. Urol. 48, 507, 1976

10.1 Blasensteine

P. Rathert

Die Geschichte des Blasensteinleidens *(Elis)* ist ein faszinierendes Kapitel der Medizin. Der älteste bekannte Blasenstein wurde im Bereich der Beckenorgane eines etwa 16jährigen Jungen in einem Bestattungsgebiet bei El Amrah in Ägypten gefunden (4800 v. Chr.).

Der Steinschnitt ist die älteste bekannte aus rein therapeutischem Ansatz durchgeführte Operation mit Ausbildung eines eigenen Berufsstandes im Mittelalter. Dies beruhte auf der teilweise besonders quälenden Symptomatik und der früher risikoreichen Therapie. Inzwischen ist die Verurteilung des Steinschnitts im hippokratischen Eid Historie geworden und die Behandlung des Blasensteins eine technisch subtile und risikoarme Aufgabe des Urologen *(Henning)*.

10.1.1 Ätiologie

Ein Großteil der Blasensteine **entsteht primär in den oberen Harnwegen.** Bei normaler Blasenentleerung werden diese Konkremente leicht bei der Miktion durch die Harnröhre ausgeschieden. Verbleiben die Konkremente jedoch in der Harnblase, führt ein appositionelles Wachstum zu nicht spontan abgangsfähigen Steinen.

In der Pathogenese kommt den **Blasenhalsobstruktionen** besondere Bedeutung zu. Daher überwiegen in der Altersverteilung heute ältere Männer. In der Geschlechterverteilung sind die Männer in einem Verhältnis von 20 zu 1 betroffen. Lediglich in Thailand und in Tunesien kommt es aufgrund besonderer Ernährungsgewohnheiten auch heute noch bei Kindern zu monströsen Blasensteinbildungen:

Vier Faktoren werden von *Valyasevi* für diese kindliche Blasensteinbildung verantwortlich gemacht:

1. die niedrige Phosphatzufuhr
2. die geringe Proteinzufuhr

3. die Tatsache, daß die Haupternährung in oxalatreichen Gemüsen besteht und
4. die hohe Temperatur gemeinsam mit einer geringen Flüssigkeitszufuhr.

Als Summe dieser Auswirkungen kommt es neben der Dehydrierung (zusätzlich Diarrhöen und Fieber!) zu einer Hyperkalzurie und Hyperoxalurie. Gleichzeitig sind die Inhibitoren wie Pyrophosphat, Magnesium und Zitrat vermindert. Somit ist, wie in Abbildung 4 skizziert, eine Situation mit exzessiver Übersättigung des Harns an Kalzium und Oxalat bei gleichzeitig erniedrigter Hemmaktivität entstanden.

Dennoch sind viele Probleme ungeklärt:

1. Alle diese Gegebenheiten würden eine Nierensteinbildung, nicht jedoch eine Blasensteinbildung erklären.

2. Eine proteinarme Ernährung ist der beste Schutz vor einem Oxalatstein (!). Vergl. Kap. 2.

3. Die von den Autoren erfolgreich praktizierte orale Phosphattherapie dürfte theoretisch bei obiger Konstellation von Hyperoxalurie und Hyperkalzurie nicht wirksam sein (!).

In Mitteleuropa sind kindliche Blasensteine selten geworden, und seit dem 19. Jahrhundert spielt hier die Ernährung nur noch eine untergeordnete Rolle im Rahmen der Steinbildung.

Tabelle 43: Praedisponierende Faktoren

1. Obstruktion am Blasenhals
   Sphinktersklerose
   Prostataadenom
   Prostatakarzinom
2. Harnröhrenstriktur
3. Blasendivertikel
4. Blasenentzündung
5. Stoffwechselanomalie
   Hyperurikämie
   Hyperurikurie
   Zystinurie
6. Zystozele
7. Neurogene Blasenstörung

Sekundär kann es zur Steinbildung um in die Blase eingebrachte Fremdkörper kommen. Diese Kristallisationskerne können durch den Patienten selbst in die Blase eingebracht werden (masturbatorische Praktiken) oder iatrogen (nicht resorbierbares Nahtmaterial bei Blasenoperationen, Tupfer, Katheterreste) (Abb. 27).

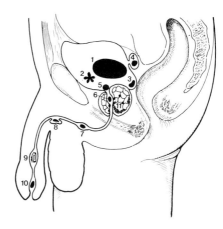

Abb. 27: Schematische Darstellung der Lokalisation von Blasen-, Harnröhren- und Prostatasteinen

1. Großer geschichteter Blasenstein
2. Morgensternform eines Oxalatsteins
3. Stein im Recessus prostaticus
4. Divertikelstein (Blase)
5. Steineinklemmung in der Urethra
6. Urethrakonkrement
7. Stein vor Urethrastriktur
8. Divertikelstein (Urethra)
9. Fremdkörperinkrustation
10. Stein in Fossa navicularis
11. Multiple Prostatakonkremente

Besonders häufig werden heutzutage Konkremente in der Blase gefunden, die von Kristallisationskernen an einem Ballonkatheter ihren Ausgang nehmen. Beim Katheterwechsel lösen sich Verkalkungen vom Ballon und entwickeln sich dann nach dem Legen eines neuen Katheters zu größeren Steinen. Auch Reste des Gummis eines Ballonkatheters, der evtl. durch Überblähung oder Instillation von Aceton zur Auflösung gebracht wurde, können zu großen Steinen führen.

In seltenen Fällen kommt es zur Penetration von Knochensplittern (Beckenfrakturen) oder Fremdkörpern aus Uterus und

Darm in die Blase; in Einzelfällen wurden auch Geschoßanteile als Kerne von Blasensteinen erkannt. Als eine besondere Steinform sind die Steinbildungen in sogenannten Ersatzblasen (z. B. Ileumconduit) anzusehen.

Die Größe der Steine variiert von winzigen Kristallen bis zu über 1000 Gramm. Auch die Formen unterliegen einer großen Variation (Abb. 27). In 60% aller Fälle handelt es sich um Solitärsteine, in 40% um multiple Konkremente bis zu mehreren 100.

10.1.2 Zusammensetzung

Die chemischen Bestandteile der Blasensteine sind in den einzelnen Ländern unterschiedlich. In Deutschland findet sich etwa folgende Verteilung:

45% Harnsäure
21% Kalzium-Oxalat
17% Kalzium-Oxalat — Kalzium-Phosphat-Gemisch
15% Magnesiumammoniumphosphat (Struvit)
 2% Verschiedene

Die Härte der Steine ist sehr unterschiedlich. Können einige Steine sogar durch digitale Manipulation zerstört werden (Lithobilie), so kommt es bei anderen gelegentlich zum Abbrechen der Stahlbranchen eines Lithotriptors (Karbonat).

10.1.3 Symptome

Ohne Begleitinfekt kann ein Blasenstein lange Zeit ohne Symptome bleiben. Häufig finden sich jedoch:

Tabelle 44: Symptomatik des Blasensteins

---

1. Schmerz (Dysurie, ausstrahlender Schmerz in Perineum, LWS und insbesondere die Penisspitze, schmerzhafte Defäkation).
2. Hämaturie
3. Pollakisurie
4. Intermittierender Harnverhalt

Charakteristisch ist die Zunahme der Beschwerden bei Erschütterungen (Reiten, Laufen, Gehen, Gartenarbeit usw.). Hüpfen zur Verbesserung der Miktion ist ein nahezu beweisendes Symptom.

In den meisten Fällen sind jedoch die Beschwerden der Obstruktion dominierend gegenüber den Steinbeschwerden an sich.

10.1.4 Diagnose

Die Diagnosestellung ergibt sich teilweise aus den angegebenen Symptomen in der **Anamnese,** wobei noch einmal betont werden muß, daß kein pathognomonisches Zeichen vorhanden ist. Durch die **Palpation** können nur extrem große Konkremente diagnostiziert werden. Die **Sondenuntersuchung** (Kratzgeräusche) hat lediglich noch historischen Wert. Wichtigstes Hinweiszeichen ist die **Urinanalyse** mit dem Nachweis einer Mikro- oder Makrohämaturie.

Von dominierender Bedeutung sind:

Röntgenuntersuchung
Urethro-Zystoskopie

Mit der **Röntgenuntersuchung** der Beckenorgane können jedoch selbst bei Kontrastmittelfüllung der Blase nur 50% der Blasensteine diagnostiziert werden.

Die entscheidende Untersuchung ist die Zystoskopie

Zu Fehldiagnosen führt sie nur bei Divertikelsteinen oder bei unvollständiger Untersuchung mit Übersehen von Konkrementen im Recessus prostaticus (Abb. 27).

Bei jedem therapieresistenten Harnwegsinfekt sollte an ein Blasenkonkrement gedacht werden.

Insbesondere bei inokulierten Fremdkörpern (Masturbation) ist die Anamnese meist leer, da ein Gespräch hierüber mit dem Patienten meist erst nach erfolgreicher Therapie möglich ist.

10.1.5 Therapie

Die Therapie sollte sich nicht nur an der Beseitigung des Konkrementes orientieren, sondern auch die Ursache für die Steinbildung beseitigen. Somit kommt der Therapie einer Blasenhalsobstruktion in der Behandlung des Blasensteinleidens dominierende Bedeutung zu.

10.1.5.1 Konservative Therapie

Eine Spülung der Harnblase mit Renacidinlösung 10% oder mit Suby G oder M-Lösung kann in Einzelfällen kleinere Konkremente zur Auflösung bringen. Harnsäuresteine können durch Gabe von Allopurinol und Alkalisierung aufgelöst werden (Cave Infekt). Die Spülung der Harnblase mit 0,25—0,5 prozentiger Essigsäure kann kleinere schalenförmige Konkremente am Dauerkatheter auflösen bzw. ihre Entstehung verhindern.

10.1.5.2 Transurethrale Behandlungsverfahren

Blinde Lithotripsie: Zur blinden Lithotripsie wurden zahlreiche geniale Instrumente entwickelt. Wenn diese Geräte an einigen Kliniken auch heute erfolgreich in Gebrauch sind, so sind sie doch mehr als historische Instrumente anzusehen.

Lithotripsie unter Sicht: Bei kleineren Konkrementen wird eine *Steinzange* unter Sicht in die Blase eingeführt und das Konkrement in kleine Partikel gebrochen, die dann ausgespült werden. Die simultane Steinzertrümmerung und Absaugung in einer Sitzung wird Litholapaxie genannt.

Eine Modifikation der Steinzange ist der *Steinpunch,* bei dem Steinbröckel ausgestanzt werden *(Mauermeyer).*

Verfahren, die es ermöglichen, auch größere Konkremente transurethral zu entfernen, sind heute durch die Anwendung biomedizinischer Techniken möglich:

Bei der *elektrohydraulischen Lithotripsie (Urat 1)* wird über den Arbeitseinsatz eines Zystoskops oder des Steinpunchs eine Sonde in die Nähe des Steins geführt. Die Energieentladung findet an der Sondenspitze statt, so daß sich eine elektrohydraulische Schlagwelle entwickelt, die zur Zertrümmerung des Konkrementes führt. Hierbei ist es wichtig, einen Sicherheitsabstand von der Blasenwand zu halten. Diese Technik hat eine Wende in der Blasensteinbehandlung herbeigeführt, da jetzt auch sehr große Konkremente — die dem Zangengriff nicht zugänglich waren — in kleine Fragmente gesprengt werden können. Die sicherheitstechnischen Probleme (VDE) sind trotz weitverbreiteter Anwendung noch groß. Neue Geräte (z. B. Riwolith) wurden den VDE-Vorschriften entsprechend entwikkelt *(Goldberg)*.

Die Verletzungsgefahr der Blasenwand durch Sonde und explodierende Konkremente wird bei dem Verfahren der **Ultraschallithotripsie** *(Terhorst)* vermieden. Eine Ultraschallsonde wird direkt an den Stein herangeführt, der Stein mit der Sonde angesaugt und die Ultraschallenergie auf das Konkrement übertragen. Mit diesem Verfahren ist eine sichere und schonende Therapie der meisten Blasensteine möglich.

Das Problem aller mechanischen transurethralen Verfahren ist die Abhängigkeit von der Technik. Beim Ausfall der teilweise hochspezialisierten Elektronik ist im allgemeinen eine sofortige Korrektur nicht möglich, und es muß eine offene operative Behandlung angeschlossen werden.

Der Vorteil aller transurethralen Verfahren ist die Möglichkeit, auf eine Narkose verzichten zu können. Auch Blasensteine bei suprapubischer Blasenfistel können mit den beschriebenen Instrumenten über diesen Zugang leicht therapiert werden.

Alle transurethralen Behandlungsverfahren sollten nur bei exakter Beherrschung dieser Techniken durchgeführt werden.

10.1.5.3 Steinschnitt

Die klassische suprapubische Lithotomie (Sectio alta, Lithotomia superior) ist heute ein risikoarmer rascher Eingriff. Der Nachteil ist die Notwendigkeit einer Narkose und die allgemeinen Risiken einer Blaseneröffnung.

Bei großen Steinen (etwa über 4 cm Durchmesser) sowie multiplen großen Konkrementen oder einer strikturierten Harnröhre ist sie auch heute noch das Therapieverfahren der Wahl.

Welcher Behandlungsweg beschritten wird, hängt einmal von der Art und Anzahl der Steine, ihrer Lokalisation und den Begleitkrankheiten (Infekt, Obstruktion) ab. Zum anderen sollte jedoch stets das Verfahren gewählt werden, das vom Operateur beherrscht wird.

In urologischen Kliniken werden heute etwa 90% der Blasensteine auf transurethralem Weg entfernt und 10% durch die Sectio alta.

10.1.6 Differentialdiagnose

Bei der röntgenologischen Abklärung ist differentialdiagnostisch an große endovesikale Prostataadenome, Zystozelen, Ureterozelen, Verkalkungen im kleinen Becken und verkalkte Blasentumoren zu denken.

10.2 Harnröhrensteine

P. Rathert

10.2.1 Genese

Die Mehrzahl der Harnröhrensteine entsteht primär in den oberen Harnwegen und der Harnblase. Sie gelangen erst sekundär in die Harnröhre. Ihre Zusammensetzung entspricht somit der der übrigen Harnkonkremente.

Primäre Steinbildungen erfolgen an Nahtmaterial oder Haaren nach plastischen Eingriffen, insbesondere nach Skrotalhauttransplantationen. Weiterhin können Divertikel und Strikturen — insbesondere bei Infekten — zur Steinbildung prädisponieren. Nur in Ausnahmefällen kommt es zu Verkalkungen an Tumoren der Urethra, häufiger dagegen sind Verkalkungen um inokulierte Fremdkörper (Masturbation). In die Urethra penetrierende Prostatakonkremente können zu gleichartiger Symptomatik und Verwechslung führen.

10.2.2 Lokalisation

Entsprechend den anatomischen Engen und physiologischen Funktionen findet sich die Hälfte der Konkremente in der Pars prostatica (Abb. 27). Im einzelnen ergibt sich folgende Zuordnung: 11% Fossa navicularis, 14% Pars pendulans, 14% Pars scrotalis, 19% Pars bulbosa und 42% Pars membranacea.

10.2.3 Symptome

Steine in der Harnröhre sind für den Patienten meist mit starken Beschwerden verbunden. Die Symptomatik tritt dann akut ein, wenn ein Stein von der Blase in die Urethra eintritt (Abb. 27). Meist jedoch bilden sich die Symptome erst langsam aus (insb. Divertikelsteine, Fremdkörpersteine).

Der zunehmend abgeschwächte Harnstrahl kann hier ein Zeichen für die Lokalisation und Genese sein.

Nur in Ausnahmefällen entwickelt sich aus dem Infekt ein Abszeß mit Penisödem.

Tabelle 45: Symptome des Harnröhrensteins

Dysurie	Harnträufeln
Pollakisurie	Harnverhalt
Hämaturie	Schmerzhafte Erektion
Infektion	und Defäkation

10.2.4 Diagnose

Die dargelegten Symptome führen den Patienten im allgemeinen rechtzeitig zum Arzt. Die Diagnosestellung erfolgt durch:

Anamnese
Urinanalyse (3 Gläserproben)
Palpation
Pro- oder retrogrades Urethrogramm
Urethrozystoskopie

Die blinde Sondierung (Kratzgeräusche) kann diagnostisch wertvoll sein, ist jedoch in der Hand des Ungeübten gefährlich und kann zur Perforation oder Striktur führen. **Ein kontrollierter urologischer Untersuchungsgang ist anzustreben.**

10.2.5 Therapie

Oft reicht eine forcierte Diurese evtl. unter Zuhilfenahme temporärer manueller Kompression der distalen Urethra zur Austreibung des Konkrementes aus.

Folgende therapeutische Maßnahmen stehen zur Verfügung:

Miktion mit hydraulischer Bougierung
Greifinstrument (Urethrozystoskopie)
Ultraschallithotrypsie
Urethrotomia externa

Als Akutmaßnahme kann gelegentlich auch das Zurückstoßen des Steins in die Blase erforderlich sein oder das Anlegen einer suprapubischen Blasenfistel. Bei großen Steinen ist derzeit die Ultraschallithotrypsie das schonendste Verfahren. Eine Urethrotomia externa wird nur noch in Ausnahmefällen vorgenommen.

10.3 Prostatasteine

P. Rathert

10.3.1 Genese

Endogene, echte oder primäre **Prostatakonkremente sind keine Bildungen des Harnsystems.** Sie entstehen auf der Grundlage von Ausscheidungen der Drüsenzellen an Bakterien, Blutgerinnseln oder Epithelzerfallsprodukten als Steinkern (Corpora amylacea), in den insbesondere Kalzium eingelagert wird. Sie kommen in geringer Zahl schon bei Kindern vor, bei älteren Männern sind sie sehr häufig. Ihre Form unterliegt großen Schwankungen von der sogenannten Schnupftabaksprostata (Hunderte von kleinen Steinen) bis zu großen okkludierenden Solitärsteinen (Abb. 27).

Sekundäre Prostatasteine entstehen durch die Einwirkung des Urins auf nekrotisches Gewebe in der Pars prostatica (Prostatitis, Tuberkulose).

10.3.2 Symptomatik

Kleine Prostatasteine treten klinisch im allgemeinen nicht in Erscheinung. Erst bei Sekretstauungen führen sie zu einer chronischen Prostatitis. Schmerzen im Rücken, Kreuzbein sowie beim Koitus und eine Abnahme der Potenz sowie eine Hämospermie sind Leitsymptome. Eine pathognomonische Symptomatik gibt es nicht.

Größere Konkremente führen zu Harnentleerungsstörungen mit Dysurie, Algurie und Hämaturie.

Häufig klagen die Patienten auch über eine qualvolle Defäkation und ausstrahlende Schmerzen in die Penisspitze. Eine komplizierende Infektion führt zur eitrigen Prostatitis, Spermatozystitis, Epididymitis und Zystitis. Abszeßbildungen sind heute selten.

10.3.3 Diagnose

Die Diagnosestellung ergibt sich häufig aus genauer Analyse der Symptome. Die rektale-digitale Abtastung kann das Gefühl des Schneeballknirschens oder der Krepitation ergeben. Entscheidend ist die Röntgenuntersuchung mit Beckenübersichtsaufnahme und Urethrogramm. Bei der Urethroskopie erkennt man unter dem Epithel häufig schwarz- bis bronzefarbene Konkremente. Teilweise ist das Epithel über den Steinen zerstört (Drucknekrose). Die Mehrzahl der Prostatakonkremente liegt an der Grenzschicht zwischen Adenom und eigentlichem Prostatagewebe (Abb. 27).

10.3.4 Therapie

Ohne subjektive Symptome sollte keine Therapie durchgeführt werden.

Keine Massagebehandlung

Bei der Urethro-Zystoskopie können Steine der hinteren Harnröhre aus dem Epithelverband gelöst und ausgespült werden. Bei größeren Steinnestern empfiehlt sich die transurethrale Elektroresektion, Kryotherapie oder Adenektomie. Bei infizierten Steinen muß zusätzlich eine hoch dosierte antibakterielle Chemotherapie vorgenommen werden.

10.3.5 Literatur

Ellis, H.: A history of bladder stone. Blackwell, Oxford and Edinburgh 1969

Goldberg, V.: Eine neue Methode der Harnsteinzertrümmerung — elektrohydraulische Lithotripsie. Urologe B 19, 23—27 (1979)

Henning, O.: Steine der Harnblase, der Harnröhre und der Vorsteherdrüse. Handbuch der Urologie. Band X, Springer-Verlag, Berlin, Heidelberg, New York 1961

Mauermeyer, W., Hartung, R.: Der Stein-Punch, ein neues Prinzip zur Sicht-Lithotrypsie. Urologe A 15, 164—166 (1976)

Terhorst, B., Lutzeyer, W., Cichos, M., Pohlman, R.: Die Zerstörung von Harnsteinen durch Ultraschall. Urol. int. 27, 458—469 (1972)

Valyasevi, A., and Dhanamitta, S.: Studies of bladder stone disease in Thailand. VII. Urinary studies in newborn and infants of hypo- and hyperendemic area. Am. J. Clin. Nutr., 20, 1369 (1967)

Valyasevi, A., and Van Reen, R.: Pediatric bladder stone disease: Current status of research. J. Pediatr., 72, 546 (1968)

Valyasevi, A., Halstead, S. B., and Dhanamitta, S.: Studies of bladder stone disease in Thailand. VI. Urinary studies in children 2—10 years old, resident in a hypo- and hyperendemic area. Am. J. Clin. Nutr., 20, 1362 (1967)

Valyasevi, A., Dhanamitta, S., and Van Reen, R.: Studies of bladder stone disease in Thailand. X. Effect of orthophosphate and nonfat dry milk supplementations on urine composition. Am. J. Clin. Nutr., 22, 218 (1969)

11 Steinbildung und Schwangerschaft

von H. P. Bastian

Das Auftreten einer Nephrolithiasis bei gleichzeitig bestehender Gravidität ist ausgesprochen selten und liegt unter 0,5%. Die absolute Häufigkeit liegt nicht höher als die Morbidität in der normalen Gesamtbevölkerung, die mit 2 bis 4% angegeben wird. Allein auf Grund dieser Zahlen muß die Frage, ob durch die Gravidität die Harnsteinbildung begünstigt wird, verneint werden.

Drei Faktoren, die schwangerschaftsbedingt sind, können als **ätiologische Momente** für die Genese des Harnsteinleidens diskutiert werden *(Klinger)*:

Die Veränderung des Harntransportes.
Die Zunahme der Harnwegsinfektionen.
Die Veränderungen im Elektrolythaushalt.

Die Veränderungen der **urodynamischen Parameter** reichen nicht aus, um diese allein für die Harnsteingenese verantwortlich zu machen. Hiergegen spricht auch das seltene Auftreten von Harnsteinen während der Gravidität. Es ist eher anzunehmen, daß durch die Weitstellung der harnableitenden Wege ein bis dahin ruhender Kelch- bzw. Nierenbeckenstein mobil wird und so erst während der Gravidität erkannt wird.

Die Häufigkeit der **Harnwegsinfektionen** während der Schwangerschaft wird mit 5 bis 10% angegeben. Der Infekt hat aber nur dann einen Einfluß auf die Bildung von Harnsteinen, wenn gleichzeitig signifikante Änderungen der Jonenaktivitätsprodukte vorliegen.

Kontrollen der Kalzium-, Magnesium- und Harnsäureausscheidung im 24-Std.-Urin ergaben bei 30 Schwangeren normale Werte. *(Bastian)*.

Wie diese Untersuchungen zeigen, kommt es im letzten Drittel der Schwangerschaft zu einer Erniedrigung der Kalziumaus-

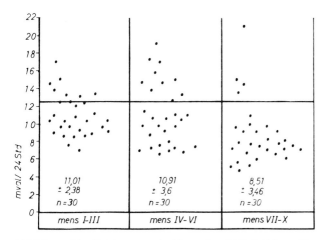

Abbildung 28: Kalziumausscheidung im 24-Std.-Urin während der Schwangerschaft

scheidung im Urin, da ein erhöhter Kalkbedarf des Organismus in der Schwangerschaft vorliegt.

11.1 Symptome

Viele Schwangere mit Harnsteinen haben schon vor Beginn der Gravidität Symptome, die auf ein Konkrement hinweisen. In vielen Fällen ist die Symptomatik eines Harnsteines bei bestehender Gravidität atypisch. Häufig treten nur uncharakteristische Beschwerden, wie zeitweise unklare, ziehende Schmerzen im Bereich der Flanke oder des Unter- und Mittelbauches auf. Die Erscheinungen sind vor allem von der Größe und Lokalisation der Harnsteinkonkremente abhängig.

Koliken treten vor allem in den ersten vier Monaten der Schwangerschaft auf, sowie in den letzten vier Wochen. In der Zwischenzeit sind die Erscheinungen oft atypisch, häufig stehen die Befunde einer Harnwegsinfektion im Vordergrund. Selbst die bekannte Harnsteinkolik kann differentialdiagnostisch schwierig zu deuten sein, da sie auch Ausdruck einer Tubargravidität, vorzeitiger Wehen oder eines Abortus sein kann. Schmerzhafte und gehäufte Harnentleerungen finden sich sowohl bei Blasen- als auch bei tiefsitzendem Ureterstein.

11.2 Diagnose

Bei einer nicht klaren und eindeutigen Symptomatik ermöglicht erst die genaue **Anamnese,** die Hinweise auf eine Steindisposition bringt, die Diagnose eines Harnsteines. Die **klinische Untersuchung** wird mit fortschreitender Gravidität problematischer. Bei einer Harnstauung ist aber auch im letzten Drittel der Schwangerschaft bei leichtem Beklopfen der Nierenlager ein Schmerz symptomatisch. Dieser fehlt allerdings bei länger bestehender totaler Obstruktion und völligem Funktionsausfall der betroffenen Niere. Die **Urinuntersuchung** kann eine Hämaturie sowie eine Kristallurie als Hinweis für eine Steinerkrankung zeigen.

Wertvoll erweist sich auch die **Chromo-Zystoskopie.** *(Gödde, Vahlensieck).* Durch die Inspektion der Blase können Harnweginfekte festgestellt werden. Durch die gleichzeitige Beobachtung der Blauausscheidung erhält man einen Anhalt über die Nierenfunktion und den Harntransport. Wird das Indigokarmin auf einer Seite nicht ausgeschieden, weist dies zusammen mit verstärkter Hämaturie nach Belastung auf einen Harnleiterstein hin. Bleibt der Befund nach klinischer und endoskopischer Untersuchung unklar, muß eine **Röntgenuntersuchung** durchgeführt werden. Dabei ist jedoch die **Gefahr der Keimschädigung** zu beachten. Eine Keimschädigung ist in den ersten 12 Schwangerschaftswochen bei einer Belastung von 3 R zu erwarten, und bei 10 R ist mit großer Wahrscheinlichkeit mit Mißbildungen und Wachstumsstörungen sowie Keimuntergang zu rechnen.

In der Tabelle 46 ist die mittlere Gonadendosis in Milli Röntgen bei diagnostischen Maßnahmen dargestellt:

Tabelle 46: Mittlere Gonadendosis in Milli Röntgen

Diagnostische Maßnahmen	m R
Abdomenübersicht	200
Urogramm	486—1820
Pyelogramm	200
Isotopen-Nephrogramm	1
Nierensequenz-Szintigramm	10
J-131-Hippuran Clearance	10

In den ersten 12 Schwangerschaftswochen kann zur Diagnostik eine Abdomenübersicht ohne Bedenken durchgeführt werden, um so über Größe, Form und Lokalisation des Steines Aufschluß zu erhalten, wobei darauf geachtet werden sollte, daß möglichst nur eine Halbseiten-Aufnahme angefertigt wird. Der Grad der Harnabflußstörung kann durch ein **Isotopen-Nephrogramm** erfaßt werden, dieses Verfahren eignet sich wegen der niedrigen Gonadendosis auch zur Verlaufskontrolle. Die **Harnleitersondierung** evtl. **mit retrogradem Pyelogramm,** ist in den ersten 12 Schwangerschaftswochen eher als ein Urogramm zu empfehlen.

In der späteren Phase der Schwangerschaft, also nach mens IV, ist die Durchführung des Urogramms eher vertretbar. Die Bedenken wegen der Gefahr der Keimschädigung bleiben jedoch weiterhin bestehen. Hier bieten sich wieder die oben aufgezeichneten Untersuchungsmethoden an.

Zusätzlich kann die für das Kind ungefährliche Methode der **Ultraschalluntersuchung** in der Klinik angewendet werden, die Aussagekraft ist jedoch nur bei größeren Steinen und gleichzeitig bestehender Harnabflußstörung zu verwerten.

11.3 Therapie

Die Therapie der Harnsteine während der Schwangerschaft wird durch die Komplikation bestimmt: Bei unkomplizierten Nierenbecken- oder Harnleitersteinen ist eine abwartende konservative Behandlung angezeigt. Wenn das Konkrement spontan abgangsfähig erscheint, kann durch Spasmolytica, eine leichte Bewegungstherapie, eine erhöhte Flüssigkeitszufuhr ein spontaner Steinabgang während der Gravidität erreicht werden. Es ist darauf zu achten, daß keine peristaltikfördernden Medikamente verabfolgt werden, da sonst die Gefahr besteht, einen Abort einzuleiten. Handelt es sich um nicht spontan abgangsfähige Konkremente, so ist die operative Entfernung nach der Schwangerschaft erforderlich.

Eine instrumentelle bzw. operative Behandlung ist nur dann indiziert, wenn durch Harnstauung, Dauerkoliken, Urosepsis eine Gefährdung der Mutter bzw. der Frucht gegeben ist. Hier gelten dann die Behandlungsrichtlinien, die üblicherweise beim Harnsteinleiden angezeigt sind.

11.4.1 Literatur

Bastian, H. P., W. Vahlensieck: Nephrolithiasis und Gravidität. Verh. Dtsch. Ges. Urol. 27, 339 (1975)

Gödde, St., W. Vahlensieck: Klinik und Therapie von Harnsteinen während der Gravidität. Urologe: 4, 216 (1965)

Klinger, G., A. Hesse, H.-G. Schneider: Zur Frage einer Bedeutung hormonaler Kontrazeptiva für die Entstehung von Harnsteinen. Fbl. Gynäk. 96, 248 (1974)

12 Trauma und Harnsteinbildung

von W. Vahlensieck

Bei der Erörterung der posttraumatischen Entstehung von Harnsteinen muß zunächst auf die Notwendigkeit hingewiesen werden, anhand der Anamnese und eventueller früherer Untersuchungsbefunde eine präexistente Harnsteinmanifestation auszuschließen. Die posttraumatische Manifestation von Harnsäure-, Zystin- und Xanthinsteinen spricht auf Grund ihrer speziellen Pathogenese auch für ein unfallunabhängiges Geschehen.

Die **Häufigkeit** einer posttraumatischen Harnsteinmanifestation hängt sehr von Art und Ausmaß des Traumas wie der Verletzungsfolgen ab. Eine Harnsteinbildung nach leichten und mittelschweren Verletzungen der Nieren, Harnwege und anderer Körperorgane ist eher selten. Häufiger ist allerdings die Steinbildung bei den — andererseits selteneren — Verletzungen und Selbstbeschädigungen mit Penetration und Verbleib von Fremdkörpern in den Nieren oder Harnwegen. Bei schweren Traumen, insbesondere Polytraumen mit langer Immobilisation des Patienten und/oder neurologischen Störungen wurde in der Literatur übereinstimmend eine Steinbildungsquote von 20 — 30% angegeben *(Boshamer)*. Entscheidend für die Inzidenz und die Angabe unterschiedlicher Quoten sind aber zweifellos Art und Schwere des Traumas, Dauer der Immobilisation, Manifestation von Infekten, sowie Art und Umfang durchgeführter Prophylaxemaßnahmen.

Es wurde dabei bisher davon ausgegangen, daß bei Frakturen mit relativ kurzfristiger Immobilisation in etwa 2% eine Harnsteinbildung zu erwarten sei, bei Patienten mit einem Hüftleiden in etwa 5%, bei Querschnittsläsionen in 30 — 40% und bei Poliomyelitispatienten bis zu 80% *(Meissner; Reinecke et al.; Smith u. Robertson)*.

Wie sehr eine Prophylaxe diese Quote verändert, zeigte eine Studie an 67 immobilisierten, männlichen Patienten (30% Polytrauma, 70% Querschnitt), bei denen nur in 2 Fällen eine Steinbildung registriert wurde *(Bastian)*. *Smith* und *Robertson* sahen bei der Untersuchung und Überwachung von 13 Patienten mit Rückenmarksverletzung über 1 Jahr sogar in keinem Fall eine Harnsteinbildung und führten das auf ihre Präventivmaßnahmen, insbesondere die sofortige Behandlung eines auftretenden Harninfektes zurück.

Tabelle 47 : Kausalpathogenetische Aspekte

1. Steinbildung um Fremdkörper
2. Infektbedingte Steinbildung
3. Steinbildung als Folge einer Immobilisation

Bei der **Harnsteinbildung um Fremdkörper,** die in die Nieren oder Harnwege penetriert sind oder eingebracht wurden oder im Gefolge der Verletzung dort manifest geworden sind und als Steinkerne im Rahmen einer heterogenen Kristallisation zu sehen sind, kommen verschiedene Möglichkeiten in Betracht :

Konkremente, die sich auf einem **Blutkoagel** aufbauen, wurden 1927 von *Rosenstein* als „echte traumatische Nierensteine" bezeichnet. Da sie trotz der häufigen Hämaturie nach Nierenverletzungen und Operationen sehr selten gefunden werden, wandte sich Boshamer mit Recht gegen diese einseitige Anwendung des Begriffes, zumal der Koagelstein lediglich als eine besondere Möglichkeit der Steinbildung im Spektrum aller posttraumatischen Steine zu sehen ist.

Voraussetzung zu der Annahme, daß es sich um einen Koagelstein handelt, ist der Nachweis, daß der mehr oder weniger große Steinkern aus einem Blutkoagel besteht. Dies muß einwandfrei biochemisch verifiziert werden, da das Röntgenbild täuschend einem Mischstein mit Harnsäurekern und kalkdichtem Mantel ähnlich sieht.

Ursache einer Koagelpersistenz im Nierenbecken-Kelchbereich ist ein Mangel an Urokinase, die normalerweise bei Blutungen die Koagelbildung verhindert, bzw. bei einer plötzlichen und massiven Koagelbildung diese relativ rasch wieder auflöst. Die Erfassung einer solchen Situation wird in der Regel erst an Hand des Röntgenbildes und der Analyse des posttraumatisch manifest gewordenen Steines möglich sein. Selbst wenn in der primären Beobachtungsphase nach dem Unfall vielleicht eine ungewöhnliche Koagelbildung auffällt, ist der Nachweis eines Urokinasedefizits doch außerordentlich schwierig.

Möglich ist in solchen Fällen jedoch eine Prophylaxe durch eine ausreichende Flüssigkeitszufuhr mit Reduzierung besonders kalziumhaltiger Flüssigkeiten und Nahrungsmittel. Mit Hydrochlorothiazid ist sowohl eine Steigerung der Diurese zu erreichen, wie auch eine gleichzeitige Verminderung der Kalziumausscheidung. Bei extremer Koagelbildung ist ansonsten die Applikation von Mannit angeraten, das den Erythrozyten im Urin Flüssigkeit entzieht und zu einer deutlichen Herabsetzung der Aggregationsneigung führt. Zeigen Röntgenkontrollen trotz dieser Maßnahmen persistierende Koagel, ist die Auflösung durch eine parenterale Verabreichung von Urokinase, ggfs. auch durch Spülungen über eine Ureterschiene oder einen Nierenfistelkatheter zu versuchen.

Weitere Möglichkeiten der Bildung von Harnsteinen um Fremdkörper im Bereich der Nieren und Harnwege stellen die Inkrustation von ungewöhnlich lange haftenden **Wundschorfen** sowie die Persistenz von **penetrierten** (Geschosse, Nadeln) **oder operativ** (Naht-, Klebematerial) bzw. masturbatorisch **eingebrachten Fremdkörpern** dar. Bei der aseptischen Steinbildung steht die Ausfällung von Kalziumoxalat dann im Vordergrund. So fanden *Sluka* et al. bei 24 Fadensteinen aus den Harnwegen überwiegend Kalziumoxalatsteine. Bei einer komplizierenden Infektion mit ureasebildenden Bakterien finden sich dagegen in der Regel Struvitsteine. Voraussetzung der Steinbildung ist aber auch hier eine Übersättigung des Urins mit lithogenen Substanzen, wobei eine zusätzliche Störung des Harnabtransportes den Kristallisationsprozeß weiter fördert. Diese Kausalfaktoren induzieren auch, in welcher Weise hier der Bildung eines posttraumatischen Steines vorgebeugt werden kann, wenn der Patient inoperabel oder indolent ist, während ansonsten natürlich die instrumentelle oder operative Entfernung des Fremdkörpers die beste Prophylaxe darstellt.

Kommt es posttraumatisch zu einem **Harninfekt** mit ureasebildenden Bakterien, ist eine konsekutive Bildung von großen Struvitsteinen als mittelbare Unfallfolge anzusehen. Begünstigend wirken hier posttraumatisch notwendige transurethrale

Instrumentationen, Dauerkatheterbehandlungen und Fisteln der Nieren und Harnwege sowie jegliche Störung des Harnabtransportes, insbesondere bei Immobilisation. Die kausalpathogenetischen und formalgenetischen Zusammenhänge sind im Kapitel 4.1 und 8.7 bereits ausführlich dargelegt worden. Die Prophylaxe besteht hier, neben den oben genannten Maßnahmen, in erster Linie in einer gezielten und ausreichend dosierten antibiotischen Behandlung des Infektes.

Die Harnsteinbildung im Gefolge einer posttraumatischen **Immobilisation** ist auf verschiedene Kausalfaktoren zurückzuführen. Zunächst ist bei diesen Patienten immer eine Erschwerung des Harntransportes im Sinne einer relativen Urinstase zu verzeichnen. Charakteristischerweise tritt auch eine vermehrte Ausscheidung von Kalzium ein. Bei normal bleibenden Serumkalziumwerten kommt es innerhalb der ersten 2 Wochen nach Beginn der Immobilisation zunehmend zur Kalziumausscheidung, mit einem Maximum in der 3. und 4. Woche und Befundnormalisierung in Abhängigkeit von Ausmaß und Dauer der Immobilisation. Das vermehrt ausgeschiedene Kalzium stammt aus den Knochen, in denen während einer Immobilisation infolge Fehlens der longitudinalen Druckwirkung der Abbau die Neubildung überwiegt, was bei entsprechender Dauer zur Atrophie bzw. Immobilisationsosteoporose führt *(Pacovsky)*. Parallel dazu kommt es auch noch zu einer vermehrten Ausscheidung von Phosphat im Urin, wobei der Anstieg kurzfristig nach dem Beginn der Immobilisation erfolgt und das Maximum bereits nach 14 Tagen erreicht wird. Schließlich kommt es auch ohne Infekt noch zu einer Erhöhung des Urin-pH. Tritt eine Infektion mit ureasebildenden Bakterien hinzu, wird die Verschiebung des pH in den alkalischen Bereich noch verstärkt und das Risiko einer Phosphatausfällung erhöht. Das Zusammentreffen dieser Kausalfaktoren führt zu einer um so höheren Quote von Steinbildungen, je länger sie zusammenwirken *(Bastian, Boshamer; Reinecke* et al.).

Durch eine intensive Prophylaxe mit intensiven aktiven und passiven Muskelübungen, ausreichende Flüssigkeitszufuhr, ggfs. Steigerung der Diurese mit Hydrochlorothiazid, um gleichzeitig die Kalziumausscheidung zu mindern, Reduzierung der Zufuhr von Kalzium, Phosphat und Oxalat sowie ggf. sofortige intensive Infektbehandlung läßt sich allerdings das

Risiko einer derartigen mittelbaren posttraumatischen Harnsteinbildung auf ein Minimum senken.

12.1 Literatur

Bastian, H. P.: Die Spurenelemente im Urin und die Elektrolytausscheidung bei Immobilisation: Ein pathogenetischer Faktor der Harnsteinbildung? In E. Hienzsch, E. Hradec, H. J. Schneider: IV. Jenaer Harnsteinsymposium. Jena, Friedr. Schiller Univ. 1975

Boshamer, K.: Steinbildung und Nierentrauma. In Boshamer et al.: Handbuch der Urologie Bd. X. Berlin — Göttingen — Heidelberg, Springer 1961

Meissner, R.: Harnsteinbildung bei Immobilisation nach orthopädischen Operationen. In E. Hienzsch, E. Hradec, H. J. Schneider: IV. Jenaer Harnsteinsymposium. Jena, Friedr. Schiller Univ. 1975

Pacovsky, V.: Kalziummetabolismus bei Immobilisation. In E. Hienzsch, E. Hradec, H. J. Schneider: IV. Jenaer Harnsteinsymposium. Jena, Friedr. Schiller Univ. 1975

Reinecke, F., P. Burchardt, G. Kallistratos: Nierensteine bei immobilisierten Patienten. In E. Hienzsch, E. Hradec, H. J. Schneider: IV. Jenaer Harnsteinsymposium. Jena, Friedr. Schiller Univ. 1975

Sluka, G., H. H. Seyfarth, K. Hasselbacher: Klinische und kristallographische Beobachtungen an Fadensteinen des Harntraktes. In E. Hienzsch, E. Hradec, H. J. Schneider: IV. Jenaer Harnsteinsymposium. Jena, Friedr. Schiller Univ. 1975

Smith, P. H., G. Robertson: Stone formation in the immobilized patient. In A. Hodgkinson u. B. E. C. Nordin: Renal Stone Research Symposium. London, Churchill 1969

13 Begutachtung

von W. Vahlensieck

Gutachtenaufträge im Zusammenhang mit einem Harnsteinleiden sind von Verwaltungsstellen oder Gerichten zu erwarten, die Entscheidungen über Ansprüche auf Leistungen wegen der Beeinträchtigung der Gesundheit einer Person zu treffen haben und dazu eine sachkompetente, verständliche und objektive Darstellung des medizinischen Sachverhaltes benötigen. Die Erörterungen des medizinischen Sachverständigen haben sich auf die Gutachtenfragen zu beziehen, und daraus resultieren verschiedene Aspekte der Begutachtung:

13.1 Zustandsbegutachtung

Bei der Zustandsbegutachtung geht es um die Einordnung des Probanden in das Erwerbsleben. Zu unterscheiden ist dabei das Gutachten mit diagnostischer Aussage, d. h. die Beurteilung des Zustandes zum Zeitpunkt der Gutachtenuntersuchung, und das Gutachten mit vergleichender Aussage, d. h. die Beurteilung von zu verschiedenen Zeitpunkten erhobenen Befunden unter dem Aspekt der Besserung oder Verschlimmerung des Leidens.

Die Gutachtenuntersuchung muß den Grundsätzen einer sorgfältigen urologischen Untersuchung und Dokumentation entsprechen. Die Details des Untersuchungsganges und der Untersuchungsmethoden sind vorn im Kapitel 7 dargestellt. Beim Harnsteinleiden ist speziell daran zu denken, daß eingehende Stoffwechseluntersuchungen im üblichen Rahmen einer Zustandsbegutachtung kaum ausreichend durchzuführen sind. Wenn nicht derartige Befunde bereits vorliegen, für die Zustandsbegutachtung aber — z. B. bei Rezidivsteinbildnern — unerläßlich erscheinen, muß der Gutachtenauftraggeber speziell um die Genehmigung zu einer ausgedehnteren Gutachtenuntersuchung mit Angabe des erforderlichen Zeitraumes bzw. um die Beiziehung eines Zusatzgutachtens vor der endgültigen gutachtlichen Stellungnahme gebeten werden.

Je nach Gutachtenauftraggeber liegen den Gutachtenfragen unterschiedliche Begriffsdefinitionen zugrunde, deren Kenntnis für den Gutachter jedoch Voraussetzung zur präzisen Beantwortung der Gutachtenfragen ist:

In der **gesetzlichen Krankenversicherung** wird unter Krankheit ein regelwidriger Körper- oder Geisteszustand verstanden, der in der Notwendigkeit der Krankenpflege oder in Arbeitsunfähigkeit wahrnehmbar zutage tritt. **Arbeitsunfähigkeit** liegt vor, wenn der Erkrankte nicht oder nur unter der Gefahr, in absehbarer Zeit seinen Zustand zu verschlechtern, fähig ist, seiner bisherigen Erwerbstätigkeit nachzugehen. Beim Harnsteinleiden ist beides in Phasen der verschiedenen Modalitäten des „akuten Steines" anzunehmen. Zu beachten ist hier, daß ein temporär Arbeitsunfähiger in Sinne der Rentenversicherung weder berufs- noch erwerbsunfähig zu sein braucht, noch ist umgekehrt ein im Sinne der Rentenversicherung Berufs- und Erwerbsunfähiger immer auch arbeitsunfähig im Sinne der Krankenversicherung.

Bei der **gesetzlichen Unfallversicherung** kann nach einem Arbeitsunfall, incl. Berufskrankheit, nach dem ursächlichen Zusammenhang zwischen schädigender Einwirkung und dem Krankheitszustand sowie nach der Minderung der Erwerbsfähigkeit gefragt werden. Die **Minderung der Erwerbsfähigkeit** (MdE) ist in jedem Einzelfall unter Berücksichtigung der Fähigkeiten und Kenntnisse des Verletzten und etwaiger Besonderheiten des Falles festzustellen. Gutachtenfragen können auch Änderungen in den Verhältnissen im Sinne einer Besserung oder Verschlimmerung der Unfallfolgen betreffen.

Auch bei der **Kriegsopferversorgung** bzw. dem **Schwerbehindertengesetz** und im **Haftpflichtrecht** ist — unter Berücksichtigung weiterer spezieller Zusammenhänge und Begriffsdefinitionen — eine Minderung der Erwerbsfähigkeit zu beurteilen. Im folgenden werden dazu — pars pro toto — die in den Anhaltspunkten für die ärztliche Begutachtung Behinderter nach dem Schwerbehindertengesetz für das Harnsteinleiden relevanten Prozentsätze wiedergegeben (Tab. 48).

Bei der **gesetzlichen Rentenversicherung** kann die Frage der **Berufsunfähigkeit** zu erörtern sein. Letztere ist anzunehmen, wenn die Erwerbsfähigkeit infolge von Krankheit, anderen Gebrechen oder Schwächen der körperlichen und geistigen Kräf-

Tabelle 48: Minderung der Erwerbsfähigkeit

Nierensteinleiden ohne Funktionsstörung	
mit Koliken im Abstand von Monaten, je nach Schwere	10— 20%
mit häufigeren Koliken und Intervallbeschwerden	30— 50%
Chronische Harnwegsentzündung	
leichteren Grades (ohne wesentliche Miktionsstörung)	10— 20%
stärkeren Grades (mit erheblichen Miktionsstörungen)	30— 50%
Nierenschäden mit Funktionsstörung	
leichten Grades (Serumkreatininwerte unter 1,5 mg%, Allgemeinbefinden nicht oder wenig reduziert, leichte Einschränkung der Leistungsfähigkeit)	30— 40%
mittleren Grades (Serumkreatininwerte zwischen 1,5 und 5 mg%, Allgemeinbefinden stärker beeinträchtigt, mäßige Einschränkung der Leistungsfähigkeit)	50— 70%
schwereren Grades (Serumkreatininwerte dauernd über 5 mg%, Allgemeinbefinden stark gestört, starke Einschränkung der Leistungsfähigkeit, bei Kindern keine normalen Schulleistungen mehr)	70—100%
Verlust oder Ausfall einer Niere bei Gesundheit der anderen Niere	25%
Verlust oder Ausfall einer Niere mit Funktionsstörung der anderen Niere	
leichten Grades	60— 70%
mittleren Grades	80— 90%
schweren Grades	100%
Notwendigkeit der Behandlung mit künstlicher Niere (Dialyse)	100%
Nierentransplantation	100%

Sekundärleiden (Hypertonie, Anämie, gastrointestinale Störungen) sind zusätzlich zu bewerten.

te auf weniger als die Hälfte derjenigen eines körperlich und geistig Gesunden mit ähnlicher Ausbildung und gleichwertigen Kenntnissen abgesunken ist. Dabei muß der berufliche Werdegang beachtet werden und sind die besonderen Arbeitsbedingungen und Anforderungen am letzten Arbeitsplatz — die der Gutachtenauftraggeber aktenkundig machen muß — zu berücksichtigen.

Eine andere Frage ist die nach der **Erwerbsunfähigkeit.** Dabei ist zu beurteilen, ob ein Versicherter infolge von Krankheit und anderen Gebrechen auf nicht absehbare Zeit eine Erwerbstätigkeit in gewisser Regelmäßigkeit nicht mehr verrichten kann. Zu beurteilen ist gelegentlich auch hier die Frage, ob mit einer Besserung in absehbarer Zeit zu rechnen ist, also eine Rente auf Zeit in Betracht kommt oder ob bei laufender Rente eine Besserung eingetreten ist, die eine Kürzung oder einen Entzug der Rente berechtigen würde.

Im Rahmen der **Arbeitslosenversicherung** bzw. **Berufsberatung** kann die Gutachtenfrage relevant werden, ob der Proband nach seinem Gesundheitszustand und seinen Anlagen geeignet ist, einen bestimmten Beruf auszuüben. Die Beurteilung des Leistungsvermögens muß dabei die in Betracht kommenden — vom Gutachtenauftraggeber zu dokumentierenden — Arbeitsbedingungen berücksichtigen. Bezüglich der Problematik bei Harnsteinbildnern sei beispielhaft an das Risiko der Steinbildung bei Tätigkeit in zugigen, nassen und ungeheizten Räumen sowie beim Flugpersonal hingewiesen.

13.2 Zusammenhangsbegutachtung

Der Gutachter wird hier nach der generellen Möglichkeit und dem Wahrscheinlichkeitsgrad des Zusammenhanges zwischen einem konstatierten körperlichen und seelischen Zustand und einer vorausgegangenen Schädigung gefragt. Da die Ursächlichkeit einer Bedingung im Sozial-, Zivil- und Strafrecht unterschiedlich beurteilt wird, sind vom Gutachtenauftraggeber diesbezügliche präzisierte Gutachtenfragen zu erwarten, bei Unklarheiten durch Rückfrage zu ermitteln.

Ein solches Gutachten kann sich auf das Studium der vom Gutachtenauftraggeber vorgelegten Akten, die Anamneseerhebung und eine Untersuchung stützen oder in der ausschließlichen gutachtlichen Beurteilung nach der Aktenlage (Aktengutachten) bestehen.

Beim Harnsteinleiden stehen typischerweise bestimmte Zusammenhangsfragen immer wieder im Vordergrund:

13.2.1 Inwieweit ist die Manifestation eines Harnsteinleidens auf ein bestimmtes Schadensereignis zurückzuführen?

Die Beantwortung derartiger Gutachtenfragen muß unter Berücksichtigung der neuesten Erkenntnisse der Kausal- und Formalgenese, insbesondere unter Berücksichtigung des stets multifaktoriellen Geschehens erfolgen.

a) Bei Feststellung eines **Harnsteinleidens ohne Infekt** („aseptischen") sind verschiedene Zusammenhangsfragen zu klären:

1. Steht die Steinbildung in Zusammenhang mit bestimmten **Ernährungs- und Lebensbedingungen?** Die eindeutige Zunahme der Inzidenz des Harnsteinleidens in den industrialisierten Ländern mit mehr oder weniger ausgeprägtem Wohlstand wird auf die zunehmende Anreicherung der Nahrung mit tierischem Eiweiß zurückgeführt, aus der sowohl eine Übersättigung des Urins mit lithogenen Substanzen wie eine Blockierung von Hemmkörpern der Steinbildung resultieren kann. Da nicht alle Menschen unter solchen Umständen Harnsteine bilden, müssen außer einem Überkonsum weitere Kausalfaktoren diskutiert werden. Bei den heute nicht ganz seltenen Fastenkuren kommt es jeweils bei Abbruch der Fastenperiode zu einer deutlichen Hyperurikosurie. Demgegenüber läßt Bohnenkaffee — entgegen einer weit verbreiteten Meinung — den Harnsäurestoffwechsel nahezu unbeeinflußt. Hier sind aber bei einem Überkonsum Störungen des Vegetativums nicht ausgeschlossen. Hervorzuheben ist die Hyperurikosurie bei Alkoholbelastung, so daß der Überkonsum an Alkohol als besonderer Risikofaktor anzusehen ist. Auch eine Östrogenzufuhr bei Männern führt zu einer Steigerung der Harnsäureausscheidung. Daß Frauen während des gebärfähigen Alters grundsätzlich weniger häufiger Steine bilden als Männer, mag darauf zurückzuführen sein, daß sie unter dem Östrogeneinfluß tiefere Serum-Harnsäurekonzentrationen aufweisen als Männer und somit das Risiko einer Hyperurikosurie von vornherein geringer ist. Die massive Zufuhr von Vitamin C führt — wohl über eine Steigerung der endogenen Oxalatproduktion — zu einer Hyperoxalurie.

Als weitere Kausalfaktoren im Zusammenhang mit Nahrungsüberkonsum oder einseitiger Ernährung sind insbesondere Bewegungsarmut, Darmträgheit sowie wiederkehrende Streßsituationen anzusehen.

Nicht ganz selten ist zusätzlicher Kausalfaktor aber auch eine dauernd unzureichende Flüssigkeitszufuhr und eine daraus resultierende ungenügende Harndilution mit konsekutiver hoher Harnkonzentration steinbildender Ionen. Bei insuffizientem Flüssigkeitsersatz wird dieser Faktor auch im Gefolge eines dauernden oder wiederkehrenden ungewöhnlichen Flüssigkeitsverlustes (Klima, Arbeitsbedingungen, Sauna, Fieber etc.) bedeutsam.

Diese Gegebenheiten lassen umgekehrt den Zusammenhang zwischen einer knappen Ernährung oder Unterernährung (Krieg, Gefangenschaft, Haft) eher unwahrscheinlich erscheinen. Dementsprechend wurde auch in den Jahren nach den Kriegen eine niedrigere Harnsteininzidenz registriert.

2. Ist die Harnsteinbildung im Gefolge angeborener oder sekundär manifestierter **Funktionsstörungen** des Organismus auf ein äußeres Schadensereignis zurückzuführen? Bei den **angeborenen** Funktionsstörungen ist diese Frage im Gutachten eindeutig mit „Nein" zu beantworten. Das gilt für die auf Enzymdefekten beruhende primäre Hyperoxalurie, den Phosphat-Diabetes, das Toni-Debré-Fanconi-Syndrom, die endogene Überproduktion von Harnsäure, die Zystinurie und die Xanthinurie. Inwieweit es sich bei der renal-tubulären Azidose (RTA) oder einem eventuellen Mangel an Inhibitoren um angeborene oder erworbene Störungen handelt, ist letztlich noch nicht abgeklärt, wenn man von der Blockierung saurer Mukopolysaccharide — den Hemmkörpern der Kalzium-Oxalatsteinbildung — durch Harnsäure einmal absieht.

Bei **sekundär manifestierten** Funktionsstörungen muß im Einzelfall — ggf. unter Beiziehung sachkompetenter Zusatzgutachten — die Frage geklärt werden, inwieweit ein Schadensereignis zur Manifestation der Funktionsstörung ganz oder partiell beigetragen hat. Hier ist speziell an die Hyperthyreose, den primären Hyperparathyreoidismus, die Hyperkalzurie bei Malignomen, die renale Form der Hyperkalzurie mit konsekutivem sekundären Hyperparathyreoidismus, Nierenerkrankungen oder Medikamentapplikationen mit sekundärer Hyperurikosurie zu denken, die unmittelbar oder mittelbar mit dem Schadensereignis in Zusammenhang stehen.

b) Bei Feststellung des **Harnsteinleidens mit Infekt** („septischen") sind grundsätzlich zwei verschiedene Situationen zu unterscheiden:

1. Eine **Glomerulonephritis,** interstitielle **Nephritis** wie die meisten bakteriellen **Harnwegsinfektionen** führen nicht zu einer gehäuften Steinmanifestation. Bei auf Grund anderer Kausalfaktoren wie disponierender Störungen des Harnabtransportes, disponierender Urin-pH-Veränderungen, vermehrter Ausscheidung lithogener Substanzen oder Mangel an Inhibitoren entstandenen Steinen kann jedoch sekundär eine komplizierende Infektion hinzutreten. Im Gutachten muß jedoch dann klar dargelegt werden, daß der Infekt hier nicht Ursache der Steinbildung, sondern eine Folge in dem Sinne ist, daß der Stein zu Wandirritationen und — ggf. nur temporären — Stauungen führt, die einer Infektmanifestation Vorschub leisten.

2. Völlig anders ist die Situation bei einer **Infektion** mit **ureasebildenden Bakterien** (vorwiegend: Proteus; seltener: Pseudomonas, Klebsiella, Aerobacter aerogenes sowie bestimmte Coli-Stämme). Im Gefolge der durch diese Bakterien bewirkten Harnstoffspaltung kommt es zu einer starken Urinalkalisierung mit rapidem Ausfall von Struvit, seltener Apatit sowie zur rasanten Entwicklung von Ausguß- und Korallensteinen. Ist ein solcher Harninfekt im Gefolge und in unmittelbarem oder mittelbarem Zusammenhang mit dem Schadensereignis aktenkundig, ist der Zusammenhang zwischen Steinbildung und Schadensereignis unabhängig von eventuellen weiteren Kausalfaktoren zu bejahen.

c) Die Beurteilung eines Zusammenhanges zwischen einem **Trauma** und einer Harnsteinmanifestation kann große Schwierigkeiten bereiten. Möglichkeiten und pathogenetische Aspekte der posttraumatischen bzw. metatraumatischen Harnsteinbildung wurden bereits im Kapitel 12 dargelegt. Bei der Begutachtung sind folgende Aspekte besonders zu beachten:

1. Es sollte ein **vorbestehendes Harnsteinleiden** ausgeschlossen werden können. Dies ist unproblematisch, wenn Unterlagen von früheren Untersuchungen aus anderen Gründen vorliegen, die eine „leere" Anamnese, normale Urinbefunde und vielleicht sogar unauffällige Urogramme dokumentieren. Sind solche Beweisstücke nicht zu beschaffen, muß man die Validität der anamnestischen Angaben zu Beschwerdefreiheit und bester Gesundheit vor dem Schadensereignis abschätzen, sich außerdem aber durch spezielle Untersuchungen dahingehend

absichern, daß angeborene, zur Harnsteinbildung disponierende Funktionsstörungen des Organismus nicht vorliegen.

2. Ansonsten ist die Beurteilung des Zusammenhanges der posttraumatischen Steinbildung um penetrierte oder eingebrachte **Fremdkörper** sowie im Gefolge einer Immobilisation kaum problematisch. In Arzthaftpflichtprozessen kann hier die Frage der rechtzeitigen und richtigen Therapie wie der ausreichenden Prophylaxe zu beurteilen sein (siehe dazu auch Kapitel 12).

13.2.2 Ist die Manifestation eines Harnsteinleidens im Gefolge eines Schadensereignisses als Verschlimmerung eines vorbestehenden Leidens anzusehen? Bei Bejahung dieser Frage ist zwischen einer vorübergehenden und einer richtunggebenden Verschlimmerung zu unterscheiden.

a) Eine **Störung des Harnabflusses** infolge von Nierenfehllage (Beckenniere, Nephroptose) bzw. Formanomalie (L-Niere, Hufeisenniere) ist relativ selten, bei Nachweis durch geeignete Untersuchungsmethoden aber als bedeutsamer Teilfaktor einer Harnsteinbildung anzusehen. Kommt es bei Vorliegen solcher Anomalien im Gefolge eines Schadensereignisses zu einer Harnsteinbildung, ist bei bisheriger Steinfreiheit aber dem Nachweis einer Abflußstörung der Anomalie die Bedeutung eines Teilfaktors beizumessen, während bei bisheriger Steinfreiheit und nachweisbarem freien Abfluß die Steinbildung auf spezielle, im Gefolge des Schadensereignisses manifest gewordene Kausalfaktoren zurückzuführen und das Steinleiden als Verschlimmerung eines vorbestehenden Leidens aufzufassen ist.

Ähnliches gilt für angeborene Engen der Harnwege wie Kelchhalsstenosen, Harnleiterabgangsstenosen, prävesikale Harnleiterstenosen, Ureterozelen, Refluxe, Harnblasenausgangs- und Harnröhrenstenosen, die ohne Hinzutreten weiterer Kausalfaktoren der Harnsteinbildung bekanntermaßen relativ selten mit einer Harnsteinmanifestation verbunden sind. Umgekehrt findet man bei Patienten mit Harnsteinen und weiteren Kausalfaktoren einer Harnsteinbildung in etwa 60—70% der Fälle derartig angeborene oder erworbene — manchmal allerdings sehr diskrete — Veränderungen, wobei der Verzögerung des Harnabtransportes wesentliche Bedeutung bezüglich der Möglichkeit der Bildung von Kristallkeimen, Kristallen und Aggregaten infolge ihrer verzögerten oder ungenügenden Ausschwemmung zukommt.

Schwierigkeiten bei der Begutachtung kann hier allerdings die Beantwortung der Frage bereiten, ob eine Störung des Harnabtransportes bereits vorbestand oder durch eine Verletzung oder Infektion im Gefolge des Schadensereignisses sekundär erworben wurde. Soweit keine früheren Befunde vorliegen, muß hier an Hand einer sorgfältigen Analyse des Schadensereignisses und seiner Folgen sowie der generellen Erfahrungen in der Urologie der Sachverhalt dargestellt und beurteilt werden.

b) Bei **vorbestehenden Nierenanomalien** oder **Erkrankungen** wie Zystennieren, Nephrose, Glomerulonephritis, Pyelonephritis, Uro-Genitaltuberkulose und Tumoren tritt die Manifestation eines Harnsteinleidens nicht gehäuft auf. Es ist hier im Einzelfall zu prüfen, ob ein Schadensereignis zu einem Aufeinandertreffen von Kausalfaktoren geführt hat, bei denen das vorbestehende Leiden im Sinne der Präsentation von Fremdpartikeln als Teilfaktor anzusehen ist, oder ob die Steinbildung völlig unabhängig vom Grundleiden und somit im Sinne einer Verschlimmerung des vorbestehenden Leidens aufzufassen ist.

c) Bei Vorbestehen einer **Adipositas, Gicht** oder eines **Diabetes** muß auf die relative Häufigkeit eines komplizierenden Harnsteinleidens hingewiesen, ein vorbestehendes Harnsteinleiden soweit als möglich ausgeschlossen und an Hand der Darlegung zusätzlich durch das Schadensereignis manifest gewordener Kausalfaktoren, der Latenzzeit sowie der Brückensymptome erörtert werden, inwieweit die Harnsteinbildung partiell durch das vorbestehende Leiden mitbedingt ist oder ob das Schadensereignis für sich allein als Ursache anzusehen und somit eine Verschlimmerung des vorbestehenden Leidens anzunehmen ist.

13.2.3 Literatur

Baumbusch, F., E. Schindler, Th. Schultheis, W. Vahlensieck: Die urologische Begutachtung und Dokumentation. In Alken, C. E., et al. Handbuch der Urologie, Bd. VII/2, Berlin — Göttingen — Heidelberg, Springer 1965

Bichler, K. H.: Erkrankungen der Harnwege und des männlichen Genitale. In Marx, H.: Medizinische Begutachtung. Stuttgart, Thieme 1977

Boshamer, K., H. K. Büscher, J. Cottet, A. Gaca, O. Hennig, J. H. J. van der Vuurst de Vries: Die Steinerkrankungen. In Alken, C. E., et al. Handbuch der Urologie, Bd. X, Berlin — Göttingen — Heidelberg, Springer 1961

Doepfmer, R., W. Vahlensieck: Andrologische Schäden. In Fischer, A. W., et al.: Das ärztliche Gutachten im Versicherungswesen, I. München, Barth 1968

Heise, G. W., K. Hasselbacher: Das urologische Gutachten. Leipzig, Thieme 1959

Rauschelbach, H. H., J. Pohlmann: Anhaltspunkte für die ärztliche Begutachtung Behinderter nach dem Schwerbehindertengesetz. Bonn, Bundesminist. Arbeit und Sozialordnung 1977

Schultheis, Th.: Verletzungsfolgen und Schädigungsfolgen an den Harnorganen. In Fischer, A. W., et al.: Das ärztliche Gutachten im Versicherungswesen. München, Barth 1968

Schultheis, Th., W. Vahlensieck: Verletzungsfolgen und Schädigungsfolgen an den männlichen Geschlechtsorganen. In Fischer, A. W., et al.: Das ärztliche Gutachten im Versicherungswesen, I. München, Barth 1968

Uebermuth, H.: Richtlinien für die urologische Begutachtung. Leipzig, Barth 1969

Vahlensieck, W.: Begutachtung. In Alken, C. E., W. Staehler: Klinische Urologie. Stuttgart, Thieme 1973

Sachwortverzeichnis